2020

结核病研究进展报告

（2020）

中国防痨协会　组织编写

主　编　初乃惠　赵雁林

人民卫生出版社
·北京·

图书在版编目（CIP）数据

结核病研究进展报告. 2020 / 中国防痨协会组织编写；初乃惠，赵雁林主编 . —北京：人民卫生出版社，2021.7

ISBN 978-7-117-31798-6

Ⅰ. ①结… Ⅱ. ①中…②初…③赵… Ⅲ. ①结核病—研究进展 —研究报告 —中国 —2020 Ⅳ. ①R52-12

中国版本图书馆 CIP 数据核字（2021）第 139299 号

人卫智网	**www.ipmph.com**	医学教育、学术、考试、健康，购书智慧智能综合服务平台
人卫官网	**www.pmph.com**	人卫官方资讯发布平台

结核病研究进展报告(2020)
Jiehebing Yanjiu Jinzhan Baogao(2020)

组织编写：中国防痨协会
主　　编：初乃惠　赵雁林
出版发行：人民卫生出版社（中继线 010-59780011）
地　　址：北京市朝阳区潘家园南里 19 号
邮　　编：100021
E - mail：pmph @ pmph.com
购书热线：010-59787592　010-59787584　010-65264830
印　　刷：天津安泰印刷有限公司
经　　销：新华书店
开　　本：787×1092　1/16　印张：16
字　　数：369 千字
版　　次：2021 年 7 月第 1 版
印　　次：2021 年 9 月第 1 次印刷
标准书号：ISBN 978-7-117-31798-6
定　　价：56.00 元

打击盗版举报电话： 010-59787491　**E-mail：WQ @ pmph.com**
质量问题联系电话： 010-59787234　**E-mail：zhiliang @ pmph.com**

《结核病研究进展报告（2020）》
编写委员会

前　言

　　结核病(tuberculosis,TB)是严重危害人类健康的传染性疾病之一,也是全球单一传染病致死的十大死亡原因之一。2020 年是应对全球公共卫生事件新冠肺炎的一年,对结核病领域来说也是充满机遇和挑战的一年。全球公共卫生学者作出了很多努力,在结核病基础研究、诊断、治疗和预防方面都有了很多突破。这些突破给我们带来了很多启发和思路,也为临床治疗带来了更多希望:如结核分枝杆菌 *Sulfolipid-1* 的致咳机制研究带来了控制传染的新思路;*M72/AS01E* 疫苗的良好保护效果让我们看到继卡介苗之后的新希望;Nix-TB 的研究结果给复治或难治耐多药结核病(MDR-TB)和广泛耐药结核病(XDR-TB)患者带来了新曙光;mRNA 标记物等新型诊断方法也在不断进步。全球每年发表关于结核病的文章有6 000 余篇,研究水平参差不齐,结核病领域的专家学者难以有精力阅读如此之多的文献,为了帮助研究者充分了解结核病领域的研究进展,提高全国结核病防治人员的诊疗能力,帮助其及时了解全球结核病在新技术、新方法、新理念和新药物上的进展,从而在日常工作中有更多的思考,中国防痨协会组织专家对 2019 年 10 月到 2020 年 12 月在国际上发表的重要文献进行分析和解读,希望对结核病研究作出贡献。

中国防痨协会理事长　刘剑君

2021 年 3 月

缩 略 语

ABC	ATP-binding cassette	ATP 结合盒
ACC	Accuracy	准确度
ACF	Active case finding	主动病例发现
ACPM	Acyl carrier protein	酰胺载体蛋白质 M
ADASYN	Adaptive synthetic	自适应合成
AFB	Acid-fast bacilli	抗酸杆菌
AG	Arabinogalactan	阿拉伯半乳聚糖
aHR	Adjusted hazard ratio	校正风险比
AIC	Akaike information criterion	Akaike 信息量准则
AMP-PNP	Adenosine 5′-［β,γ-imido］triphosphate Adenylyl-imidodiphosphate	腺苷 5′-［β,γ- 亚氨基］三磷酸腺苷 - 亚氨基二磷酸
ANN	Artificial neural network	人工神经网络
AOAA	Aminooxyacetic acid	氨基氧乙酸
aOR	Adjusted odds ratio	校正比值比
APC	Antigen presenting cell	抗原提呈细胞
Ara2	Di-arabinose	双阿拉伯糖
ARGFILM	Arginine film	精氨酸膜
ART	Antiretroviral therapy	抗逆转录病毒治疗
ATB	Active tuberculosis	活动性结核病
ATPase	Adenosine triphosphatase	腺苷三磷酸酶
AUC	Area under the curve	药时曲线下面积
BMI	Body mass index	身高体重指数
BMMS	Bone marrow macrophages	骨髓巨噬细胞
CAP	Community-acquired pneumonia	社区获得性肺炎
CASS	Cough aerosol sampling system	咳嗽气溶胶采样系统
CBS	Cystathionine β-synthase	胱硫醚 β- 合成酶
CFU	Colony-Forming Units	菌落形成单位
CFZ	Clofazimine	氯法齐明

ChIP	Chromatin immunoprecipitation	染色质免疫沉淀
CI	Confidence interval	置信区间
CNN	Deep convolutional neural network	深度卷积神经网络
CO	Carbon monoxide	一氧化碳
CrI/CI	Credible interval	可信区间
CRP	C-reactive protein	C 反应蛋白
Cryo-EM	Cryo-electron microscopy	单粒子冷冻电子显微镜
CSE	Cystathionine γ-lyase	胱硫醚 γ- 裂解酶
CSF	Cerebrospinal fluid	脑脊液
CytBD	Cytochrome bd-type menaquinol	细胞色素 bd 型甲萘酚氧化酶
CyTOF	Time of flight cytometry	质谱流式细胞技术
DALY	Disability adjusted life year	伤残调整生命年
DC	Dendritic cells	树突状细胞
DM	Diabetes Mellitus	糖尿病
DMSO	Dimethyl sulfoxide	二甲基亚砜
DNA	Deoxyribonucleic acid	脱氧核糖核酸
DOT	Directly observed treatment	直接督导下化疗
DPA	Decaprenyl-phosphate-arabinose	癸烯基磷酸 - 阿拉伯糖
DPV	Differential pulse voltammetry	分脉冲伏安法
DRG	Dorsal root ganglion	背根神经节
Dz	Deoxyribozymes	脱氧核酶
ECDC	European Centre for Disease Prevention and Control	欧洲疾控中心
EMB	Ethambutol	乙胺丁醇
EPTB	Extrapulmonary tuberculosis	肺外结核病
ETC	Electron transport chain	电子传递链
EVs	Extracellular vesicles	细胞外囊泡
FDG	18F-fluorodeoxyglucose	F18- 氟脱氧葡萄糖
FNC	Fractional nutrient contribution	组分营养成分贡献度分析
FTH	Ferritin H chain	铁蛋白 H 链
GBD	Global Burden of Disease Study	全球疾病负担研究
gDST	Genotypic drug susceptibility testing	基因型药敏试验

GO	Gene ontology	基因本体
GTC	Glycosyltransferase C	糖基转移酶 C
GTD	Google Trends Data	谷歌趋势数据
GZMB	cytotoxic granzyme B	细胞毒性颗粒酶 B
H_2S	Hydrogen sulfide	硫化氢
H3K4me3	Trimethylation of lysine 4 at histone 3	组蛋白 3 赖氨酸 4 三甲基化
HBV	Hepatitis B	乙型肝炎病毒
HC	Health control	健康人对照
HCT	Hematopoietic stem cell transplant	造血干细胞移植
HGMS	High-gradient magnetic separation	高梯度磁珠浓缩提取法
HIG	Highly informative genes	高信息量基因
HIs	Homobifunctional imidoesters	同双功能亚胺酯
HIV	Human Immunodeficiency Virus	人类免疫缺陷病毒
HPV	human papilloma virus	人类乳头瘤病毒
HR	Hazard ratio	风险比
HSEC	Hierarchical selective electrokinetic concentration	分级选择性电动浓缩
IFNAR1	Type I IFN receptor	Ⅰ型干扰素受体
IGRA	Interferon gamma release assay	γ 干扰素释放试验
IHSC	Immigration and customs enforce-ment health service corps	美国移民与海关执法卫生服务部门
IL	Interleukin	白细胞介素
IL-10	Interleukin-10	白细胞介素 -10
IL-18	Interleukin-18	白细胞介素 -18
IL-1Ra	Interleukin-1 receptor antagonist	白细胞介素 1 受体拮抗剂
IL-6	Interleukin-6	白细胞介素 -6
IL-8	Interleukin-8	白细胞介素 -8
INH	Isoniazid	异烟肼
IPA	Ingenuity pathway analysis	独创性通路分析
IPDz	Inhibited peroxidase-like deoxyribozymes	受抑制类过氧化物酶样脱氧核酶
IPT	Isoniazid preventive treatment	异烟肼预防性疗法

IQR	Interquartile range	四分位间距
IRR	Incidence rate reduction	发病率下降
k-NN	k-nearest neighbors	k- 最近邻
LAM	Lipoarabinomannan	脂阿拉伯甘露聚糖
LAM	Lipid arabinomannan	脂阿拉伯聚糖
LMIC	Low-income and middle-income countries	中低收入国家
LOD	Limit of detection	最低检出限
LPS	Lipopolysaccharide	脂多糖
LTBI	Latent tuberculosis infection	结核潜伏感染者
MA	Mycolic acid	分枝菌酸
MAIT	Mucosal-associated invariant T cells	黏膜相关恒定 T 细胞
MAPE	Mean absolute percentage error	平均绝对百分比误差
MAPK	Mitogen-activated protein kinase	丝裂原活化蛋白激酶
MB	Molecular beacon	分子信标
MCC	Matthews correlation coefficient	马修斯相关系数
MCMC	Markov Chain Monte Carlo	马尔科夫链蒙特卡洛方法
MDR	Multi-drug resistant	耐多药
mDST	Molecular drug susceptibility testing	分子药敏试验
Meta	Meta-analysis	荟萃分析
MHC	Major histocompatibility complex	主要组织相容性复合体
MI	Mutual information	互信息
MIC	Minimum inhibitory concentration	最低抑菌浓度
MIR	Mid-infrared spectral	中红外光谱
MPE	Malignancy pleural effusion	恶性胸腔积液
Msm	Mycobacterium smegmatis	耻垢分枝杆菌
MST	Mercaptopyruvate sulfurtransferase	巯基丙酮酸硫转移酶
Mtb	Mycobacterium tuberculosis	结核分枝杆菌
MTBC	Mycobacterium tuberculosis complex	结核分枝杆菌复合群
Multiplex RT-PCR	Multiplex real-time polymerase chain reaction	多重实时聚合酶链式反应
NASBA	Nucleic acid sequence-based amplification	核酸序列特异性扩增

NBD	Nucleotide-binding domain	核苷酸结合区
NCDs	Non-communicable diseases	非传染性疾病
NHP	Non-human primates	非人灵长类动物
NNAR	Autoregressive feed-forward neural network	单隐层自回归前馈神经网络
NO	Nitric Oxide	一氧化氮
NPV	Negative predictive value	阴性预测值
NTS	Non-TB symptomatic	非结核但有(结核相关)症状
OCR	Oxygen consumption rate	氧气消耗比例
OTD	Other TB-like disease	其他类 TB 样症状疾病
P&PI	Pre-and post-infection	感染前和感染后
PAF	Population attributable fraction	人群归因分数
PBMC	Peripheral blood mononuclear cell	外周血单核细胞
PCR	Polymerase chain reaction	聚合酶链反应
PD	Periplasmic domain	周质结构域
pDST	Phenotypic drug susceptibility testing	表型药敏试验
PDz	Peroxidase-like deoxyribozymes	类过氧化物酶样脱氧核酶
PEF	Peak expiratory flow	最大呼气流量
PET-CT	Positron emission tomography-computed tomography	正电子发射计算机断层显像
PG	Peptidoglycan	肽聚糖
PJP	Pneumocystis jirovecii pneumonia	卡式肺孢子菌肺炎
PLHIV	People living with HIV	HIV 感染人群
PMM	Predictive mean matching	预测均值匹配
PN	Non-TB pneumonia	非结核性肺炎患者
POC	Point-of-care	即时的
POI&D	Prevention of infection and disease	预防感染和发病
Ppant	Phosphopantetheine	磷酸鸟氨酸
PPD	Purified protein derivatives	纯化蛋白衍生物
PPV	Positive predictive value	阳性预测值
PRF1	Perforin	穿孔素阳性
PTB	Pulmonary tuberculosis	肺结核

PWLHIV	Pregnant women living with HIV	HIV 感染孕妇
PZA	Pyrazinamide	吡嗪酰胺
QFT	QuantiFERON-TB Gold Plus	干扰素释放试验
RBF	Radial base function	径向基函数
RF	Random fores	随机森林
RFE	Recursive feature elimination	递归特征消除
RIF	Rifampin	利福平
RMSE	Root mean squared errors	均方根误差
ROC-AUC	Receiver operator characteristic-area under the curve	受试者工作特征 - 曲线下面积
ROS	Reactive oxygen species	活性氧类物质
RPMI	Roswell Park Memorial Institute	洛斯维·帕克纪念研究所
RPRs	Pattern recognition receptors	模式识别受体
RR	Relative risk	相对危险度
SARIMA	Seasonal autoregressive moving average	季节性差分自回归移动平均
scRNA-Seq	Single cell RNA sequencing	单细胞 RNA 测序技术
sDz	Split deoxyribozymes	分裂脱氧核酶
SICCT	Single intradermal comparative cervical tuberculin	单次皮内对比宫颈结核菌素
Simoa	Single-molecule Array	单分子阵列
SL-1	Sulfolipid-1	硫脂 -1
SLIM	Simple and label-free pathogen enrichment using a microfluidic	简易免标记微流控
SMOTE	Synthetic minority over sampling	综合少数超抽样
SNP	Single nucleotide polymorphism	单核苷酸多态性
STING	Stimulator of interferon genes	干扰素基因刺激蛋白
SVM	Support Vector Machines	支持向量机
TB	Tuberculosis	结核病
TCR	T cell receptor	T 细胞受体
TLR	Toll-like receptor	Toll 样受体
TM	Trans-membrane	跨膜

TMH	Transmembrane helix	断裂跨膜螺旋
TNF	Tumor Necrosis Factor	肿瘤坏死因子
TNR	True Negative rate or Specificity	真阴性率(特异性)
TPE	Tuberculosis pleural effusion	结核性胸腔积液
TPP	Target Product Profile	目标产品特征
TPR	True Positive rate or Sensitivity	真阳性率(灵敏度)
TRIPOD	Transparent Reporting of a multivariable prediction model for Individual Prognosis Or Diagnosis	个体预后或诊断多变量预测模型
TRPV1	Transient receptor potential cation channel subfamily V member 1	瞬时受体电位阳离子通道亚家族 V 成员 1
TST	Tuberculin skin test	结核菌素皮肤试验
UFS	Univariate Feature Selection	单变量特征选择
UHC	Universal Health Coverage	全民健康覆盖
VEGF	Vascular endothelial growth factor	血管内皮生长因子
VOT	Video observed therapy	视频督导服药
WBP	Whole body plethysmograph system	全身体积描记系统
WGS	Whole-genome sequencing	全基因组测序
WHO	World health organization	世界卫生组织
Xpert	Xpert MTB/RIF	实时荧光定量核酸扩增检测技术
Xpert Ultra	Xpert MTB/RIF Ultra	超敏实时荧光定量核酸扩增检测技术
ZN	Ziehl-Neelsen	萋 - 尼

目　录

预防篇

治疗篇

数字健康与大数据篇

基础篇

    2020 年,结核病基础研究领域异彩纷呈,在结核分枝杆菌致病机制、宿主免疫机制、药物靶标解析、结核病动物模型以及结核分枝杆菌传播机制研究方面都有较好的研究成果。

第一章 结核分枝杆菌致病机制研究

结核病的发生和发展是结核分枝杆菌(*Mycobacterium tuberculosis*,*Mtb*)与人体免疫防御之间斗争的结果,其机制十分复杂,取决于很多因素,如感染的菌量、细菌的毒力、人体的易感性、机体的反应性(免疫反应或变态反应)和免疫逃逸。阐明结核发病机制可为其诊断、治疗和预防策略的研究提供新的思路。

第一节 结核病易感性

白细胞介素 1 受体拮抗剂(interleukin-1 receptor antagonist,IL-1Ra)介导Ⅰ型干扰素驱动的结核分枝杆菌易感性。

人类感染 *Mtb* 会导致无症状的肺部肉芽肿,也可以发展为致命性的播散性疾病。目前还没有可靠的疫苗可以预防肺结核。最近的研究表明,增强的Ⅰ型干扰素能在确诊前 18 个月就预测发展成为活动性结核病。此外,Ⅰ型干扰素受体(type Ⅰ IFN receptor,IFNAR1)的部分功能丧失与耐药结核病相关。

由于缺乏合适的小鼠模型,对干扰素是否或如何介导对 *Mtb* 的易感性的研究一直很难开展。2020 年 10 月,加拿大麦吉尔大学的 Maziar Divangahi 研究团队在 *Cell* 杂志发表了最新的研究成果。该研究检测了携带易感等位基因 sst1 位点的 B6.Sst1^s 同源基因小鼠,该基因对 *Mtb* 具有易感性。研究发现 B6.Sst1^s 对 *Mtb* 的易感性与Ⅰ型干扰素的表达增强有关。而且,仅编码 IL-1Ra 的单个干扰素靶基因 *il1rn* 的杂合子缺失,就足以逆转 B6.Sst1^s 小鼠对 *Mtb* 干扰素驱动的易感性。此外,抗体介导的 ILl-1Ra 中和作用对 *Mtb* 感染的 B6.Sst1^s 小鼠具有治疗作用。研究结果表明 B6.Sst1^s 小鼠在模拟干扰素驱动的 *Mtb* 易感性方面的价值,并证明 IL-1Ra 是体内由Ⅰ型干扰素驱动的 *Mtb* 易感性的重要调节因子。

(1)目的:本研究检测了携带易感等位基因 sst1 位点的 B6.Sst1^s 同源基因小鼠,该基因对 *Mtb* 具有易感性。

(2)方法

1)小鼠:B6.Sst1^s、Sting$^{gt/gt}$ 等小鼠都无特定病原体。在每个实验中,所有基因型的小鼠在开始感染时都在 6~10 周龄。小鼠实验不采用随机化或数据盲法。

2）*Mtb* 感染：所有感染均使用 *Mtb* Erdman 菌株，在 7H9 液体培养基中 37℃培养。小鼠用吸入暴露系统进行气溶胶感染。感染后测量菌落形成单位（colony forming unit，CFU）和 / 或细胞因子，同时做病理学检查和提取 RNA。

3）细胞因子测量：分离肺并取一部分匀浆液涂板用于测量 CFU，除白细胞介素 -10（interleukin-10，IL-10）和 IL-1Ra 外，所有细胞因子均采用细胞珠法进行检测。采用小鼠 IL-10 ELISA Ready-Set-Go 测定 IL-10 水平。采用小鼠 IL-1Ra/IL-1F3 定量 ELISA 试剂盒测定 IL-1Ra 水平。

4）IL-1 生物活性检测：用感染低剂量 *Mtb* 的小鼠来制备无细胞肺匀浆。样品用 HEK-Blue IL-1R 细胞检测。

5）流式细胞术：分离肺组织，用 BD Fortessa X-20 型流式细胞仪采集数据，用 FlowJo V10 软件进行分析。

6）骨髓巨噬细胞（bone marrow macrophages，BMMS）和肿瘤坏死因子（tumor necrosis factor，TNF）治疗：采集小鼠股骨和胫骨的骨髓，在非组织培养平板上进行细胞分化，培养 6 天后收集骨髓基质细胞。

7）定量 RT-PCR：肺组织提取 RNA，制备互补 DNA。使用 QuantStudio 5 实时 PCR 系统和 Power SYBR Green PCR Master Mix 进行定量 PCR 检测。

8）抗体介导的中和：所有治疗均通过腹腔注射进行。细胞室培养基采用超低免疫球蛋白血清，以减少纯化过程中牛免疫球蛋白的污染。

9）统计分析：所有生存资料用双侧 log-rank 检验进行分析。除非另有说明，所有其他数据均采用双侧 Mann-Whitney *U* 检验进行分析。

（3）结果：本研究采用的小鼠品系是 B6.Sstl^s，来自该小鼠的骨髓巨噬细胞表现出增强的Ⅰ型干扰素反应。与 B6 相比，感染 B6.Sst1^s 的肺显示出更高水平的 Ifnb 转录本。用 IFNAR1 阻断抗体来抑制Ⅰ型干扰素信号后，细菌负荷显著降低。同时发现，Ifnar 缺乏在很大程度上逆转了 B6.Sst1^s 小鼠对 *Mtb* 感染的易感性。有数据表明，干扰素诱导 *Mtb* 感染需要宿主的 STING 蛋白。然而，与 B6.Sst1^s 小鼠相比，将 B6.Sst1^s 小鼠杂交到干扰素基因刺激蛋白（stimulator of interferon genes，STING）缺陷的 Sting$^{gt/gt}$ 小鼠，并未显著降低细菌负荷，B6.Sst1^{s}Sting$^{gt/gt}$ 小鼠的存活率也并未提升。因此，Sst1^s 位点直接或间接地作用于增强体内Ⅰ型干扰素信号，从而加重 *Mtb* 感染，特别是在感染的早期阶段。

B6 和 B6.Sst1^s 小鼠在 *Mtb* 感染期间肺组织中 IL-10 和 γ 干扰素水平没有显著差异。此外，B6.Sst1^s 小鼠在感染后 25 天的肺组织中 IL-1α 和 IL-1β 的水平高于 B6 小鼠。

B6.Sst1^s 小鼠用 IL-1R1 封闭抗体处理后，与同类型对照抗体处理的小鼠相比，细菌负荷增加，说明 IL-1 对 B6 小鼠具有保护作用。但是，B6.Sst1^s 小鼠体内高水平的 IL-1 蛋白不足以抵抗感染。

为了评估感染小鼠肺中功能 IL-1 信号的水平，该研究采用了 IL-1 报告生物测定法来检测游离肺的无细胞培养上清液中 IL-1 的活性。感染 B6.Sst1^s 小鼠的肺似乎具有较低的功能 IL-1 信号能力，而 B6.Sst1^{s}Ifnar$^{-/-}$ 小鼠的 IL-1 信号水平则相反。

该研究进一步从遗传学角度分析在 *Mtb* 感染过程中,过量的 I 型干扰素信号是否中和了 B6.Sst1^s 小鼠通过 IL-1Ra 介导的 IL-1 信号,结果显示杂合子和纯合子 IL1rn 缺乏症都能保护 B6.Sst1^s 小鼠免受结核分枝杆菌感染。感染肺的组织学样本显示,与 B6.Sst1^s 相比,B6.Sst1^{s}il1rn$^{+/-}$ 和 B6.Sst1^{s}il1rn$^{-/-}$ 小鼠的病变面积均显著减小。

IL-1Ra 部分降低对 B6Sst1^s 小鼠有明显的保护作用,提示 IL-1Ra 可能是 *Mtb* 感染过程中宿主导向治疗的合适靶点。用抗 IL-1Ra 抗体治疗感染的 B6.Sst1^s 小鼠后,接受抗体的 Sst1^s 小鼠的肺部细菌负荷显著降低,肺部病变减少。为了确定 IL-1Ra 是否作用于 I 型干扰素信号的下游,他们中和了 B6.Sst1^{s}Ifnar$^{-/-}$ 小鼠的 IL-1Ra。抗 IL-1Ra 抗体处理后 B6.Sst1^{s}il1rn$^{-/-}$ 小鼠的细菌负荷与对照组相似,与 B6.Sst1^{s}Ifnar$^{-/-}$ 小鼠 IL-1Ra 的低表达一致,而抗体处理后 B6.Sst1^s 小鼠的菌落数量减少。

Sst1 基因长约 10Mb,编码约 50 个基因。该研究表明,在 B6(Sst1^R)小鼠中,Sst1 基因位点直接或间接地抑制 I 型干扰素信号。以前发现 Sst1^s 小鼠缺乏 Ipr1(也称为 Sp110)的表达,B6 来源的 Ipr1/Sp110 的重新表达部分恢复了小鼠对 *Mtb* 的抗性。因此,Ipr1/Sp110 的缺失可能是 Sst1^s 表型的原因,尽管这一点还有待于 B6.Ipr1$^{-/-}$ 小鼠的传代确认。人类 Sp110 基因多态性与某些队列中的结核病相关。Ipr1/Sp110 是 Sp100 转录调控家族的成员,它能调节 I 型 IFN 和 / 或干扰素诱导基因的染色质状态。

人们对开发针对 *Mtb* 的宿主导向疗法的兴趣与日俱增。如果 I 型干扰素确实加剧了人类的结核病,那么以 IL-1Ra 为靶点的宿主导向疗法前景可期。

(4)结论:B6.Sst1^s 小鼠可以作为研究干扰素驱动的 *Mtb* 易感性的动物模型,而且 IL-1Ra 是体内由 I 型干扰素驱动的对 *Mtb* 易感性的重要调节因子。

[专家点评]

干扰素(interferon,IFN)可分为三个家族:I 型 IFN 包括 IFN-α 与 IFN-β,IFN-α 是由群聚在第 9 对染色体上的至少 23 个不同基因编码的多种功能蛋白,而 IFN-β 只由单个基因编码,主要由固有免疫细胞(如巨噬细胞、树突状细胞、白细胞)和成纤维细胞等分泌,结合相同的受体,该受体是由 IFNR1 和 IFNR2 两个亚基组成的位于细胞膜上的异源二聚体;II 型 IFN 即 IFN-γ,主要由活化的 T 细胞产生,发挥主要的抗结核作用;III 型 IFN 为 IFN-λ,目前对其了解有限。I 型干扰素是参与抗病毒免疫的重要效应分子,在 2020 年研究发现 I 型 IFN 在抗细菌、病毒及抗真菌感染中既有一些正效应、也有一些负效应,如一些研究发现 I 型 IFN 能够促进树突状细胞、CD4$^+$ 与 CD8$^+$T 细胞及 B 细胞的活化;而 Lee JS 等的研究发现重症新型冠状病毒肺炎患者的单核细胞中,I 型 IFN 应答与 TNF/IL-1β 驱动的炎症同时存在,I 型 IFN 加剧了重症患者的炎症;目前的研究也发现增强型 I 型 IFN 反应与活动性结核病进展及 *Mtb* 感染的易感性相关,*Mtb* 强毒株能够诱导更高水平的 IFN-β。

为了阐明 I 型 IFN 介导活动性结核易感性的机制,本论文 Ji DX 等在 B6 基因背景上携带一个 C3HeB/FeJ 小鼠 1 号染色体上 10.7Mb 的"对结核病超易感性 1"区域,创新地建立了 B6.Sst1^s 小鼠 IFN 驱动的结核易感性模型;通过一系列研究证明了体内 I 型 IFN 信号增强,会加重 *Mtb* 感染,尤其是在感染的早期阶段。I 型 IFN 可诱导数百个靶基因的表达,IL-1α 和 IL-1β 均是促炎性免疫反应的主要诱导因子,IL-1Ra 是 IL-1 生物活性的竞争性抑制剂。Ⅰ型 IFN 可通过多种机制负性调节抗 Mtb 免疫反应,Ji DX 等研究发现 Mtb 感染期间 IL-1Ra 的编码基因 il1rn 显著上调,诱导表达的 IL-1Ra 与 IL-1R1 和 IL-1R2 结合后无信号传导,却竞争性阻断 IL-1α/β 的结合,使体内高水平的 IL-1α/β 不能抵御 Mtb 感染。因此,由单核 / 巨噬细胞产生的 IL-1Ra 是体内Ⅰ型 IFN 驱动的 Mtb 易感性的重要介导因子。Ji DX 等通过抗 IL-1Ra 抗体治疗 Mtb 感染的 B6.Sst1^s 小鼠,以阻断 IL-1Ra、恢复 IL-1 与 IL-1R1 的结合,使小鼠体重显著增加、肺病变减少及细菌负荷显著降低,证明通过阻断 IL-1Ra 可降低 B6.Sst1^s 小鼠由Ⅰ型 IFN 驱动的结核易感性,也提示 IL-1Ra 可能成为 Mtb 感染期间宿主导向治疗的靶点。2018 年美国食品与药物管理局(FDA)已授予目前唯一吸入给药的 IL-1Ra 研究性产品 OSP-101 孤儿药资格认证,用于治疗闭塞性细支气管炎,也证明 IL-1Ra 靶向治疗的可行性。未来在研究结核病宿主导向治疗时,尤其是对于耐多药或广泛耐药结核病的辅助治疗时,应对Ⅰ型 IFN 导致 Mtb 感染中的免疫抑制以及炎症反应、使结核病加重的机制进行进一步深入研究,IL-1Ra 或 IL-1R 的宿主导向治疗可能成为调节肺结核免疫病理细胞因子网络的一种可能途径,但需在动物实验中进一步验证其对结核病的治疗效果。

点评专家:吴雪琼。

第二节　宿主泛素化系统与结核病

宿主介导的分枝杆菌蛋白泛素化抑制免疫力

2020 年 1 月同济大学附属上海肺科医院戈宝学团队和上海科技大学饶子和院士团队合作在 Nature 杂志发表了一项最新的研究。为了鉴定 Mtb 抑制宿主炎症反应的蛋白,他们检测了 208 个 Mtb 分泌蛋白和脂蛋白对转录因子 NF-κB 激活的影响,结果发现 Rv0222 可抑制 NF-κB 的激活。在 HEK293T 细胞中瞬时表达 Rv0222 也显著抑制 NF-κB 和另一个转录因子 AP-1 的激活。Rv0222 转染还可以降低感染 Mtb 的永生化骨髓巨噬细胞(iBMDM)中 NF-κB 的激活。

(1)目的:鉴定 Mtb 抑制宿主炎症反应的蛋白。

(2)方法

1)菌株和细胞:分枝杆菌基于 H37Rv,细胞采用 HEK293T、iBMDM、腹腔巨噬细胞、THP1 细胞。

2)质粒和抗体:质粒详见文章附表 1。蛋白印迹或免疫沉淀实验使用针对血凝素、GAPDH、Flag、Myc、K11、APC2、磷酸化 p65、磷酸化 p38、磷酸化 Jnk、肿瘤坏死因子受体相关因子 6(TRAF6)、K11/K48 泛素链、Rv0222 等的抗体。

3)菌株构建:用 pYUB854 构建 Rv0222 缺失株(H37RvΔRv0222)。用 pMV261 回补得到 H37RvΔRv0222+Rv0222 或 H37RvΔRv0222+Rv0222(K76A)。通过免疫印迹分析 Rv0222 或其突变体在分枝杆菌中的表达。

4)小鼠与感染:从 6~8 周龄雌性 C57BL/6 小鼠获取巨噬细胞。Mtb 气溶胶感染雌性

C57BL/6 和 SCID 小鼠,于 1 天、7 天、14 天或 30 天处死,进行肺组织 CFU 计数及病理学观察。体外 Mtb 感染巨噬细胞 MOI=5。

5)短发夹 RNA(shRNA)介导的基因干扰:用含不同 shRNA 的载体转染细胞,48 小时后收集慢病毒,并感染 iBMDM、HEK293T 或 THP1 细胞,用嘌呤霉素筛选。

6)泛素化测定:细胞瞬时转染 HA- 标签泛素质粒。通过免疫印迹检测泛素化 Rv0222 或 TRAF6。体内实验需免疫沉淀洗涤后进行免疫印迹检测。

7)其他实验:使用脂质体 2000 瞬时转染 HEK293T 细胞,共聚焦显微镜观察;pNF-κB-luc、p-AP-1-luc、pRL-TK 瞬时转染细胞,采用双荧光素酶报告系统测定荧光;用逆转录定量 PCR 分析 mRNA 水平。

8)统计分析:采用 Student's t 检验、方差分析和 Bonferroni 两两比较、或 Mann-Whitney U 检验分析组间差异,双侧检验,$P<0.05$ 为差异有统计学意义。实验未进行随机化,实验和结果分析未采用盲法。

(3)结果:感染 Rv0222 缺失株的巨噬细胞和小鼠肺组织中促炎细胞因子(IL-1b,IL-6,IL-12/IL-12p40)mRNA 水平比感染野生株的高得多,但细胞死亡和细菌侵入无明显差异,同时回补实验可以恢复对这些细胞因子的抑制,表明 Rv0222 可抑制 Mtb 触发的炎症反应。感染 Rv0222 缺失株的小鼠肺组织具有更少免疫细胞浸润、更少炎症损伤和更低菌负荷,提示 Rv0222 是 Mtb 必需毒力因子。

缺乏 Rv0222 时,感染 H37Rv 的巨噬细胞表现出更强的 MAP 激酶和 NF-κB 活性,提示 Rv0222 在 Mtb 感染时可能抑制 p38 MAP 激酶、c-Jun 氨基末端激酶(JNK)或 NF-κB 通路的激活。抑制 p38、JNK 或 NF-κB 减弱了感染缺失株巨噬细胞 IL-1b 和 IL-6 表达水平的增强,提示 Rv0222 可能通过下调 p38、JNK 和 NF-κB 通路的激活来抑制 Mtb 诱导的促炎细胞因子表达。

研究发现 Rv0222 与 Toll 样受体信号通路中的 TRAF6 相互作用,感染 Mtb 巨噬细胞的免疫共沉淀和共聚焦显微镜分析也证实了两者的内源性相互作用。shRNA 敲低 TRAF6 可显著减弱 Rv0222 对 Il1b、Il6 和 Il12 p40 表达的抑制作用。以上结果表明 Rv0222 可能通过靶向 TRAF6 通路抑制宿主 MAP 激酶和 NF-κB 信号的激活。

Rv0222 过表达显著抑制 HEK293T 细胞中 TRAF6 的总泛素化和 K63 泛素化,Rv0222 缺失则效果相反。Rv0222 能促进 HEK293T 细胞中蛋白质酪氨酸磷酸酶 SHP1 和 SHP2(SHP1/2)与 TRAF6 结合,shRNA 沉默 SHP1/2 可消除 Rv0222 对细胞因子表达的抑制作用,已报道 SHP1/2 与 TRAF6 相互作用并抑制其泛素化。这些表明 Rv0222 促进了 SHP1/2 与 TRAF6 的相互作用,从而抑制了 TRAF6 的激活。

HEK293T 细胞中可检测到 Rv0222 多聚泛素化,共转染 Rv0222 和野生型泛素(包含所有 7 个赖氨酸残基)或突变体泛素(只保留 1 个赖氨酸残基,其余 6 个用精氨酸替代)至 HEK293T 细胞,显示 K11 泛素突变体显著增加了 Rv0222 的多聚泛素化作用。在感染 Mtb 的巨噬细胞中也检测到 Rv0222 上存在内源性 K11 多聚泛素物。以上实验结果提示 Rv0222 在宿主细胞中经历 K11 多聚泛素化。

此外,实验证明泛素连接酶 ANAPC2 与 Rv0222 存在相互作用,并显著增加 Rv0222K11

多聚泛素化,Rv0222 的 K11 多聚泛素物仅存在于 ANAPC2,提示此酶在介导 Rv0222K11 多聚泛素化中直接发挥重要作用。

实验证明宿主 ANAPC2 可增强 Rv0222 在 K76 赖氨酸残基上 K11 多聚泛素化。后续发现,TRAF6 诱导的 NF-κB 和 AP-1 报告基因的激活受 Rv0222 显著抑制,但不受 Rv0222 (K76A) 突变体抑制;与感染 H37RvΔRv0222+Rv0222 相比,感染 H37RvΔRv0222+Rv0222 (K76A) 的细胞和小鼠肺中的促炎细胞因子 mRNA 水平均显著升高,表明 K76 对于 Rv0222 抑制宿主促炎细胞因子产生至关重要。进一步敲低 ANAPC2 以及下游通路分子等实验表明,宿主 ANAPC2 通过促进 Rv0222K11 多聚泛素化调控该蛋白对细胞因子表达的抑制。

H37Rv、H37RvΔRv0222+GFP、H37RvΔRv0222+Rv0222、H37RvΔRv0222+Rv0222 (K76A) 四种菌株小鼠感染实验结果显示,C57BL/6 小鼠中,H37RvΔRv0222+Rv0222 导致更严重的组织学损伤和更多免疫细胞肺部浸润;SCID 小鼠中,感染 8 周时几乎所有感染 H37Rv 或 H37RvΔRv0222+Rv0222 的小鼠都死亡,但感染 H37RvΔRv0222+GFP 或 H37RvΔRv0222+Rv0222 (K76A) 的小鼠存活时间较长;野生型 Rv0222 而非 K76A 突变体 Rv0222 的回补,可挽回 H37RvΔRv0222+GFP 感染小鼠肺组织中的 CFU 减少。

该研究发现 Rv0222 是以往未被认识的 *Mtb* 免疫信号元件。以往曾报道,含 *Mtb* 的宿主细胞膜结构上存在泛素积聚;细菌的一个泛素结合蛋白与宿主的一个信号分子相互作用;分枝杆菌仅具有蛋白质翻译后修饰的类泛素化(pupylation)系统,不具有内源性泛素化系统。该研究揭示了一种利用宿主 E3 连接酶(ANAPC2)进行 *Mtb* Rv0222 泛素化而破坏宿主免疫的机制,突显了宿主与 *Mtb* 相互作用的多样性。未来研究将扩展至其他宿主 E3 连接酶介导泛素化的功能。值得注意的是,ANAPC2 介导的 Rv0222K11 泛素化引发的细胞效应似乎与 APC/C 触发的降解许多细胞周期调节子不同,其泛素化促进磷酸酶与免疫信号分子结合,而非蛋白酶体的底物识别。该发现可为开发针对 Rv0222-ANAPC2 的有效抗结核治疗方法奠定基础。

(4)结论:Rv0222 是以往未被认识的 *Mtb* 免疫信号元件。利用宿主 E3 连接酶(ANAPC2)进行 *Mtb* Rv0222 泛素化而破坏宿主免疫的机制,突显了宿主与 *Mtb* 相互作用的多样性。

[专家点评]

机体中的蛋白质主要通过溶酶体途径和泛素 - 蛋白酶体途径降解,后者是维持体内蛋白动态平衡的主要途径。泛素是真核生物中广泛存在的一类高度保守的由 76 个氨基酸组成的小蛋白。泛素蛋白在一系列特殊酶的作用下,可对翻译后的靶蛋白进行特异性的修饰,这个过程被称为泛素化。泛素化是重要的蛋白质翻译后修饰方式。泛素化过程是一个由下列三类酶催化完成的级联反应:首先,泛素激活酶(E1)的半胱氨酸残基与位于泛素 C 末端的甘氨酸残基在 ATP 供能下形成硫酯键;而后,E1 激活的泛素转移到泛素结合酶(E2);最后,泛素连接酶(E3)催化泛素从 E2 转移到靶蛋白上进行修饰。人体中有 1 000 多个泛素连接酶,它能够将泛素共价结合到靶蛋白的特定赖氨酸残基上。泛素含有 7 种赖氨酸(即 K6、K11、K27、K29、K33、K48 和 K63),如果多个泛素形成多泛素链后再连接在靶蛋白的赖氨酸上,被称为多聚泛素化(polyubiquitination),将被 26S 蛋白酶体降解;如果一个泛素连接在靶蛋白的赖氨酸上,被称为单泛素化(monoubiquitination),单泛素化的靶蛋白一般不会被导入蛋白酶体降解,可能会发生功能或细胞定位的改变。

目前研究发现泛素化修饰有多种形式,参与免疫功能、细胞周期、DNA 修复、细胞生长等的调控,与许多疾病的发生密切相关,尤其是一些病原菌能利用宿主的泛素化系统致病。该论文作者 Wang L 等首次发现宿主 E3 泛素连接酶 ANAPC2 可将 K11 连接的泛素链附着在 *Mtb* Rv0222 的第 76 位赖氨酸上,导致 Rv0222 多聚泛素化,揭示 *Mtb* 通过其效应蛋白 Rv0222 调节宿主泛素化途径、干扰宿主细胞信号通路,从而有效地抑制宿主的免疫防御,诱导免疫逃逸,促进 *Mtb* 的感染、生存和致病。该研究发现的 *Mtb* 免疫逃逸机制为结核发病机制提供了新的见解,也将为研发抗结核新药的设计提供新思路和新策略,Rv0222 第 76 位赖氨酸也可能成为抗结核治疗的新靶点。未来尚需更深入地研究 ANAPC2-Rv0222 及其他泛素化修饰的调控网络和调控效应,为结核病致病机制的阐明和靶向药物的研制提供更有力的科学依据。

点评专家:吴雪琼。

第三节　血小板与结核病的发生

血小板限制吞噬细胞的氧化性爆发并促进原发性进行性肺结核

结核初始感染阶段血小板可以改变对 *Mtb* 的免疫力,更多严重的肺部病理伴随着血小板增多和血小板功能状态和形态改变,表明血小板参与结核病的发生。血小板迅速迁移到炎症部位并积聚,引发多种免疫功能,如杀微生物蛋白、细胞因子和趋化因子的释放,提示血小板可能参与免疫细胞的直接相互作用并改变其反应性。2020 年 9 月,德国马克斯·普朗克感染生物学研究所的 Anca Dorhoi 团队在 *American Journal of Respiratory and Critical Care Medicine* 杂志发表了最新的研究。

(1)目的:应用肺结核小鼠感染模型分析组织中血小板功能,以期了解血小板对结核病发生的影响。

(2)方法

1)细菌:生长至对数中期的 *Mtb* H37Rv 和 H37Rv-GFP 菌株、铜绿假单胞菌(PAO-1)和嗜肺军团菌(JR32)。

2)动物和感染:10~12 周龄和性别匹配的 129S2、C57BL/6 和 C3HeB/FeJ 小鼠。使用 glass-Col 吸入暴露系统用低剂量(100CFU)或高剂量(1 000CFU)*Mtb* 感染小鼠。轻度麻醉下,在浓度为 4×10^6CFU 和 1×10^6CFU 的气管内和鼻内感染小鼠嗜肺乳杆菌。

3)血小板消耗和重建:小鼠接受每 3.5 天 4μg/g 身体重量的消耗抗体(R300)或同种型对照(C301)。光麻醉下经眶静脉注射 5×10^8 洗净血小板,进行血小板重组。

4)队列研究和流式细胞术分析:获得书面知情同意书,经上海市肺科医院伦理审查委员会批准,纳入经临床和放射学诊断为肺结核和痰涂片、培养确诊的结核病患者。血细胞经 CD14、CD15、CD41a 染色并 Accuri C6 流式细胞仪分析。

5)小鼠细胞分离和流式细胞术:从器官和支气管肺泡灌洗制备单细胞悬液。经荧光素标记抗体染色,应用 CellROX 观察总活性氧(ROS),上机前经 4% PFA 固定细胞,用 FlowJo 软件分析。

6)组织学和免疫荧光:肺部切片用苏木精和伊红 Y(H&E)染色,并进行细胞类型、自噬和氧化应激标记。通过金胺 - 罗丹明染色观察 *Mtb*。使用 ProgRes CT5 软件获取载玻片并用 Cell Profiler 软件量化免疫荧光。

7)微阵列和基因富集分析:在 TRIzol 中裂解 BAL 细胞,提取总 RNA,进行微阵列并用 R version 3.5.1 软件进行数据分析。

8)统计学分析:应用 GraphPad Prism 7 软件,原始或对数转换数据正态性检验采用 t 检验 / 方差分析。多组间比较采用单向或双向方差分析(ANOVA),两组 t 检验和生存曲线分析。$P<0.05$ 有统计学意义。

(3)结果:*Mtb* 感染的 TB C57BL/6 小鼠中,血小板与各种髓细胞形成聚集体,PMNs 和 AMs 百分比增加。血小板在结核病患者感染肺中的增量积累、血小板发生加速和先天免疫细胞 - 血小板聚集体的形成表明血小板可能影响结核病的预后。

不同品系小鼠血小板消耗试验显示血小板减少并没有改变 *Mtb* 的传播。易感的 C3HeB/FeJ 小鼠在 *Mtb* 感染前不久出现血小板衰竭,并持续到感染后的第一周,肺细菌载量保持不变。炎症影响结核的进展,且血小板抑制药物对结核进展无影响。血小板可改变肺结核患者免疫细胞的肺动态。血小板减少时常驻骨髓种群和各种淋巴细胞的数量保持不变;衰竭时大多数细胞亚群的频率显著降低,同时肺细菌负荷降低。结核病进展中,血小板不改变免疫细胞在肺部的募集。

血小板不能通过调节适应性免疫的动力学和模式来促进结核病的进展。在有血小板存在的 *Mtb* 单核细胞分化过程中,血小板减少了髓系细胞中脂滴的积累。血小板耗尽启动后不久对 BAL 细胞进行了全基因转录组学分析,显示 ROS 途径富集程度最高。血小板减少小鼠的总 ROS 水平显著升高,活性氧水平的差异与吞噬细胞内 *Mtb* 区室化无关;肺切片原位氧化模式增强,巨噬细胞几乎无变化。因此,在肺结核期间,血小板通过限制 NADPH 依赖的 ROS 的产生,调节髓系细胞抗分枝杆菌活性,这在结核病中是有害的,它阻碍了肺常驻髓细胞的细胞(主要是 AMs 和 pmn)固有防御机制。

血小板作为结核病进展的新调节因子与导致急性肺损伤的情况不同,它选择性地限制 ROS 的产生和髓细胞中的抗菌免疫,对肺结核是有害的。肺结核存在区域免疫专门化,包括巨噬细胞亚群、独特的定位和选择。129S2 小鼠是结核进展的可靠模型,在血小板动力学方面与活动性结核病患者相似,提示肺结核患者血小板增多、活化及其外渗与炎症高峰相关,可改变肺结核的免疫事件,调节病理生理学反应。在原发性进行性结核期间,血小板的有害作用独立于典型的激活途径。体外实验表明 *Mtb* 并不直接激活血小板,而是由持续的免疫应答诱导,无组织特异性,但对肺结核的进展至关重要。

该研究揭示了早期感染小鼠的血小板 - 骨髓细胞在血液和 BAL 中聚集,与疾病易感性相关。在结核病中,AMs 和 pmn 对细菌复制的控制受血小板影响。髓系细胞内 *Mtb* 复制的增强可能是由于血小板存在时聚集杆菌的吸收,感染细胞内的 *Mtb* 区室化在细胞消耗时未改变,细胞毒性无变化,提示血小板调节髓细胞的内在防御武器库。*Mtb* 利用活性氧并清除活性氧,未感染的细胞中也观察到了活性氧的变化,提示血小板可能会在渗出时促进活性氧的减少,有助于杀死细菌。

人 pmn 中大量的 ROS 诱导巨噬细胞坏死和随后的 *Mtb* 复制,血小板通过改变疾病的耐受性限制 ROS,ROS 再通过影响信号或代谢改变 *Mtb* 复制。血小板调节 ROS 的具体机制和后续事件,仍需进一步研究。此外,一旦组织病变建立或重新激活,早期结核感染和晚期感染期间髓细胞功能的调节可能不同。

(4)结论:早期感染小鼠的血小板 - 骨髓细胞在血液和 BAL 中聚集,与疾病易感性相关。*Mtb* 利用活性氧并清除活性氧,有助于杀死细菌。人 pmn 中大量的 ROS 诱导巨噬细胞坏死和随后的 *Mtb* 复制,血小板通过改变疾病的耐受性限制 ROS,ROS 再通过影响信号或代谢改变 *Mtb* 复制。

[专家点评]

血小板是从骨髓成熟的巨核细胞胞浆解脱落下来的小块胞质,在生理止血过程中发挥着重要的功能。早在 1955 年,意大利学者 Avogaro P 和 Caturelli G 就发现血小板水平和功能与慢性肺结核存在着联系。到了 1974 年,Shanker A 等也发现了血小板与肺结核之间类似的关联。后来随着科学技术的不断发展,人们发现在结核病患者中,初始感染阶段血小板可以改变对 *Mtb* 的免疫力,更多严重的肺部病理伴随着血小板增多和血小板功能状态和形态改变,表明血小板参与结核病的发生。但是这些研究大多是观察性研究,缺乏对两者联系的深入分析,特别是从机制上来证明或阐明这些现象。

该研究中,Scheuermann L 等应用原发性进行性肺结核小鼠模型分析了组织中的血小板功能,发现血小板存在于感染部位,并在实验性结核病期间与不同的髓系亚群形成聚集体。在结核病患者中也检测到这种聚集物。研究者进一步发现血小板不改变左肺细胞动力学和抗分枝杆菌 T 细胞反应模式,但通过限制肺驻留骨髓细胞中活性氧的产生阻碍了抗菌防御。该研究首次证明了血小板在原发性进展性肺结核中发挥的有害的作用,提示通过调节先天性免疫反应协调肺免疫,可能适合对这种致命疾病进行新的干预。

无独有偶,早在 2004 年,Khechinashvili GN 和 Khvitiya NG 发现在结核病不同的病程阶段,血小板的结构是动态变化的,特别是 α 颗粒、致密颗粒之间的比例变化,线粒体和溶酶体的不同紊乱等。两项研究先后从不同的角度对血小板与结核病之间的关系进行了探讨,Khechinashvili GN 等从血小板结构变化入手,而 Scheuermann L 等则从动物模型、细胞和分子层面对两者之间的关系进行了验证。这两项研究殊途同归,为以后的研究奠定了基础。

点评专家:龚文平。

第四节 宿主来源的硫化氢在结核发病机制中的作用

硫化氢(hydrogen sulfide,H_2S)激活结核分枝杆菌的呼吸、生长及致病作用

2020 年 1 月来自美国的 Adrie J.C.Steyn 团队在 *Nature Communication* 杂志上发表了一

篇关于 H₂S 参与 *Mtb* 持留作用的最新研究报道。*Mtb* 是一种古老的胞内致病菌,可以在人体内长期潜伏存在,阐明影响 *Mtb* 存活的宿主因素对揭示其持留机制至关重要。近来,H₂S 作为一种新型信号分子参与了多种病理生理学过程,并且它与一氧化碳和一氧化氮具有功能交叉性。哺乳动物中 H₂S 主要通过胱硫醚 β- 合成酶(cystathionine β-synthase,CBS)、胱硫醚 γ- 裂解酶(cystathionine γ-lyase,CSE)和 3- 巯基丙酮酸硫转移酶(3-mercaptopyruvate sulfur transferase,3-MST)酶促反应产生。研究报道发现 H₂S 通过调控线粒体呼吸使小鼠进入一种休眠状态;在哺乳动物中,H₂S 以浓度依赖的方式对线粒体呼吸进行双向调控,高浓度 H₂S 抑制线粒体上细胞色素氧化酶的活性,而低浓度 H₂S 可以促进线粒体呼吸作用。

(1)目的:在缺失 CBS(CBS+/-)的小鼠模型中开展 *Mtb* 感染实验,检测 CBS 在炎症反应中的作用,鉴定感染小鼠模型中 H₂S 的水平,研究 H₂S 如何调控 *Mtb* 生长、基因表达、代谢及呼吸作用。

(2)方法:H37Rv 标准株,*Mtb* cydC::aph,*Mtb* ΔdosS,ΔdosT 和 ΔdosS/dosT 突变株。构建 *Mtb* 感染小鼠模型;AOAA/GYY4137 处理小鼠;小鼠肺部病变的组织学分析;细胞因子分析;小鼠巨噬细胞分离;RT-PCR;免疫印迹;流式细胞技术;生物能分析(Seahorse XF96 分析仪或 Oroboros Oxygraph-2k);菌体总 ATP 定量分析:活性氧产物水平检测;液质联用 LC-MS/MS 靶向代谢物分析;不同组分营养成分贡献度分析(fractional nutrient contribution,FNC);硝酸盐/亚硝酸盐估算;亚甲蓝法测定硫化物;WSP-1 荧光探针法测定 H₂S;氧化压力试验;阿拉玛蓝分析;RNA 提取及测序等。RNA 测序数据上传至 EMBL-EBI ArrayExpress 数据库(E-MTAB-7421)。

(3)结果:用 *Mtb* H37Rv 感染小鼠 RAW 264.7 巨噬细胞系引起 CBS 蛋白质表达水平上升 34 倍。在缺陷型小鼠(Cbs+/-)中,CBS 蛋白质水平下降约 50%,而 *Mtb* 感染野生型小鼠(WT)导致外周血巨噬细胞 CBS 表达水平增加 25 倍,但 CSE 和 3-MST 水平不受影响。与 *Mtb* 感染的 WT 小鼠相比,Cbs+/- 小鼠的外周血巨噬细胞中 *Mtb* 存活率下降,同时伴随着 H₂S 水平的降低,用 H₂S 供体化合物 GYY4137 处理后,*Mtb* 菌株存活率明显升高。这表明,*Mtb* 的存活率主要与 H₂S 水平相关。

与 *Mtb* 感染的 WT 小鼠相比,Cbs+/- 小鼠存生存时间更长(Cbs+/-:286 天;WT:211 天),并且 *Mtb* 感染 Cbs+/- 小鼠 8 周和 14 周后,肺和脾的荷菌量都有所降低,同时伴随着肺部损伤程度的减轻。结果表明,CBS 的存在可以上调 H₂S 水平,并从宿主生存率和携菌量两个方面促进结核病病情恶化。

检测 *Mtb* 感染 WT 小鼠和 Cbs+/- 小鼠后免疫细胞组成及比例、炎性细胞因子水平及 Th1/Th2 应答反应,结果显示受感染的 Cbs+/- 小鼠生存率增加及荷菌量的降低不单单是由于宿主免疫应答反应的显著差别,而更可能与 H₂S 对 *Mtb* 的直接作用有关。

通过体外实验检测 *Mtb* 感染巨噬细胞系的 *Mtb* 存活率发现,低水平的硫化产物(5、10 和 25μM GYY4137 处理)以剂量依赖的方式促进 *Mtb* 生长。体内实验检测 ATP 的合成及氧气消耗比例(oxygen consumption rate,OCR)发现,低剂量的 H₂S 可以通过作用于 *Mtb* 的电子传递链(electron transport chain,ETC)提高呼吸作用及 ATP 水平促进 *Mtb* 生长。

采用液相色谱质谱法(LC-MS/MS)对 GYY4137 处理后 *Mtb* 菌体内代谢物进行分析发

现,糖酵解中间产物 6- 磷酸葡萄糖、1,6- 二磷酸果糖和丙酮酸的水平升高。碳示踪数据表明 H_2S 暴露后,Mtb 通过糖酵解、戊糖磷酸途径和三羧酸循环中能量流的增强来提高 Mtb 能量代谢和合成代谢底物中间体,最终促进菌体生长。

采用缺失细胞色素 bd 型甲萘酚氧化酶(cytochrome bd-type menaquinol oxidase,CytBD)突变株 Mtb cydC∷aph 以及回补株 Mtb cydC∷aph-Comp 暴露在 GYY4137 中,采用 Oroboros O2k 呼吸计进行检测,发现当呼吸作用仅由 aa3 型细胞色素 c 氧化酶维持时,Mtb cydC∷aph 中 OCR 和生长显著下降,这表明 H_2S 在 Mtb 中主要通过 CytBD 发挥呼吸和生长促进作用。

在暴露于亚硫酸铜后,Mtb 重组代谢和转录机制,包括铜调节子,以减轻亚硫酸铜产物的形成。这表明除了一氧化氮(nitric oxide,NO)、一氧化碳(carbon monoxide,CO)和低浓度 O_2 之外,该研究发现了第四种气体 H_2S 可以诱导 Dos 休眠调节子。

GYY4137 处理的 Mtb 与未处理相比,更快地被抗结核药甲硝唑杀灭(甲硝唑选择性杀灭缺氧环境中的 Mtb)。同时,H_2S 暴露后呼吸增加导致 Mtb 细胞中 ROS 生成增加。以上数据表明,H_2S 在 Mtb 进入低氧环境时起到了有益的作用,并保护其免受氧化损伤。

研究观察到与 WT 相比,Mtb 感染 8 周后的 Cbs+/- 小鼠肺部 iNOS 水平升高,体外 Mtb 暴露于 NO 后基础 OCR 及 ATP 水平都降低,但继续加入 GYY4137 后可重新提高其 OCR 及 ATP 水平。而 GYY4137 处理的 Mtb 生存率升高,在加入 NO 后生存率下降。以上数据表明 H_2S 逆转了 NO 对 Mtb 呼吸和生长的抑菌作用。

采用 CBS 抑制剂氨基氧乙酸(aminooxyacetic acid,AOAA)处理 WT 小鼠或 Cbs+/- 小鼠外周血巨噬细胞、加入 GYY4137 处理上述细胞,检测 Mtb 存活率、肺部荷菌量以及血清中硫化物的水平,结果发现 AOAA 通过减少宿主 H_2S 的产生来调节 Mtb 的感染。

(4)结论:该研究发现利用宿主 H_2S 促进自身生存是 Mtb 致病的重要策略,同时揭示了宿主气体递质和 Mtb 之间复杂相互作用,并提示可将宿主 H_2S 作为结核病治疗的潜在药理学靶点。

[专家点评]

挥发性物质 H_2S 与 NO 和 CO 均是气体递质,是哺乳动物体内一种生物相关的信号分子。内源性 H_2S 具有广泛的病理、生理作用,局部 H_2S 浓度较低时,可能发挥多种细胞保护、抗氧化和抗炎功能;而局部浓度较高时,可能成为细胞毒性、细胞抑制和促氧化剂,对人类和动物大多数器官系统都有深远的影响。在哺乳动物中 CBS、CSE 和 3-MST 三种酶催化大部分 H_2S 的生成,近年来的研究发现 H_2S 生成的变化与多种肺部疾病的发病机制有关,H_2S 参与呼吸道调节气道张力、肺循环、细胞增殖、凋亡、信号传导、纤维化、氧化应激和炎症等过程,但宿主产生的 H_2S 在结核发病机制中的作用尚不清楚。本论文 Saini V 等通过 CBS 杂合基因敲除小鼠以及随后 Rahman 等通过 CSE 基因敲除小鼠的结核感染模型的研究,首次发现宿主产生的 H_2S 可调控 Mtb 生长、基因表达、能量代谢及呼吸作用,CBS+/- 和 CSE-/- 小鼠与野生型小鼠相比存活时间延长,结核病变减轻,器官菌落数减少,对 Mtb 感染抵抗力增强,提示 CBS 和 CSE 均可引起有害的宿主反应,从而有助于 Mtb 的生长和疾病的进展。这些发现证明宿主来源的 H_2S 参与了 Mtb 的致病作用,不仅丰富了我们对 Mtb 致病机制的认识,也可能产生新的干预模式,如提示 CBS 或 CSE 可能成为结核病宿主靶向治疗的合适靶点,针对 H_2S 产生路径设计抗结核新药可能成为研发新策略。Brancaleone V 等和 Xu S 等的研究均证明以 H_2S 为靶点的治疗策略是可行的。用于治疗类风湿性关节炎的 D- 青霉胺是二甲基半胱氨酸的异构体,Brancaleone V 等研究发现 D- 青霉胺以吡哆醛 -5′- 磷酸依赖的方式选择性地抑制 CSE,从而抑制 H_2S 的生物合成。因此,未来还需深入研究 H_2S 的基本生物学,阐明宿主来源的 H_2S 是如何在结核病病理、免疫和代谢方面发挥作用、促进 *Mtb* 毒力和生长、调节 *Mtb* 休眠的,CBS 或 CSE 阻断 / 抑制后会出现哪些与 H_2S 无关的多效性效应,为未来 H_2S 生成抑制剂(如 CSE 抑制剂——抗关节炎药物 D- 青霉胺)在结核病治疗中的应用奠定坚实的实验基础。

　　点评专家:吴雪琼。

第二章 结核病免疫新机制研究

Mtb 感染宿主后,首先诱导机体产生固有免疫应答,其中巨噬细胞发挥最主要的抵抗作用,肺泡巨噬细胞可直接杀灭、清除 Mtb;或肺泡巨噬细胞吞噬 Mtb 之后发生自噬或凋亡或焦亡;随后 Mtb 抗原会诱导机体产生特异性适应性免疫应答,包括特异性的细胞免疫和体液免疫应答,发挥抗结核作用,同时产生免疫记忆。在不同感染时期,Mtb 诱导的机体免疫应答也不同;不同宿主免疫力不同,感染的结局也不尽相同。因此,宿主免疫状态决定了 Mtb 感染后的发生、发展和转归。2020 年在结核免疫研究方面取得了一些新的进展。

第一节 结核免疫应答

一、通过使用 GLIPH2 进行 T 细胞受体聚类和全基因组抗原筛选来分析结核分枝杆菌免疫应答

HLA 等位基因多样性和病原体基因组复杂性阻碍了人们对 T 细胞特异性的全面认识。有研究尝试采用酶联免疫斑点试验筛选 T 细胞识别的 Mtb 多肽、通过组合标签和 DNA 条形码检测多肽 -MHC 四聚体、应用病原体裂解物刺激和富集 T 细胞等,但这些策略均存在缺陷。之前开发的 GLIPH 能聚类识别相同表位的 T 细胞受体(TCR)并预测其 HLA 限制性,但当目标 TCRs>10 000 时,其效率和准确性明显下降。其他 TCR 聚类算法缺乏系统评估。2020 年 10 月,美国斯坦福大学医学院的 Mark M Davis 研究团队在 Nature Biotechnology 杂志发表了一项研究。

(1)目的:报道经改进的能快速处理数百万 TCR 序列的 GLIPH2 算法,应用其分析 Mtb 潜伏感染人群的 TCR 序列,并系统鉴定 Mtb 特异性 TCR 及抗原表位。

(2)方法

1)Mtb 感染者:无症状且 QFT 阳性的 12~18 岁青少年,进行 HLA 分型。采集静脉血,常规分离和冻存外周血单个核细胞(PBMC)。

2)抗原特异性 T 细胞捕获:在抗体存在下用 Mtb 裂解物刺激 PBMC,活化 CD4⁺T 细胞

分选后进行单细胞 TCRα/β 测序，或批量分选至单独管制备 TCRβ 库。

3）抗原：*Mtb* H37Rv 裂解物和 *Mtb* Gateway 克隆集由 BEI Resources 提供。购买覆盖 CFP10 和 ESAT-6 全长的重叠肽，混合成为 C/E 肽库。购买 Rv1388 和 Rv3616 肽库。获赠 Megapool 肽库含 90 个 *Mtb* 蛋白的 300 个表位。

4）4 种算法性能比较：模仿真实情景和真实噪声，采用默认参数运行。定义簇纯度 p，用准确簇（p>90%）百分比衡量算法特异性。

5）细胞培养和细胞系：慢病毒转染无 TCRα 和 β 链的 Jurkat 76 T 细胞构建 NFAT 报告细胞系（J76-NFATRE-luc），用于 TCR 进一步表达。K562 细胞用于构建人工抗原提呈细胞（aAPC）。

6）蛋白质表达和全蛋白质组制备：用 Expressway Cell-Free 表达，每 12 个 ORF 克隆混合培养、制备蛋白。PPE 蛋白制备需将 ORF 转移到带 Lumio 标签的 pEXP3-DEST 载体。

7）单细胞测序、批量测序及 TCR 分析：采用已发表方法，略修改。

8）统计分析：双侧非配对 *t* 检验，采用 GraphPad Prism v.8.1.0 分析。

（3）结果：用 *Mtb* 裂解物刺激 24 个 *Mtb* 潜伏感染者 PBMC，基于 CD154 和 CD69 表达增加选择活化 CD4$^+$T 细胞，单细胞测序鉴定 TCRα 和 β 序列。对来自 12 个人的活化 CD4$^+$T 细胞进行批量测序，增加 TCRβ 序列的数量。加上先前鉴定的 TCR，共获得来自 58 个 *Mtb* 潜伏感染者的 19 044 个独特 TCRβ 序列，用作后续 GLIPH 分析和表位发现。

其特点是可将 TCR 分配给多个簇，通过限定解决小世界效应，引入 Fisher's 精确检验评估使其能分析更大数据集，赋予含保守 N 或 P 编码氨基酸的基序更大权重。因此，GLIPH2 可噪声更低、效率更高地分析大规模 TCR 数据，目前一次可分析超过一百万个 TCR 序列。与 3 个已发布的 TCR 聚类工具比较，GLIPH2 正确聚簇的比例更高，处理速度更快，比 GLIPH 能聚簇更高比例的 TCR。

应用 GLIPH2 集中分析 354 个特征组，显示原先 5 个已验证的特征组仍有效，并增加了更多的 TCR 成员。其中 119 个特征组与 Megapool 肽库发生反应。选取仅对 *Mtb* 裂解物发生反应的 3 个候选特征组进行抗原鉴定。在最丰富的 DP、DQ 和 DR 等位基因中，计算每个等位基因共富集的特征组数量，发现该数量个体间差异很大。

实验证实 aAPC 可靠性；再用已知抗原表位特异性的 TCRs 验证表达文库相应蛋白，证明表达文库策略可用于 T 细胞表位的筛选，并具有高信噪比。然后制备 *Mtb* 蛋白质文库，表达 321 个亚库（每个亚库含 12 个克隆，覆盖所有 3 724 个蛋白质）加速筛选。

特征组 Ⅱ 中，有 1 个亚库对 TCR132 阳性，随后鉴定了 EspA（Rv3616c）为特异性抗原。重叠肽测试鉴定了抗原表位，但其在预测的 378 种肽中排名 335 位，凸显了预测仅对广泛表征型等位基因准确。特征组 Ⅱ 中还发现了其他可识别相同多肽 -MHC 配体的 TCR。突变实验证明 GLIPH2 预测的接触基序对 TCR131 很关键，一个氨基酸变化即可消除其特异性。

特征组 Ⅰ 中共发现 4 个亚库强烈刺激 TCR121，随后鉴定出 5 种蛋白质，均属 PPE 家族。分析了 5 个 PPE 蛋白 DRB3*0301 结合肽，并鉴定出一致的 AANR 结合基序。TCR121 对所有五个合成肽均表现强烈反应，而 TCR122 仅对高效肽有明显反应，表明 CDR3β 中单个氨基酸差异可能会导致识别模式改变。信息学分析发现 64 个 PPE 蛋白包含 AANR 基序,低浓度下有 13 个肽引发超过 2 倍的诱导。

对 TCR 阳性反应的 3 种蛋白质多肽在蛋白质文库筛选中并未得到鉴定,推测可能因为报告系统灵敏度低或这些蛋白质行为与其衍生肽有所不同。研究发现,PPE28$_{109-123}$ 肽具有高激活活性,而 PPE28 全蛋白几乎没有激活活性。实验证实肽和其蛋白质的刺激效能可截然不同。

该研究描述了一种分析传染病复杂 T 细胞反应的两步策略。第一步是从病原体感染富集的特异性 T 细胞中收集大量 TCR 序列,创建 TCR 组(即该类人群最常见的 CD4$^+$ T 细胞反应数据库),然后用 GLIPH2 解析特征组,以便在海量多样性序列中降维分析,这可用于候选疫苗反应性及传染病预后的评估。GLIPH2 富集的 Mtb 特异性聚簇 TCR 仅占 36.2%。一些 TCR 不聚簇的原因可能是受到罕见 HLA 等位基因的限制或 TCR 序列方式罕见。随着可分析序列数量的增加,这个问题将会得到改善。第二步是基于 GLIPH2 分析的特征组发现抗原,这与传统基于 MHC 结合算法预测特定病原体基因组肽不同。应用该策略鉴定的 Mtb T 细胞表位和抗原,将有助于开发更有效的疫苗。

(4)结论:该研究建立了一种结合 Mtb 特异性 CD4$^+$T 细胞库分析和抗原发现的策略,该平台还可轻松用于其他病原体的研究。

二、结核病及潜伏感染相关免疫细胞群的全景式绘制

世界上大约四分之一的人口存在结核潜伏感染(latent tuberculosis infection,LTBI),其中约 5%~10% 潜伏性肺结核(LTBI)会发展为活动性肺结核(pulmonary tuberculosis,PTB),然而,这一过程的免疫学机制尚不明确。2021 年 2 月来自美国的 Shabaana A.Khader 研究团队在 Cell&Host 杂志上发表了一项关于结核病进展过程中免疫状态变化的系统性研究报道。非人灵长类动物(non-human primates,NHP)是研究结核病的一种临床前模型,感染 Mtb 的 NHP 模型可以再现人类 PTB 和 LTBI 的疾病特征,并且其整体免疫应答反应也与人高度类似。但是,在单细胞水平上结核病进展的免疫状态并不清楚。近年来,高通量单细胞 RNA 测序技术(single cell RNA sequencing,scRNA-Seq),可以对健康和疾病状态下的动物模型及人类的免疫细胞群进行深入、无偏差的分析,在研究复杂的免疫相关疾病中展示出巨大潜力。

(1)目的:在该研究中,研究人员采用 scRNA-Seq 与质谱流式细胞技术(time of flight cytometry,CyTOF)相结合的方式,全面揭示了 LTBI 和 PTB 在 NHPs 中的免疫细胞群全景图,显著提高了人们对结核感染及其免疫学机制的整体认识。

(2)方法:实验模型及样本包括非人灵长类动物(猕猴)模型及人的临床样本。

实验方法包括体外刺激 CD27$^+$ NK 细胞、流式细胞仪检测循环的 NK 细胞、分离人的外周血 CD27$^+$ NK 细胞、分离猕猴肺组织中单细胞、单细胞 RNA 文库的构建及测序、单细胞测序数据分析、质谱流式细胞技术(抗体滴定、冷冻细胞抗体标记、数据分析)、流式细胞技术、多重细胞因子检测、免疫组化、B 细胞滤泡定量、肺组织内免疫细胞类型的组织学定量等。

本研究中产生的单细胞 RNA 测序和 CyTOF 的原始和处理数据的登录号为 GEO:GSE149758。附加的登录号是 Synapse:syn21988273。

(3)结果：采用 *Mtb* CDC1551 菌株吸入法感染猕猴，10CFU 感染获得猕猴 LTBI 模型，100~200CFU 感染获得猕猴 PTB 模型。

研究人员对猕猴模型：NC($n=3$)、LTBI($n=2$)、PTB($n=5$)分别富集其肺组织内 CD45$^+$ 的细胞进行了单细胞测序。从富集到的平均细胞数量来看，NC($n=5\ 003$)和 LTBI($n=5\ 382$)大于 PTB($n=1\ 437$)。根据典型的细胞基因表达模式共鉴定出 8 种免疫细胞类型：T 细胞(CD3D$^+$)，NK 细胞(KLRC3$^+$ GZMB$^+$)，B 细胞(CD79A$^+$)，巨噬细胞(CD163$^+$)，cDCs 和 pDCs(FLT3$^+$)，非典型单核细胞(CD14$^-$CD16$^+$)以及肥大细胞(FCER1A$^+$)。在所有细胞类型中，T 细胞和巨噬细胞占比最高。

首先分析三组样本中共鉴定出的 10 676 个淋巴细胞。进一步聚类得到 12 个细胞亚群，包括 8 个 T 细胞亚群、1 个 NK 细胞亚群、1 个 B 细胞亚群和 1 个浆细胞亚群。研究发现，在对照组和感染 *Mtb* 的猕猴肺组织 T 细胞的主要差异是 T 细胞激活状态的差异。来自对照组和 LTBI 组的肺组织 T 细胞主要由天然性 CD4/CD8 T 细胞和效应记忆性 CD4$^+$/CD8$^+$T 细胞组成，而 PTB 组的肺组织中富含活化性 CD4$^+$/CD8$^+$T 细胞。这表明，肺内活化性 T 细胞的富集是活动性肺结核的重要特征。

B 细胞是未感染对照组肺组织中的最大细胞群，占总淋巴细胞数的 40%。而在 LTBI 和 TB 组的肺组织中，其比例降低至 5%~20%。细胞毒性颗粒酶 B 阳性(cytotoxic granzyme B，GZMB$^+$)穿孔素阳性(perforin，PRF1$^+$)的 NK 细胞在 LTBI 肺组织中比例升高，约为总淋巴细胞数的 10%~17%。以上结果提示，NK 细胞介导的细胞毒性在结核潜伏期发挥关键的保护作用。

研究人员在三组样本中共鉴定出 20 212 个髓细胞。研究发现 PTB 和 LTBI 组的髓细胞群发生了差异性的转录组重塑。在健康猕猴的肺部，绝大多数髓细胞都是巨噬细胞，同时还发现了一些不同于传统分类的 CD163$^+$MRC1$^+$ 巨噬细胞、CD163$^+$MRC1$^+$TREM2$^+$ 巨噬细胞以及 CD163$^+$MRC1^{low} 的干扰素应答巨噬细胞。前两种巨噬细胞在健康猕猴和 LTBI 组中显著富集，而第三种巨噬细胞在 PTB 组中富集。在对照组和 LTBI 动物的肺中，间质样 CD163$^+$MRC1$^-$ 巨噬细胞占髓细胞总数的 15%~25%，而在患有 PTB 组猕猴肺中显著减少。

树突状细胞(dendritic cells，DC)是 PTB 猕猴肺部的另一种主要细胞类型，其表现为 pDC 增加，约占所有髓细胞的 30%，同时，PTB 猕猴肺中也有 cDC1 细胞的富集。另外还鉴定出非经典单核细胞群(CD163$^-$MRC1$^-$MAMU-DRB$^+$ ITGAX$^+$ CD14$^-$CD16$^+$)，约占健康组肺部所有髓细胞的 5%~10%，而在受感染组包括 LTBI 和 TB 组肺中都有所降低。

研究人员采用 CyTOF 描绘了对照组(n=3)、PTB 组(n=5)、LTBI 组(n=3)猕猴肺组织中 26 种常见表面或细胞内标志物的表达谱。

他们证实了 LTBI 猕猴肺部会特异性富集大量的 NK 细胞，同时 CD27 表面分子在其 NK 细胞、CD4$^+$CD8$^+$ 细胞上特异性表达，而在对照组及 PTB 组没有此细胞亚群。与对照组或 PTB 组猕猴肉芽肿病灶内的 NK 细胞量相比，LTBI 肺实质内的 NK 细胞明显增多。此外，与对照组 B 细胞占比相比(30%~40%)，PTB 组猕猴肺中 B 细胞数量显著减少(10%)，LTBI 组猕猴肺中 B 细胞数量进一步减少(<5%)。

CyTOF 结果表明，中性粒细胞是肺组织中含量最多的髓细胞(25%~75%)。在 PTB 组的肺中 pDC 细胞聚集性增加。pDC 定位于人类 PTB 患者的肉芽肿内。与 LTBI 或对照组相比，pDC 在 PTB 组猕猴的肺肉芽肿内显著高表达。最后，他们还发现在感染 *Mtb* 的猕猴中，干扰素应答性巨噬细胞的存在与 *Mtb* CFU 的增加以及疾病的病理学加重之间存在显著的正相关。

（4）结论：该研究将单细胞测序技术与传统技术相结合，对健康、LTBI 和 PTB 猕猴肺部免疫细胞群进行了全景式绘制，为研发结核病疫苗及开展结核病免疫治疗提供了潜在候选靶标。

[专家点评]

Mtb 慢性感染后会导致机体免疫系统发生一系列变化，有的 *Mtb* 被机体清除，有的 *Mtb* 在体内长期潜伏，有的发展为活动性结核病。*Mtb* 感染后，参与宿主固有免疫的细胞主要包括巨噬细胞、树突状细胞、中性粒细胞和自然杀伤细胞；固有免疫细胞通过模式识别受体（pattern recognition receptors，PRRs，如 TLRs、NLRs 和 CLRs 等）识别 *Mtb* 的病原相关分子模式激活固有免疫炎症和杀菌效应。*Mtb* 抗原经过吞噬细胞加工产生 T 细胞表位，与主要组织相容性复合体（major histocompatibility complex，MHC）特异性地结合形成 MHC-抗原肽复合物，通过抗原提呈细胞（antigen presenting cell，APC）提呈到细胞表面，与 T 细胞受体（T cell receptor，TCR）结合，刺激 T 细胞活化、增殖和分化，并进一步诱导 T 细胞免疫应答。T 细胞介导的细胞免疫应答在抗结核免疫中发挥了重要的作用，尤其是激活的 $CD4^+$ T 细胞在固有免疫和适应性免疫反应方面均发挥关键作用。

在结核发病过程中宿主免疫细胞如何变化尚未完全清楚。单细胞 RNA 测序技术（scRNA-Seq）是在单细胞水平对转录组进行测序的一项新技术，可以研究不同细胞群体间细胞内基因表达的差异来阐明结核病免疫发病机制。本论文 Esaulova E 等采用高通量 scRNA-Seq 和质谱流式细胞技术（CyTOF），绘制猕猴结核潜伏感染后及发病后肺部免疫细胞群的全景图，发现两种结核感染状态下免疫细胞表达的差异，揭示结核潜伏感染的猕猴肺部和循环中以 $CD27^+$ 的记忆/成熟 NK 细胞增多为特征，而肺结核猕猴的肺部却呈现 3 个不同的特征：浆细胞样树突状细胞（pDCs）和 IFN-γ 应答性巨噬细胞的积聚以及激活的 T 细胞应答。随后 Cai Y 等也通过 scRNA-Seq 对健康人、结核潜伏感染者和结核病患者外周血单个核细胞进行免疫细胞分群，发现外周血中 $CD3^-CD7^+GZMB^+$ NK 细胞频率在这 3 组人群中逐渐减少，在结核病患者该亚群缺失，抗结核治疗后该亚群频率增加。这些发现均表明 NK 细胞在抗结核免疫中发挥关键的保护作用。因此，未来 NK 细胞可作为抗结核免疫治疗和疫苗研发的主要靶点。

TCR 识别 T 细胞表面的抗原表位及其相应的 MHC 分子，产生 T 细胞激活信号，对于抗结核适应性免疫的诱导至关重要。TCR 序列具有多样性，绝大多数 TCR 由 α 亚基和 β 亚基通过二硫键连结构成，该类 T 细胞被称为 αβ T 细胞；少数 TCR 由 γ 亚基和 δ 亚基组成，被称为 γδ T 细胞。每个亚基都含有两个细胞外结构域（可变区和恒定区），可变区含 3 个高度易变的互补决定区（complementarity determining regions，CDR），负责识别多肽/MHC 复合体，其中 CDR1 识别多肽的 N 端和 C 端，CDR2 可能参与识别 MHC 分子，CDR3 与 MHC 呈递的多肽结合。近年来建立了多种 T 细胞表位预测算法和 TCR 聚类工具，已成为"反向疫苗学"中指导表位疫苗构建的一种研究策略。但对人类 CD4$^+$T 细胞免疫应答的综合分析一直是一个尚未解决的难题。2017 年 Glanville J 等建立了一种 GLIPH(即通过淋巴细胞相互作用热点进行分组,grouping of lymphocyte interactions by paratope hotspots)算法,是基于 CDR3 保守基序和共享相似性建立的,对识别相同抗原表位的 TCR 进行聚类,并预测其 HLA 限制。本论文中 Huang H 等对 GLIPH 算法进行了改进,建立了 GLIPH2 算法,可更快速、高效、准确地分析数以百万计的 TCR 序列,并识别 *Mtb* 特异性 TCR,加快了对人类 T 细胞免疫反应的分析及其特异性配体的鉴定。该论文通过基因测序分析了结核潜伏感染(LTBI)者经 *Mtb* 裂解液刺激的外周血单个核细胞中 19 044 个独特的 TCRβ 序列,创新性地建立了一个 CD4$^+$"TCR 组"("TCRome")数据库,并用 GLIPH2 对具有相同 HLA 等位基因者进行了特异分组;通过对 *Mtb* 全基因组 95% 蛋白编码基因的筛选,鉴定了 LTBI 特异的 CD4$^+$T 细胞抗原,通过实验验证发现了至少 5 个 PPE 蛋白是 LTBI 者 T 细胞识别的靶标,这为研发更有效的 LTBI 疫苗奠定了实验基础,*Mtb* 特异性 T 细胞库对结核新疫苗的研发也非常有益。该论文建立的 GLIPH2 平台和研究策略,未来可用于个体内或一组个体之间将 TCR 序列分为不同的共享特异性组;也有助于结核特异性 CD4$^+$T 细胞的分析及 T 细胞抗原的发现;用于鉴定 TCR 序列,分析 αβT 细胞反应,量化个体中活化的特异性组,从而可能成为评估候选疫苗的有价值的新指标,也为结核 T 细胞免疫的研究奠定了基础。

点评专家:吴雪琼,梁艳。

第二节　结核训练免疫

结核分枝杆菌重编程造血干细胞以限制骨髓生成并削弱"训练免疫"

在感染或应激时造血干细胞打破休眠,通过扩增和分化为祖细胞来适应外周对免疫细胞的需求。尽管造血干细胞是产生保护性的获得性免疫的重要步骤,但这一过程的机制仍不清楚。同时,铁在感染期间对造血干细胞的作用也有待研究。2020 年 10 月,加拿大麦吉尔大学的 Maziar Divangahi 研究团队在 *Cell* 杂志发表了最新的研究成果。

(1)目的:研究造血干细胞产生保护性的获得性免疫的机制。

(2)方法:6~10 周龄,CD45.1 和 CD45.2 C57BL/6J、Ifnar1$^{-/-}$ 和 RIPK3$^{-/-}$ 小鼠、Rosa26^{Cre}ER^{T2}Fth$^{lox/lox}$ 小鼠,所有小鼠在 SPF 条件下饲养。

体内实验(包括:*Mtb* 感染或卡介苗接种小鼠、小鼠的抗生素治疗、Poly(I:C)和 β- 葡聚糖处理、过继转移实验、竞争性混合嵌合小鼠模型、二次植入小鼠模型以及用诱导型三苯氧胺模型制备嵌合体小鼠)。

体外实验(包括:制备骨髓来源的巨噬细胞、巨噬细胞的感染、分枝杆菌菌落计数、Western blotting、甲基纤维素测定法、干扰素 -Ⅰ定量、流式细胞术、先天和适应性免疫细胞的染色、白细胞的分选、线粒体 Fe^{2+}、线粒体追踪器绿 / 橙和线粒体红的评价、珀尔斯(氏)普鲁士蓝铁染色、批量 RNA 测序文库的制备和测序、单细胞的 RNA 测序文库的构建和测序)。

数据采用 t 检验、单因素方差分析、双因素方差分析或图例所示的对数秩和检验等进行分析。

用以往发表的数据与他们的聚类结果进行比较,他们选择了在集成数据中的高信息量基因(highly informative genes,HIG)集合中的聚类标记的子集。然后,他们通过拟合一个线性模型,对每一个基因进行了簇特异性表达估计。通过检查规范谱系标记的表达水平进一步验证细胞聚类分配。

使用线性模型,其中没有对细胞周期进行校正,以避免掩盖治疗对细胞周期依赖基因表达模式的假定影响。同时,在进行差异表达分析时为了避免数据压缩和整合过程导致的数据失真,在细胞聚类之前将原始数据归一化。

使用 Cytoscape 模块 ClueGO 进行基因本体(gene ontology,GO)富集分析。运用 GSEA(https://www.gsea-msigdb.org/gsea/)分析卡介苗和 Mtb 处理的小鼠在每种细胞类型中表达差异的基因功能。在所有情况下都使用基因集标记列表,并对标准化表达差异等级进行了 GSEA 分析(mode GSEA pre-ranked,第 6.2 版)。

(3)结果:用 H37Rv:△RD1、Mtb 和 BCG 感染小鼠,与 Mtb-△RD1 和 BCG 相比,Mtb 显著抑制骨髓生成,促进淋巴细胞生成。

与卡介苗相比,Mtb 在体外和体内都能抑制骨髓生成,损害骨髓来源的巨噬细胞的传代和内在的抗分枝杆菌能力。

干扰素信号在对造血干细胞和祖细胞重塑中非常重要。伴随着 Mtb 静脉注射感染,骨髓中的印迹与 Mtb 气溶胶感染小鼠中骨髓来源的巨噬细胞在体外失去对 Mtb 的控制有关。气溶胶 Mtb 还会在造血干细胞 / 祖细胞上留下印记,以抑制骨髓生成,并产生无法控制 Mtb 生长的巨噬细胞。

IFN-Ⅱ对造血干细胞的扩增和造血起关键作用,而 IFN-Ⅰ会导致干细胞数量减少和功能的丧失。体外模型和体内模型都表明,IFN-Ⅰ信号导致 Mtb 感染小鼠中骨髓来源的巨噬细胞功能受损。造血干 / 祖细胞印迹涉及多种信号通路,促进骨髓生成,产生保护性的获得性免疫(如 IFN-Ⅱ或 IL-1),或抑制骨髓生成,产生受损的针对 Mtb 的获得性免疫(如 IFN-Ⅰ)。

转铁蛋白受体(CD71)在铁输入中起关键作用,在 Mtb 感染的 Ifnar1$^{-/-}$ 小鼠中,共同髓系祖细胞和共同淋巴样祖细胞中 CD71 的表达水平显著降低。此外,线粒体铁水平和线粒体膜电位与未感染的 Ifnar1$^{-/-}$ 小鼠一致,证实了 IFN-Ⅰ信号在 Fe 代谢中的重要性。铁蛋白 H 链(ferritin H chain,FTH)缺乏的小鼠的造血系统受到严重损害,这表明 FTH 对于维持造血是必不可少。来自 BM-FTH$^{-/-}$ 小鼠中骨髓来源的巨噬细胞不能控制毒力 Mtb 的生长,表明干扰素 -Ⅰ / 铁轴的失调严重损害了骨髓生成,并导致对 Mtb 感染的易感性。

研究结果表明,卡介苗对造血干细胞进行重塑,最终具有获得性免疫力,增强对结核病的保护。卡介苗和 Mtb 对造血干细胞和祖细胞转录谱的影响分别有助于保护性或丧失获得性免疫,这种效果持续至少 1 年。

Mtb 对造血干细胞的功能和随后的免疫应答的影响还不清楚。该研究表明 Mtb 最早在肺部感染后 10 天进入骨髓,并在两个关键水平上对造血干细胞进行重塑:①耗尽髓系祖细胞；②损害获得性免疫力。

该研究发现在卡介苗接种或 Mtb 感染后，包括 IFN-Ⅰ 和血红素／铁代谢在内的几个关键途径有很大的不同。此外，他们发现 IFN-Ⅰ 信号改变线粒体铁水平，破坏多功能祖细胞。

（4）结论：Mtb 通过 IFN-Ⅰ／铁信号轴对造血干细胞进行重编程，限制骨髓生成，同时损伤获得性免疫反应。

[专家点评]

Mtb 慢性感染通常会造成机体免疫系统发生变化，从而营造有利于病原体在体内长期持留的环境。而造血干细胞是所有免疫细胞的起源，因此病原体可能会通过塑造造血干细胞来影响宿主对于感染的响应，但长期以来具体的调控机制并不清楚，尤其是在典型的结核慢性感染中，Mtb 如何影响造血干细胞的功能及后续的免疫反应，当前的理解还十分欠缺。

训练免疫，也称天然免疫记忆，其含义是当宿主初次遭遇刺激后会发生表观遗传和代谢水平的改变，这种特征会在刺激去除后仍然得以部分保留，当宿主再次遇到同样或者不同的刺激后会产生更为强烈或者减弱的免疫反应，训练免疫可发生在骨髓造血干细胞和外周血单核／巨噬细胞两个水平。早在 2018 年 Maziar Divangahi 团队就已发现当给小鼠系统性静脉注射卡介苗（BCG）后，BCG 可以进入骨髓，继而通过 IFN-Ⅱ 介导的信号通路在转录水平重编程造血干细胞（hematopoietic stem cells，HSC），促进其扩增并增强向髓系细胞的分化，产生具有训练免疫特征的单核／巨噬细胞，最终通过这两个层面的调控增强了机体对于 Mtb 感染的抵抗。2020 年，其团队又发现小鼠静脉注射 β- 葡聚糖（一种真菌细胞壁成分），同样也可诱导 HSC 的扩增和向髓系的分化，也增强了机体对于 Mtb 的抵抗。与 BCG 和 β- 葡聚糖诱发 HSC 重编程产生增强的保护性的训练免疫反应不同，在最新的研究中，Maziar Divangahi 团队进一步发现，Mtb 毒性株 H37Rv 感染则诱发了破坏性的训练免疫反应，具体表现在抑制了 HSC 的髓系生成，损害了骨髓巨噬细胞的训练免疫，最终导致小鼠对于 Mtb 感染的易感性增强。研究显示，无论是使用系统性静脉注射还是呼吸道气溶胶感染小鼠，都发现 Mtb 可以快速到达骨髓，但是与 BCG 一样，其并不直接感染 HSC（Lin-c-Kit+ Sca-1+（LKS）细胞。Mtb 诱发短期造血干细胞和多潜能祖细胞的细胞数目、比例和早期分化偏倚的改变，与 BCG 诱发的基本类似，表明了 Mtb 造成的损害不在 HSC 及其多潜能祖细胞阶段而是在 HSC 分化的更下游水平。进一步的研究显示，与注射 BCG 相比，注射 Mtb 导致了髓系共祖细胞、粒 - 单核系祖细胞、粒细胞祖细胞、单核／树突状祖细胞、单核共祖细胞等多种髓系分化下游细胞成分显著减少，表明髓系分化受到明显抑制，而淋巴系共祖细胞则未发生显著改变。普通 RNA 测序及单细胞转录组测序均显示 Mtb 感染导致 HSC 在转录水平发生了重编程，最终影响了其向下游髓系祖细胞的分化。与 BCG 通过 IFN-Ⅱ 信号通路调控 HSC，β- 葡聚糖通过 IL-1 信号通路调控 HSC 不同，Mtb 通过 IFN-Ⅰ 信号通路影响了 HSC，且这一改变呈 RD1 依赖性的方式。进一步深入的研究显示 IFN-Ⅰ 信号通路在髓系共祖细胞水平导致了线粒体内铁元素减少，引发了线粒体氧化应激、膜去极化和坏死性凋亡，最终特异性地造成髓系细胞的减少，而淋巴系共祖细胞则不受影响。此外，无论是 Mtb 还是 BCG，两者对 HSC 和髓系祖细胞的转录组水平产生的影响调控了有害性或保护性的训练免疫的产生，且这种影响可长期存在，至少可持续一年。

总之，*Mtb* 在转录组水平重编程了 HSC，损害了其向髓系细胞的分化和巨噬细胞训练免疫的产生，造成了对于 *Mtb* 的易感性，且这种改变是 IFN-Ⅰ/铁元素轴依赖性的，作用至少可持续 1 年以上。与其相反，BCG 则通过 IFN-Ⅱ、β- 葡聚糖通过 IL-1 信号，分别提高了 HSC 的髓系生成和巨噬细胞训练免疫的产生，最终增强了对于 *Mtb* 的抵抗性。本项研究对于 *Mtb* 长期慢性感染的致病机制提供了新的理论，也为治疗结核病提供了新的思路，如可考虑使用合理的方法增强 HSC 和其分化产生的巨噬细胞的训练免疫来进行细胞移植治疗结核病。另外，由于 IFN-Ⅰ 和 IFN-Ⅱ 分别作用于 HSC 产生了损害性和保护性的训练免疫效应，因此可考虑调控两者在体内尤其是骨髓中含量的平衡来增强 HSC 对于抵抗 *Mtb* 的训练免疫，从而有助于慢性结核感染的治疗。

由于无论是 *Mtb* 还是 BCG，其并不直接感染 HSC，但是却可引发 HSC 在转录水平的重编程，表明两者通过间接的方式调控了 HSC，推测可能是 HSC 生存的组织微环境，但是具体机制目前尚不清楚，需要进一步来阐明。另外，BCG 和 β- 葡聚糖可分别通过不同的机制调控 HSC 的髓系分化和训练免疫的产生，但两者同时使用是否具有协同作用，从而进一步增强对于 *Mtb* 的抵抗性，目前还需要进一步的研究来验证。此外，无论是 *Mtb* 还是 BGC，其对 HSC 产生的影响均可长期持续，而在 HSC 长期的自我更新过程中，其产生的训练免疫也即免疫记忆如何在子代中得以传承并长期维持，仍需要进一步的研究。最后，当前研究都只是在小鼠水平的研究，在 *Mtb* 感染的人体中，其骨髓 HSC 及其分化产生的后代髓系祖细胞和成熟髓系细胞的改变如何，是否同小鼠感染的反应类似，当前还不清楚。

点评专家：王术勇。

第三章 结核分枝杆菌重要蛋白结构解析研究

2020 年,来自世界各国的研究团队在抗结核药物靶标的鉴定和结构解析方面有一些新的进展,这些研究成果有助于实现现有药物的更新换代和功能提升,同时有可能根据新的靶标蛋白研发新型的抗结核药物:①鉴定了 *Mtb* 外膜上新的 PE/PPE 蛋白,证实其具有类似其他细菌和快生长分枝杆菌"孔蛋白"的功能,并证明这些 PE/PPE 蛋白可以增强分枝杆菌细胞壁的不渗透性,从而保证菌体在宿主的不利环境中生长;②解析了 Rv1819c 的三维晶体结构,证实 Rv1819c 是维生素 B_{12}(钴胺素)转运蛋白。鉴于 *Mtb* 和人类吸收钴胺素的机制不同,Rv1819c 可能成为开发抗结核药物的绝佳靶标;③解析了乙胺丁醇靶标 EmbA-EmbB、EmbC-EmbC 二聚体复合物结构,证实了乙胺丁醇的药物作用靶点和分子机制,为乙胺丁醇的优化和靶向 Emb 蛋白的新药研发提供了理论依据。

一、PE/PPE 蛋白介导结核分枝杆菌外膜营养物质的转运

Mtb 覆盖有厚度达 8~9nm 高不渗透的脂质层外膜,这种外膜由共价连接到以分枝杆菌酸为末端的阿拉伯半乳聚糖的复杂杂多体组成。且缺乏典型的小溶质向周质运输的孔蛋白(如耻垢分枝杆菌的 MspA),具有特殊的通透性外膜屏障,以使 *Mtb* 能够操纵宿主的防御机制并存活。2020 年 3 月,美国国立卫生研究院(NIH)的 Clifton E.Barry Ⅲ 教授团队在 *Science* 杂志发表了最新的研究。

(1)目的:研究 PE/PPE 蛋白介导 *Mtb* 外膜营养物质的转运机制。

(2)方法:从农药文库中鉴定出一种小分子全细胞抑制剂 3,3- 二甲基磺酰丙胺(3bMP1),在不依赖生长介质的情况下表现出对 *Mtb* 最低免疫抑制浓度(MIC)约 3mg/ml,并具有强的杀菌能力,4 天后的起始菌落形成单位减少了 3 个 log,培养 8 天后达到了近乎绝育状态。为确定作用机制,以 10 倍 MIC 的 3bMP1 诱导野生型 *Mtb* 产生选择耐药突变体,并对 10 个单克隆菌落进行全基因组测序分析。

(3)结果:发现单个蛋白脯氨酸 - 脯氨酸 - 谷氨酸(PPE)家族蛋白 51(PPE51)均有散在突变。进一步将这些突变体与野生父本 *PPE51* 互补,恢复了对 3bMP 的完全敏感性。

野生型 *Mtb* 能够在仅以丙酰胺(3bMP1 的一个核心亚结构)为唯一碳源的培养基中旺盛生长。然而,耐 3bMP1 的 *PPE51* 突变体却不能。相反,在较长的脂质底物六酰胺下两株

菌均可生长。提示该突变体可能存在 3bMP1 摄取受损。他们还发现该突变体缺乏甘油和葡萄糖运输功能,以甘油和葡萄糖作为唯一碳源也不能最佳生长,而亲本和补充菌株均不受影响。

为证实 PPE51 功能缺失是导致这些现象的原因,他们创建了 *PPE51* 基因特异性位点缺失的突变体。进一步分析发现该突变体失去了大量合成 *Mtb* 细胞壁相关醇二分枝菌酸(PDIM)的能力,包含一个 *fadD26* 基因(618 缺失 A),其编码产生脂肪酸辅酶 A,是 PDIM 合成中的连接酶。PDIM 占 *Mtb* 总脂质的 46%,总干菌重量的 11%。PDIM- 阳性的 *PPE51* 缺失突变体,表现出与药物选择突变体相似的对 3bMP1 的抗性水平,在标准培养基、含油酸和单碳源的培养基中均未观察到明显的生长差异,但不能以甘油和葡萄糖作为唯一碳源生长,说明 PDIM 阳性的 *PPE51* 敲除突变体不存在普通的生长缺陷。通过提供 *adD26* 野生型父本可恢复 PDIM 生产最初的 *PPE51* 缺失突变体,导致甘油和葡萄糖摄取缺陷,无法在甘油和葡萄糖上生长。值得注意的是,PDIM 阳性 *PPE51* 敲除突变体的生长和摄取缺陷均由表达或部分补充了耻垢分枝杆菌孔蛋白基因 *MspA* 恢复。提示 PPE51 定位于 *Mtb* 外膜,具有与 MspA 类似的通道功能。接着,我们采用膜不透性生物素化试剂标记抗体并联合流式细胞术进行 *Mtb* 亚细胞分级,检测到了 His 标记的 PPE51 生物素化抗体,而内膜蛋白(PrrB)、内膜相关蛋白(MbtG)和胞浆蛋白(GroEL)均未检测到。这些研究表明 PPE51 定位于 *Mtb* 外膜。

该研究首次报道 PE/PPE 蛋白异质二聚体晶体结构通过沿四螺旋束长轴的疏水区域紧密结合,与 *Mtb*ESX-1 分泌蛋白结构相似,可通过Ⅶ型分泌系统转运到细胞质膜上。在 *Mtb* 感染期间,EspB 齐聚成七聚体,在宿主细胞的吞噬体膜上形成小孔,同 PPE51 与嵌入 PDIM 中的 PE 蛋白结合具有类似孔蛋白的作用一致。为鉴定 PPE51 的伴侣蛋白,我们对耐 3bMP1 的野生型 *Mtb* 进行饱和转座子诱变。构建了一系列该位点缺失单个基因和整个 *PPE25-PE19* 片段的突变体,发现该位点的 *PPE25* 和 *PPE27* 基因(86.2%)和 *PE18* 和 *PE19* 基因(78.4%)序列高度一致,只有 *dPE25-PE19* 和 *dPE19* 突变体对 3bMP1 表现出抗性。*PE19* 的表达受 *PE18* 反义表达的负调控,与 *PE18* 反义转录本在野生型 H37Rv 中过表达导致了对 3bMP1 抗性作用一致。通过免疫共沉淀实验检测出 PE19 与 PPE51 共沉淀物,而 PE25 与 PPE51 有微弱的共沉淀物,这可能是因为 PE25 的 N 端一半与 PE19 几乎相同。由于 PE/PPE 蛋白通常是由 ESX 系统成对输出的,在 *dPE19* 突变体中 PPE51 的输出被阻断了。

编码 PE20-PPE33 的基因组位点已被证明在 Mg^{2+} 缺乏时上调。该位点与 mgtC 基因聚集在一起,mgtC 基因被认为与毒力有关,缺镁时也会上调。此外,在 *PE20-PPE33* 位点上游发现了一个调节镁平衡的开关(Mbox)。在 PDIM 阳性和 PDIM 阴性 *Mtb* 中均产生了 *dPE20* 和 *dPPE31-PPE33* 突变体。两种 PDIM 阳性突变体在 Mg^{2+} 限制培养基中,特别在轻度酸性 pH 条件下,均表现出生长缺陷,而 PDIM 阴性突变体的生长情况与野生型相似。PE20 和 PPE31 通过共沉淀法相结合。结果提示,PE20/PPE31 可能与其他蛋白形成复合物,介导 Mg^{2+} 的跨外膜转运。PE20 也被发现与 PPE33 相互作用,然而,PPE33 不影响 Mg^{2+} 摄取。PE20/PPE33 运输的底物还需要进一步研究。最后,他们测试了 *adPPE25-PE19* 突变体在含不同浓度磷酸盐的固定培养基中的生长情况,提示 *PPE25-PE19* 和 *PE32-PPE65* 在饥饿无机磷酸盐时表达强烈上调。使用 CRISPR 干扰法下调 *dPPE25-PE19* 突变体中 PE32 或 PPE65 的表达量,会导致明显的磷受限生长缺陷,而 PDIM 阴性的 *dPPE25-PE19/dPE32-PPE65* 双敲除突变体与野生型生长相似。

此外,在缓慢生长的海洋分枝杆菌中,ESX-5 分泌系统对于 PDIM 外膜的通透性是必需的。

(4)结论:PDIM 在分枝杆菌细胞膜的外小叶内发挥作用,增强其不渗透性,导致直接的环境耐受生长。有些 PE/PPE 蛋白扮演了溶质选择性孔的角色,使 *Mtb* 获得在这种环境中增殖所需的营养物质。该研究为了解这些特定通道的转运特性和选择性、优化设计药物的吸收特性提供了基础。

二、分枝杆菌 ATP 结合盒转运体介导亲水化合物的摄取

Mtb 作为特异性的人类病原体,是结核病的致病菌。尽管 *Mtb* 可以从头合成维生素 B_{12}(钴胺素),但结核分枝杆菌摄取钴胺素与结核病的发病机制有关。*Mtb* 不编码任何特定的钴胺素转运蛋白,已有研究表明 Rv1819c 基因对于钴胺素摄取至关重要;相反地,一般认为 Rv1819c 是与抗菌肽(如博来霉素)转运相关蛋白,因此,这一结果与 Rv1819c 初始功能注释不相符。另一方面,钴胺素摄取似乎与氨基酸序列并不一致,提示 Rv1819c 可能包含细菌 ATP 结合盒(ATP-binding cassette,ABC)- 转运折叠。2020 年 4 月,荷兰格罗宁根大学 A.Guskov 和 D.J.Slotboom 研究团队合作在 *Nature* 杂志发表了最新的研究。

(1)目的:通过解析 Rv1819c 三维结构,揭示 Rv1819C 蛋白的确包含 ABC- 转运折叠,以及包含约 7 700Å 的水腔,使得 Rv1819C 蛋白能够运输无关的亲水性化合物博来霉素和钴胺素。基于结构解析,推测 Rv1819c 是亲水分子的多溶质转运蛋白,类似于 ABC 转运蛋白家族的多药转运蛋白,能够从细胞中转运出结构多样的疏水化合物。

(2)方法:将 *Mtb* H37Rv Rv1819c 基因经密码子优化后,在 P1 介导的噬菌体转导技术构建大肠杆菌菌株 JW0368(ΔsbmA::KmR)、JW3803(ΔyigM) 和 JW3375(ΔbioH) 突变菌株的基础上,将 Rv1819c 基因及 Rv1819c(E576G)基因克隆表达至大肠杆菌 ΔFEC 和 ΔHMA 菌株,并进行钴胺素、生物素等生长依赖试验。Rv1819c 及 Rv1819c(E576G)经表达纯化并用于冷冻电镜(Cryo-EM)进行结构解析。运用从头测序质谱技术鉴定蛋白以及共同存在的多肽,并通过脂质体重构和偶联酶腺苷三磷酸酶(adenosine triphosphatase,ATPase)测定、孔雀石绿测定法等方法研究 Rv1819c 及 Rv1819c(E576G)生物功能。

(3)结果:首先在已用于证明 BtuCDF、BtuM 和 ECF-CbrT 的钴胺素摄取活性的系统,大肠杆菌 ΔFEC 菌株中表达了 Rv1819c 蛋白,证明 Rv1819c 在大肠杆菌 ΔFEC 中的表达能使细胞在补充钴胺素的蛋氨酸缺乏培养基中生长,验证了 Rv1819c 的钴胺素摄取活性。进一步将 Glu576 突变为 Gly 后,发现突变体 Rv1819c(E576G)与野生型蛋白在大肠杆菌表达水平相同,但突变体不能使大肠杆菌 ΔFEC 菌株生长。使用偶联酶测定法,测量了脂质体中重组 Rv1819c 的 ATPase 活性。使用与钴胺素的存在相容的定性的孔雀石绿测定法,测试了底物存在是否能刺激十二烷基 -β-d- 麦芽吡喃糖苷中 Rv1819c 的 ATPase 活性,结果表明

钴胺素存在不影响其 ATP 酶活性；但在所有测试条件下，变体 Rv1819c（E576G）的 ATP 酶活性均与背景水平一致。

使用单粒子冷冻电子显微镜（Cryo-electron microscopy，Cryo-EM）分析获得了 3.5Å 分辨率的核苷酸结合态 Rv1819c（E576G）三维结构。Rv1819c（E576G）是同源二聚体，每个启动子均由与核苷酸结合区（nucleotide-binding domain，NBD）融合的跨膜结构域组成。尽管 Rv1819c（E576G）表现出细菌 ABC- 转运折叠，但仍存在一些显著差异，包括额外 N 端跨膜螺旋 0、断裂跨膜螺旋（transmembrane helix，TMH）3 的 17 个氨基酸插入、胞外帽和封闭亲水腔。Rv1819c 跨膜部分位于连接 TMH0 和 TMH1 的"肘螺旋"之间，并在细胞内侧平行于膜平面定向，而富含芳香族残基的环平行于细胞外膜侧定向。对于细菌 ABC- 转运折叠，NBD 通过 TMH2-6 长 α 螺旋延伸与细胞内膜边界隔开约 22Å 距离。在细胞外，TMH1、TMH2 和 TMH0 之前的 N 末端部分伸出约 25Å，形成一个帽子结构；这一特征在其他 ABC- 转运折叠中未观察到此功能结构域，另外，帽子结构可能形成细胞外门结构。

两个相同 NBD 在同一封闭二聚体构象中与活性位点的 Mg- 腺苷 5′-［β,γ- 亚氨基］三磷酸腺苷 - 亚氨基二磷酸（adenosine 5′-［β,γ-imido］triphosphate Adenylyl-imidodiphosphate，AMP-PNP）分子紧密结合。NBD 包含 ABC 转运蛋白 ATPase 所有除非典型的特征基序外的典型序列基序。由于 Rv1819c 表现出 ATPase 活性，我们认为其 ATPase 位点未退化。进一步解析了在不存在核苷酸情况下 Rv1819c（E576G）的结构，与在 Mg-AMP-PNP 存在的情况下进行纯化的结构（均方根偏差为 0.49Å）几乎相同。

根据较高的分辨率，他们获取了 Mg-AMP-PNP 存在下的 Rv1819c（E576G）晶体结构。发现 Rv1819c（E576G）含有一个体积超过 7 700Å 的闭塞空腔，是迄今为止在 ABC 转运蛋白中发现的最大的特征结构。对空腔转运特征进行研究发现，空腔必须以交替的方式接近膜的两侧。空腔体积相当于 6~7 个钴胺素分子大小，但没有结合钴胺素的密度特性。在共纯化实验中，钴胺素密度与 Rv1819c 共洗脱底物一致，因此，钴胺素与 Rv1819c 似乎没有特定的高亲和力结合位点，与预测的结合能力一致。在大肠杆菌（E.coli ΔHMA）中表达 Rv1819c，发现 Rv1819c 表达并没有恢复大肠杆菌 ΔHMA 的生长，表明 Rv1819c 并不是完全非选择性运输底物。

该研究证明了 Rv1819c 的钴胺素摄取活性，并发现钴胺素存在不影响其 ATP 酶活性；而 Rv1819c（E576G）突变则可抑制其 ATP 酶活性。通过冷冻电镜等方法解析了 Rv1819c 晶体结构，在核苷酸结合位点中存在明确定义的电子密度，表明存在核苷酸三磷酸分子。E576G 突变体在蛋白质编码过程中须捕获细胞中的 Mg-ATP，并在纯化过程中 Mg-ATP 没有被释放或水解。与其他 ABC 转运蛋白（包括 BtuCDF4）中的 Walker B 突变相比，E576G 突变似乎完全阻断了 ATPase 活性。

ATP 酶结果表明，Rv1819c 持续水解 ATP，可能导致其空腔交替地向细胞内外开放，而允许底物流入。高亲和力结合位点缺乏，ATP 水解可能不通过将高亲和力状态转换为低亲和力状态而导致底物积累，而通过引起构象转换，促进扩散，但需要开发体外转运分析来解决更详细的机制问题。生理上，非特异性输入方式可能以低效率运输底物，但由于结核分枝杆菌是一种生长极其缓慢的生物体，Rv1819c 可能足以作为钴胺素的唯一转运体。这种非特异性输入方的存在也可以解释抗生素如何穿过内膜,在某些情况下,会在细菌细胞中积累。这通常被认为是通过被动扩散发生的,但很难与大量亲水性抗生素的吸收相一致,如氨基糖苷类。

生物素羧酸基可能使其不利于进入腔内,类似地,空腔的性质可以防止核苷等重要化合物从细胞质中泄漏。其非特异性空腔转运钴胺素的分子功能,该转运蛋白及其功能的研究对后期开发结核病治疗新方法起到非常重要的基础意义,从医学层面而言,该研究对于结核病临床医学有着更高的突破,但该研究对于 Rv1819c 到底能够转运哪些分子未进行深入详细探究。

(4)结论:该研究解析了 Rv1819c 的晶体结构,发现 Rv1819c 蛋白包含 ATP 结合盒(ABC)- 转运折叠,以及约 7 700Å 的水腔,明确了 Rv1819c 能够运输无关的亲水性化合物博来霉素和钴胺素的结构基础。

三、抗结核药物乙胺丁醇的细胞壁阿拉伯糖基转移酶的结构

Mtb 作为结核病的病原菌,其细胞壁极为特殊,主要成分包括分枝菌酸(mycolic acid, MA)、阿拉伯半乳聚糖(arabinogalactan, AG)、肽聚糖(peptidoglycan, PG)和脂阿拉伯聚糖(lipid arabinomannan, LAM)等,对结核分枝杆菌起到天然保护作用。乙胺丁醇是目前临床上用于治疗结核病的 5 种一线抗结核药物之一。它在联合治疗这种传染病的多药耐药形式方面特别有效。参与细胞壁生物合成的膜包埋乙胺丁醇蛋白 EmbA、EmbB 和 EmbC 被认为是乙胺丁醇的靶点,这些蛋白突变会导致结核分枝杆菌对乙胺丁醇产生临床耐药,并且耐药位点大多发生在 EmbB 内。了解乙胺丁醇如何与其潜在靶标相互作用,可以完整定义乙胺丁醇的作用模式。Emb 蛋白属于糖基转移酶 C(glycosyltransferase C, GTC)超家族,尽管它们在细胞壁合成中具有重要意义,但 Emb 蛋白成分的三维结构尚需确定。2020 年 6 月,上海科技大学饶子和院士团队和英国伯明翰大学 Gurdyal S.Besra 团队合作在 *Science* 杂志发表了最新的研究成果。

(1)目的:参与细胞壁生物合成的膜包埋 EMB 蛋白 EmbA、EmbB 和 EmbC 被认为是乙胺丁醇的靶点,这些蛋白突变会导致结核分枝杆菌对乙胺丁醇产生临床耐药,并且耐药位点大多发生在 EmbB 内,该项目用于研究抗结核药物乙胺丁醇的细胞壁阿拉伯糖基转移酶的结构。

(2)方法:利用 X 线晶体学技术和冷冻电镜三维重构技术,解析 EmbA-EmbB、EmbC-EmbC 分别与底物双阿拉伯糖(di-arabinose, Ara2)、癸烯基磷酸 - 阿拉伯糖(decaprenyl-phosphate-arabinose, DPA)和药物乙胺丁醇复合物的结构。并分析供体和受体底物是如何在活性位点结合,以及乙胺丁醇是如何通过与 EmbB 和 EmbC 中的两种底物结合到同一位点。

(3)结果:首先 *Mtb* 和耻垢分枝杆菌(*Mycobacterium smegmatis*, *Msm*)的 EmbA-EmbB 复合物和 EmbC2 在 *Msm* 中进行了表达纯化,并经质谱和电泳鉴定。所有 EmbA-EmbB 和 EmbC2 样品在无细胞活性检测中都显示出蛋白活性。建立了纯化的 *Mtb* 和 Msm EmbA-EmbB 复合物的阿拉伯糖基转移酶活性测定。以及 EmbA 和 EmbB 缺失突变体的磁共振分析,证实它们是阿拉伯糖基转移酶,可催化 α(1 → 3)- 阿拉伯呋喃糖基连接的形成。*Msm*

EmbC2 样品被证实催化形成 α(1 → 5) 阿拉伯呋喃糖基连接。重要的是,EmbA-EmbB 和 EmbC2 无细胞阿拉伯糖基转移酶活性都被乙胺丁醇抑制,证实乙胺丁醇靶向这些蛋白。

运用单颗粒冷冻电子显微镜技术,解析了 EMB 蛋白在 2.81~3.10Å 分辨率下的 4 种结构: *Mtb* EmbA-EmbB-AcpM2 与乙胺丁醇复合物、*Msm* EmbA-EmbB-AcpM2 与乙胺丁醇复合物、*Msm* EmbA-EmbB-AcpM2 与乙胺丁醇复合物、*Msm* EmbA-EmbB-AcpM2 与二阿拉伯糖复合物、*Msm* EmbC2-AcpM2 与乙胺丁醇复合物。除 *Mtb* EmbB 的胞质环 CL1(残基范围 248~268)和 *Msm* EmbC 的周质片段(残基范围 780~810)外,EMB 原基的大部分区域均可追踪到。酰胺载体蛋白质 M(acyl carrier protein,ACPM)与 *Msm* EmbB 或 *Mtb* EmbA 表面结合的密度在 3~5Å 范围内具有分辨率,而 AcpM 与 *Msm* EmbA 或 *Mtb* EmbB 原体结合的图谱不太清晰,结构未被建立。

晶体结构中,EmbA-EmbB 形成了一个异源二聚体复合物,而 EmbC 是一个对称的同源二聚体。在 EmbC 二聚体中,两个 EmbC 单体几乎完全相同,可很好重叠。二聚模式在两个复合物中是相似的,并且均通过在靠近细胞质一侧和周质一侧的跨膜(trans-membrane,TM)结构域之间形成疏水簇来实现。单体 EmbA、EmbB 和 EmbC 蛋白都有类似的折叠,包含共同的特征,包括 15- 螺旋 TM 结构域,N-/C- 末端周质结构域(periplasmic domin,PD),被鉴定为 PN 和 PC 结构域。

Msm ACPM 与 EmbA-EmbB 和 EmbC2 复合物的细胞质表面结合,分别形成 EmbA-EmbB-AcpM2 复合物和 EmbC-AcpM2 复合物。它具有四螺旋拓扑,排列成右手束状,类似于 *Mtb* ACPM。ACPM 通过广泛的静电相互作用与每个 EMB 原体结合,而该类型组装没有在任何其他糖基转移酶中观察到。ACPM 与 EmbA-EmbB 和 EmbC2 的结合方式相似,ACPM 的螺旋 α2 及其 N-/C 末端的连接环与 EMB 蛋白的 CLS 紧密结合。在 α-EmbB 和 EmbC2 复合物的冷冻电镜结构中,4′- 磷酸鸟氨酸(4′-phosphopantetheine,Ppant)也被观察到共价连接到位于 EmbA-EmbB 和 EmbC2 复合物中的保守 Ser41ACPM 上,并插入到 EmbA-EmbB 和 EmbC2 复合物中 Emb 蛋白的 TM67 和 CL1 之间的间隙中。相反,在 EmbC 晶体结构中,ACPM 的 Ser41 侧链与 EmbC Arg247 主链相互作用,在 CL1 上没有观察到 Ppant。诱变和功能研究表明,当 EmbC 与 ACPM 之间相互作用被破坏时,产生的 LAM 变小(R352A 除外),但与这些突变体形成的 EmbC2-AcpM2 复合体和无细胞阿拉伯糖基转移酶活性基本保持不变,表明不同 Emb 蛋白之间的可变结合能力。

EMB 蛋白有两个底物,阿拉伯糖供体 DPA 和阿拉伯糖受体。双阿拉伯糖结合 *Msm* EmbC2 晶体结构和双阿拉伯糖结合 *Msm* EmbA-EmbB 复合物的低温电镜结构表明,有两个入口通向活性位点,称为供体入口和受体入口。在 *Msm* EmbA-EmbB 的低温电镜结构中,在 EmbA 亚基中观察到内源性供体底物 DPA。在 *Msm* EmbA-EmbB 复合物的低温电镜结构中,二阿拉伯糖位于 EmbB 亚单位的活性位点内。与 *Msm* EmbC2 晶体结构中观察到的二阿拉伯糖相似,*Msm* EmbB 中的二阿拉伯糖是由于与 Trp578、His580、Trp972 和 Trp1 012 与 A0 位基团以及 Tyr288、Asn304、Glu313 和 Arg495 与 D 位基团相互作用所致,催化残基 Asp285 与糖苷键上的氧原子形成极性相互作用。与 *Msm* EmbC 晶体结构中二阿拉伯糖类似,*Msm* EmbB 中 D 位阿拉伯糖与 *Msm* EmbADPA 叠加,被认为是由供体 DPA 提供。功能

测定乙胺丁醇结合 Mtb EmbA-EmbB 的 Kd 为 0.42μM, Msm EmbA-EmbB 的 Kd 为 0.31μM，在两种情况下都观察到强结合；而 Msm EmbC, Kd 值测量为 11.1μM，因此，对这类 Emb 的结合亲和力相对较弱。

进一步分别在 2.97Å、2.90Å 和 2.81Å 分辨率下解析了 Mtb 和 Msm EmbA-EmbB 复合物以及 Msm EmbC2 结构，结构分析表明，位于 EmbB 和 EmbC 亚单元的活性位点内乙胺丁醇的密度一致。相反，在 EmbA 亚单位中未观察到乙胺丁醇密度。但内源性供体底物 DPA 有密度存在，且其亲水部分与 Msm EmbA 结合时，与 EmbB 和乙胺丁醇结合的位置相似。

（4）结论：该研究解析了分枝杆菌 EmbA-EmbB 和 EmbC-EmbC 配合物在其糖基供体和受体底物以及乙胺丁醇存在下的冷冻电子显微镜和 X 线晶体结构，为理解分枝杆菌 Emb 家族蛋白生化功能和抑制阿拉伯糖基转移酶以及开发新的抗结核药物提供了结构基础。

[专家点评]

结核病尤其是耐药结核病的治疗需要新靶点、新结构、新作用机制的新药，有关抗结核药物靶点的研究成果为新型抗结核药物研发提供了参考。

以往研究显示：与 DNA/RNA 合成有关的 Mtb DNA 回旋酶、RNA 聚合酶、次黄嘌呤鸟嘌呤磷酸核糖转移酶、胸苷酸激酶；与细胞脂类代谢相关的烯酰基载体蛋白还原酶、β-酮酰-ACP 合成酶、泛酸合成酶；与细胞糖类代谢相关的 L-鼠李糖合成相关酶、阿拉伯糖基转移酶、2-C-甲基-D-赤藓糖醇磷酸途径相关酶；与必需的细胞功能有关的腺嘌呤核苷三磷酸合成酶、Ser/Thr 蛋白激酶 G；与细菌蛋白质合成有关的肽脱甲酰基酶、与细胞壁合成相关的肌醇-1-磷酸合成酶、与电子传递链有关的 1,4-二羟基-2-萘甲酰辅酶 A 合成酶等都可能作为抗结核药物的潜在靶点。随着生物技术的发展，通过对结核分枝杆菌结构解析以及 Mtb 代谢途径研究将发现新的抗结核药物靶点。

Mtb 在宿主细胞中存活的重要原因之一是其拥有特殊的外膜结构，能够抵御细胞溶酶体降解而且调控宿主免疫应答。2020 年 3 月，美国国立卫生研究院（NIH）的 Clifton E.Barry Ⅲ教授团队在 $Science$ 杂志发表了最新的研究，研究者在 Mtb 外膜上鉴定到一种新的脯氨酸-谷氨酸/脯氨酸-脯氨酸-谷氨酸（PE/PPE）蛋白，证实其具有类似其他细菌和快生长分枝杆菌"孔蛋白"的功能，并证明这些 PE/PPE 蛋白可以增强分枝杆菌细胞壁的不渗透性，从而保证菌体在宿主的不利环境中生长。深入剖析 Mtb 外膜上的这些特定小分子通道的运输特性和底物选择性，将有助于研发靶向性更好的新型抗结核药物。

除了上述新型孔蛋白样蛋白之外，Mtb 外膜上还存在另外一类 ABC 转运蛋白家族，参与 Mtb 营养物质的摄取和毒性物质的外排。2020 年 4 月，荷兰格罗宁根大学 A.Guskov 和 D.J.Slotboom 研究团队合作在 $Nature$ 杂志发表了最新的研究，研究者通过冷冻电镜解析了 Rv1819c 的三维晶体结构，证实 Rv1819c 是维生素 B_{12}（钴胺素）转运蛋白，鉴于 Mtb 和人类吸收钴胺素的机制不同，Rv1819c 可能成为开发抗结核药物的绝佳靶标。

抗结核药物乙胺丁醇的具体的作用分子机制一直未被解析。2020 年 6 月，上海科技大学饶子和院士团队和英国伯明翰大学 Gurdyal S.Besra 团队合作在 $Science$ 杂志发表了最新的研究成果，研究者解析了分枝杆菌 EmbA-EmbB 和 EmbC-EmbC 复合物在糖基供体和受体底物及乙胺丁醇存在下的冷冻电子显微镜和 X 线晶体结构。这些结构展示了供体和受体底物如何结合在活性位点,以及乙胺丁醇如何通过与 EmbB 和 EmbC 中的底物结合到同一位点而发挥抑制作用,并且发现多数耐药突变位于乙胺丁醇结合位点附近。该研究为理解阿拉伯糖基转移酶的生化功能和抑制作用,以及开发新的抗结核药物提供了结构基础。

发现潜在的新型抗结核药物靶点以及对新靶点研究的不断深入,进一步针对新靶点进行药物筛选和设计,是发现新型抗结核药物的重要途径。2020 年研究发现的两个新型 *Mtb* 外膜蛋白,具有转运营养物质和其他多溶质小分子物质的能力,针对这些蛋白进行抗结核化合物设计,可能是新型抗结核药物研发的一个方向。此外,对现有抗结核药物的靶标的结构解析,将有可能实现现有药物的更新换代,同时也有可能根据结构设计新型的抗结核药物。

点评专家:陆宇。

第四章　新型小鼠感染模型研究

2020 年,来自英国弗朗西斯·克里克研究院的 Anne O'Garra 研究团队利用小鼠转录组揭示了人类结核病防卫和发病机制的潜在特征,发现感染 *Mtb* 临床分离株的易感型小鼠血液转录特征与活跃的人类结核病更类似。来自美国西雅图儿童研究所的 Kevin B.Urdahl 研究团队探索了超低剂量感染小鼠模型在反映人类感染 *Mtb* 的状态中的应用可行性,提示超低剂量感染小鼠(1-3CFU)与人类结核病有更加相似的症状。这两项研究打破了我们既往对小鼠 *Mtb* 感染模型的认知,创建了更适用于人类结核病免疫应答机制研究的新型小鼠感染模型,对于未来深入探索人类结核病的免疫进程和寻找抗结核治疗靶点提供了新的临床前研究平台。

一、小鼠转录组揭示人类结核病保护和发病机制的潜在特征

通过研究血液免疫应答来映射肺部免疫应答对于解析结核分枝杆菌感染后的保护性免疫机制有重要意义。以小鼠结核病模型来探究血液免疫应答与肺部免疫应答机制相关性是重要的方法。但目前尚不清楚是小鼠遗传特性还是 *Mtb* 致病性导致了与人类相似的小鼠免疫应答,而且目前也不清楚 *Mtb* 易感小鼠的整体免疫应答是否与人类结核病更加接近。2020 年 4 月,英国弗朗西斯·克里克研究院的 Anne O'Garra 研究团队在 *Nature Immunology* 杂志发表了其最新研究成果。

(1)目的:开展一项基于人类结核病血液标本与不同菌株感染不同遗传背景的小鼠模型血液和肺组织标本的转录组测序和数据对比分析研究,探讨小鼠结核病模型与人类结核病血液转录组特异标签的拟合度。

(2)方法:*Mtb* 标准株 H37Rv 和临床分离株 HN878(诱导Ⅰ型干扰素免疫应答)以高剂量(700~900CFU/肺)和低剂量(100~450CFU/肺)感染抵抗性 C57BL/6J 小鼠和易感性 C3HeB/FeJ 小鼠。应用 Illumina 公司的小鼠 WG-6 v.2.0 芯片进行检测,同时应用 Illumina4000 测序平台进行转录组测序,测序深度为 25G/ 标本。

肺组织切片行 HE 染色和抗酸染色,小鼠肺组织切片脱蜡并在染色前重新水化,并对中性粒细胞、B 细胞和 T 细胞进行染色。

细胞去卷积分析以量化每个样品的不同细胞类型中的相对表达水平;使用 R 语言中的

WGCNA 软件包进行加权基因共表达网络分析,以鉴定肺部基因表达模块;计算模块内具有最高连通性且相关性高于 0.75 的共表达交集基因 50 个。

独创性通路分析(ingenuity pathway analysis,IPA)、Metacore 软件配合人工注释对肺组织特异表达模块进行生物功能富集分析并命名。通过 WGCNA 软件分析获得的表达模块并计算 WGCNA 模块的倍数富集,以鉴定高表达或低表达的模块。

超几何检验和 R 语言中的 phyper 函数进行细胞类型富集分析,以识别血液和肺组织模块中具有代表性的细胞类型。

(3)结果:H37Rv 感染后小鼠在 26~56d 范围内的免疫应答与人类免疫应答谱更接近,在 42d 达到免疫应答高峰。HN878 临床菌株感染后的小鼠免疫应答标记谱更加接近人类血液免疫应答标记。

主成分分析发现 HN878 临床株感染的 C3HeB/FeJ 小鼠与未感染小鼠的转录组差异最大。人类结核病特异血液转录组标识在 HN878 感染的 C3HeB/FeJ 小鼠以及高剂量 HN878 感染的 C57BL/6J 小鼠中的重现率更高,HN878 感染的 C3HeB/FeJ 小鼠具有与人类结核病更接近的血液转录组标签。此外,还鉴定到一组之前未被关注的粒细胞功能相关转录标签(HB3 和 HB8 模块基因),这些基因在 HN878 感染的 C3HeB/FeJ 小鼠和人类结核病中都呈现高表达。

同血液转录组标签一样,HN878 感染的 C3HeB/FeJ 小鼠肺组织转录组与未感染小鼠的转录组差异最大。通过两种互补和独立的模块分析工具,获得了基本一致的结果:Ⅰ型干扰素基因模块在两种菌株感染的两类小鼠模型中均呈现上调表达,在 HN878 感染的 C3HeB/FeJ 小鼠中上调趋势更加明显;而 IFN-γ、NK 细胞、效应 T 细胞和 B 细胞功能基因模块(ML3 和 ML11)在 HN878 感染的 C3HeB/FeJ 小鼠中未呈现显著上调。这些数据提示 Mtb 感染的易感性小鼠体内存在Ⅰ型干扰素和粒细胞相关免疫应答的上调以及 IFN-γ、NK 细胞、效应 T 细胞和 B 细胞免疫应答的下调。

目前并不清楚气道感染引发的肺组织特异转录标签与血液特异转录标签的一致程度。研究者分析了小鼠肺组织特异转录模块在人类结核病血液标本及小鼠结核病模型血液标本中的表达情况,数据提示了较好的一致性:肺组织Ⅰ型干扰素相关模块(ML2 和 ML21)、肺部巨噬细胞和粒细胞模块(ML19)以及髓系细胞信号模块(ML10)在人类和小鼠血液中均高度保守。肺组织 IFN-γ 功能相关模块(ML3)在人类和小鼠结核病血液中高度保守,但该模块的微量上调主要来源于下游 GBP 基因,而并非是 IFNG 基因本身。T 细胞、NK 细胞和 B 细胞功能相关模块(ML11)在 HN878 感染的 C3HeB/FeJ 小鼠血液标本和人类结核病血液标本中高度保守。

研究者将不同菌株感染的不同小鼠的血液和肺组织基因表达关键模块(HB3、HB15 和 HB21)分别与人类血液基因表达模块进行比较,主要以 50 个在模块内相互联系度较高的基因为对象进行分析。隶属于炎性小体模块(HB3)的粒细胞功能相关基因(CD17、ELANE、MMP8、MPO、NCF1、CAMP、LCN2、S100A6 和 LTF)在人类结核和 Mtb 感染的易感性小鼠的血液标本中均呈现显著高表达,提示中性粒细胞在人类结核病发病进程中发挥重要作用。隶属于 HB15 表达模块的基因(CD19、PAX5、SPIB、CD79 和 CD22)在人类结核病和 Mtb 感染的小鼠模型中呈现低表达,在高剂量 HN878 感染的 C57BL/6J 小鼠和 C3HeB/FeJ 小鼠肺组织中也呈现低表达,提示 B 细胞在抗 *Mtb* 感染的保护性免疫方面发挥作用。隶属于 NK 细胞和 T 细胞功能模块(HB21)中的基因(*TBX21*、*GZMA*、*EOMES*、*CD8A*、*NFATC2*、*FASL*、*NKG7*、*KLRD1*、*KLRG1*、*IFNG* 和 *RUNX3*)在人类结核病血液标本中呈现低表达,而且在 HN878 感染的 C3HeB/FeJ 小鼠中呈现低表达,提示抗结核感染中活化效应 T 细胞保护性作用的缺失。

HB12 和 HB23 模块中的 I 型干扰素相关基因的共表达定量检测能够反映结核感染小鼠模型肺组织病变程度。人类结核病患者的血液标本中 I 型干扰素的表达量与肺部影像学表现呈现正相关。中性粒细胞功能相关的血液基因模块(HB3 和 HB8)在不同结核分枝杆菌感染的小鼠模型血液标本中呈现高表达,与肺组织中性粒细胞评分和肺部病变严重程度正相关。B 细胞、NK 细胞和 T 细胞功能模块基因在进展性结核病的小鼠模型中均呈现低表达,特别是 HN878 感染的 C3HeB/FeJ 小鼠。这一组血液标签的低表达与肺部淋巴细胞评分降低相关。人类结核病患者的血液标本中也表现为 B 细胞、NK 细胞和 T 细胞功能模块基因的下调表达,与肺部影像学病变呈负相关。

研究者进一步分析了血液 I 型干扰素功能模块(HB12 和 HB23)、中性粒细胞功能模块(HB3 和 HB8)、B 细胞、NK 细胞和 T 细胞功能模块(HB21)是否能够预测发病。HB12 和 HB23 模块标签在进展为活动性结核病的潜伏感染者中呈现高表达,中性粒细胞功能模块标签(HB3 和 HB8)在进展为活动性结核病的潜伏感染者中呈现高表达,B 细胞、NK 细胞和 T 细胞功能模块标签(HB21)在进展为活动性结核病的潜伏感染者中呈现低表达,这些模块的表达水平几乎与活动性结核病患者一致。上述结果提示血液转录组标签具有预测发病的功效。

(4)结论:本研究将人类结核病血液转录组数据与不同菌株感染的不同遗传背景小鼠的血液和肺组织转录组数据进行对比,更好地注释了小鼠模型的免疫应答特征,发现感染不同 *Mtb* 的易感性 C3HeB/FeJ 小鼠能够更好地模拟人类结核病重要特征,为未来机制研究提供了更好的模型,而且提供了一组可用于支持结核病发病风险预测的外周血转录标签。

二、结核分枝杆菌超低剂量气雾剂感染的小鼠更能模拟人类结核病

小鼠感染动物模型是研究结核病致病机制和保护性免疫机制的重要工具,但现在使用的小鼠感染模型并不能如实地反映人类结核病的重要特征,表现为感染结局单一。因此改进小鼠模型以增强其与人类结核病的相关性是当务之急。我们假设人类和小鼠 *Mtb* 感染的差异不是物种固有的,而是存在致病菌的差异。传统的小鼠感染模型通常采用较高剂量的 *Mtb*(50~100 个 CFU,常规剂量,CD),导致较高的肺组织菌载量。但基于既往研究数据,较低水平的暴露可能能够更好地模拟人类 *Mtb* 感染的不同结局。2020 年 10 月美国西雅图儿童研究所的 Kevin B.Urdahl 研究团队在 *Cell Host & Microbe* 杂志发表了一项最新的研究。

(1)目的:应用 1~3 个 CFU(超低剂量)感染小鼠会导致感染结果的多样性,并形成与人类相似的界限清楚的肉芽肿结构。此外,分析超低剂量和常规剂量感染小鼠的血液 RNA 特征,它们与肺部细菌负荷直接相关,并能预测感染结局。这些数据支持应用超低剂量小鼠感染模型能够更好地研究 *Mtb* 感染的免疫学机制和结核病发病机制。

(2)方法：对 H37Rv 标准株进行标记，混合成 50 个单克隆组成的菌株混合库。以常规剂量稀释 50 倍作为超低剂量感染。以常规剂量和超低剂量对 C57BL/6J 和 C3HeB/FeJ 小鼠行 *Mtb* 气溶胶感染，在感染后不同时间点解剖小鼠，取左肺、右肺、淋巴结、脾组织，分别进行 CFU 检测、病理检测以及共聚焦显微镜检测，评估组织菌载量、炎性浸润、细胞组成和肉芽肿形成情况，同时对血液进行流式检测。取小鼠血液进行 RNA 提取和基因芯片分析，生物信息学分析转录标签，并在猕猴感染血液样本 RNA 测序数据和人类结核病发病队列血液标本 RNA 测序数据中进行小鼠血液转录标签的进一步分析。

(3)结果：应用超低剂量和常规剂量分别感染小鼠，分别在 26 天和 83 天观测小鼠体内菌载量变化。在重复的 13 次实验中，得出一致的结论：相对于常规剂量感染，超低剂量感染的小鼠肺、脾、淋巴结的菌载量在不同小鼠个体间的差异较大（超低剂量 CV 值约 0.10~0.13，常规剂量 CV 值约 0.036~0.054），这种差异并非由饲养过程中其他途径感染引起，而是最初超低剂量感染导致的不同结局。

为了追踪超低剂量感染后小鼠组织内菌株生长和传播规律，研究者构建了一组由 50 个标记菌株组成的 *Mtb* 感染菌株库。应用超低剂量感染后，对小鼠肺组织中的结核菌进行测定，25 只小鼠中，15 只存在单一菌株，7 只存在 2 种菌株，3 只存在 3 种菌株，基本符合泊松分布定律。大部分菌株都发生了从肺部到淋巴结的转移，约有一半的菌株在感染后 26 天转移到脾脏和对侧肺，在感染后 83 天全部转移到脾脏，2/3 转移到对侧肺。此外，研究者发现右肺菌载量显著高于左肺，这与常规剂量感染基本一致。

尽管不同小鼠个体间存在一定差异，但大部分超低剂量感染小鼠肺组织中形成单一的、伴随较少炎症浸润的、相对离散的局限性肉芽肿。研究者同时观测了超低剂量感染的 C3H 小鼠肺组织特征，发现 C3H 小鼠肺组织肉芽肿结构虽有所差异，但仍然是局限性且离散的肉芽肿。这些特征均与常规剂量感染下小鼠肺组织病理变化存在不同。超低剂量感染小鼠肺组织中 CD4$^+$T 细胞局限于肉芽肿，与其他受感染的巨噬细胞存在隔离，但常规剂量感染小鼠的肺组织表现出更均匀的 CD4$^+$T 细胞浸润扩散。超低剂量感染 C57 小鼠的肺组织中，B 细胞聚集大多在肉芽肿外围附近，但在常规剂量感染 C57 小鼠和超低剂量感染的 C3H 小鼠肺组织中，B 细胞通常紧紧围绕肉芽肿组织，靠近感染细胞。这些结果提示超低剂量感染通常形成局限性的肉芽肿组织，伴随较少的炎性浸润，与人类结核病肺组织病变更加相似。

超低剂量和常规剂量感染的小鼠，在感染后 24 天取血液完成基因芯片检测，分析血液转录组标签与感染后不同时间点（感染早期、感染晚期）菌载量的关系。根据基因表达结果，构建了一组"ULD early"标签和"ULD late"标签，用于指示与超感染早期（r=0.70）和感染晚期（r=0.58）肺组织菌载量的相关性。研究者进一步开发了一种包含 33 个基因对和 36 个单基因组成的菌载量预测模型"ULD combined"（r=0.66）。这些结果表明：决定 *Mtb* 感染控制的免疫事件感染 24 天后已经发生，通过该时间点的血液转录特征可以预测感染过程的肺组织菌载量。

研究者进一步在 *Mtb* 感染猕猴 28 天后的血液转录组测序数据中分析了"ULD combined"的预测功效，发现该组转录标签与疾病状态有较好的相关性（r=0.65）。研究者又进一步在人类结核病发病队列中分析了该转录标签的预测功效，也发现较强的关联

(r=0.79)。基于此,研究者认为超低剂量感染小鼠模型中的这一血液转录组标签能够较好地预测人类结核病和灵长类动物结核病发病。

(4)结论:该研究建立了一种应用稳定的超低剂量 Mtb(1~3 个 CFU)感染小鼠的方法,与常规剂量感染相比,超低剂量感染引发了不同免疫应答特征,如出现界限分明的肉芽肿等,与人类结核病变具有更加相似的特征,是解析人类 Mtb 感染后免疫应答机制的重要模型。此外,该研究中也发现超低剂量感染小鼠的血液转录特征也可以预测其他灵长类动物和人类感染 Mtb 的结局。

[专家点评]

小鼠感染模型一直是结核病研究的重要工具,已被广泛应用于探索人体对 Mtb 感染的免疫应答机制研究中。然而小鼠品系不同,对 Mtb 感染的易感性和耐受性不同,引发的免疫应答反应有所差别。不同剂量的 Mtb 感染也会引发不同程度的免疫应答反应。因此深入分析不同小鼠品系和感染剂量下的小鼠免疫应答网络,筛选更好地拟合人类结核病的小鼠研究模型,是值得探索的内容。

既往研究多以 Mtb 耐受型小鼠模型(C57BL/6J)作为研究结核病免疫应答机制的主要模型,也鲜少有研究探讨耐受型小鼠和易感型小鼠品系对 Mtb 的整体免疫应答是否存在重大区别,哪一类小鼠可能与人类结核病免疫应答更加相似。2020 年 4 月,英国弗朗西斯·克里克研究院的 Anne O'Garra 研究团队应用 Mtb 标准株(H37Rv)和临床分离株分别感染易感型小鼠品系(C3HeB/FeJ)和抵抗型小鼠品系(C57BL/6J)制作动物模型,血液转录组数据提示易感型小鼠品系感染后转录特征与人类结核病更接近,而且发现后续发展为活动性结核病的潜伏感染者,在明确结核病诊断前,其血液中已经表现出了和这些小鼠共有的活动性结核病相关基因转录特征,这表明易感型小鼠模型的免疫应答特征不仅更接近人类结核病发病特征,而且其血液转录标签有助于预测结核病发病。这一研究成果打破了既往认知,提出易感型小鼠品系能够更好地模拟人类结核病重要特征,为未来探讨结核分枝杆菌致病机制和宿主免疫应答机制研究提供了更好的模型。后续针对不同小鼠品系的进一步验证和分析是非常有必要的。

人类感染 Mtb 后,由于免疫应答的不同,通常会出现清除、潜伏、发病等不同的感染结局。然而,在小鼠感染模型应用中,通常会以较高的剂量进行感染,以感染后 1 天的肺组织 CFU 达到一定数量作为模型构建成功的标准,因此既往研究中气溶胶感染的小鼠往往呈现较高的肺内菌载量,常不伴有肉芽肿的形成。这种病理变化实际与人类结核病的病理改变有所差别,造成这种差别的原因可能并不完全是人类和小鼠物种间的差异,而是感染剂量不同造成的差异。2020 年 10 月美国西雅图儿童研究所的 Kevin B.Urdahl 研究团队探索了超低剂量感染小鼠模型在反映人类感染 Mtb 的状态中的应用可行性,提出超低剂量感染小鼠与人类结核病有更加相似的病理改变,而且鉴定获得了可跨越物种的与肺部菌载量以及感染结局相关(包括预测结核病发病风险)的血液 RNA 标签。结合最近疫苗研发中发现的较低剂量可以更好地区分候选疫苗的数据,将超低剂量感染小鼠模型用于疫苗研发可能能够获得更有意义的疫苗候选物。相对于耗资昂贵的猕猴或其他灵长类动物实验,这一小鼠模型更容易操控,性价比高,作为候选疫苗的初步筛选工具具有很好的价值。

在模拟人类应对 *Mtb* 感染免疫应答研究中,鉴于 *Mtb* 耐受型小鼠更容易引发强烈的免疫应答,因此在免疫机制研究中通常以耐受型小鼠模型研究为主。为了达到较好的免疫应答反应,通常会采用 50~100CFU 进行感染,但近期的这些研究似乎与既往研究的传统理念有所冲突,支持易感型小鼠和超低剂量感染更拟合人类结核病免疫应答状态。未来应该有后续研究继续验证这些结果,为更好地利用小鼠感染模型探索结核病发病机制、免疫应答机制和筛选药物靶标提供更坚实的数据支持。

点评专家:张宗德,潘丽萍。

第五章　结核病传播机制研究

2020 年国际杂志发表的关于结核病传播的论文中我们觉得下面的工作值得关注。Boardman 等在美国非法移民结核病患者中,Kendall 等在乌干达医疗机构和社区居民结核病患者中,均发现了很高比例的亚临床结核病患者。Xu 等利用全基因组测序和系统发育模型发现亚临床结核病患者也可以传播。Martinez 等的 meta 分析发现,大部分儿童在开始预防性治疗时就已经发病,针对成人的主动筛查和早期诊断是预防儿童结核病的重要干预措施。Deo 等发现在印度,患者频繁转诊、医疗机构不能及时提供结核病相关检查,可能造成患者延迟诊断。尽管这些研究的关注点和重点不同,但从不同角度提供了更多强有力的证据,证明患者的主动发现对结核病控制至关重要。本章节基于上述几项工作,对亚临床患者在主动发现病例过程中的重要性和完善结核病诊断流程展开讨论,同时对耐药 *Mtb* 传播能力的研究进行简要评述。

第一节　亚临床结核病

患者的主动发现对结核病控制至关重要。结核病患者的主动发现,不仅包括具有临床症状的患者的主动发现,还应包括不具有临床症状的亚临床患者的主动发现。亚临床结核病患者,是近年来逐渐受到关注的一类人群。这些患者已经具备了传播结核分枝杆菌的能力,对这一类人群的关注将有助于实现关口前移、降低结核病传染率。

一、结核病传播的高分辨率图谱:西班牙瓦伦西亚地区队列的全基因组测序和系统发育模型

与传统方法相比,全基因组测序能更好地鉴定 *Mtb* 的传播簇。然而,其揭示簇内个体传播过程的能力有限。2019 年 10 月西班牙的 Yuanwei Xu 团队在 *PLoS Medicine* 上发表了一项利用全基因组测序数据结合系统发育模型来推断结核病传播关系的最新研究成果。

(1)目的:该文使用两步贝叶斯传播推断的方法推测:①可能的指示和缺失病例;②与传播相关的风险因素;③传播发生的时间。

（2）方法：该研究从西班牙瓦伦西亚地区2014年1月1日至2016年12月31日共121个传播簇的785例培阳肺结核患者中，以每个传播簇包含至少4个病例且两两菌株之间单核苷酸多态性（single nucleotide polymorphism，SNP）≥1为标准，共纳入并分析了21个簇的117名患者。

根据每个簇病例的SNP差异，使用简约算法的PopART软件构建遗传网络。利用中值连接网络（median joining network）的方法，将基于系统发育拓扑结构推断的簇的最近祖先添加到网络中，推断最有可能的祖先基因型（most likely ancestral genotype，MLAG）。

在TransPhylo数据包的基础上，设定进化速率为0.363，利用贝叶斯分析方法，开发了一种在多个簇上同时进行传播推断的方法。该方法整合了病例采样时间、分子时钟以及菌株的遗传变异信息，可以估计传播时间，并将其与诊断时间和报告症状的时间进行比较。为了测试和验证该方法，利用两次暴发事件的数据，对所有参数进行校正。

（3）结果：117名患者中有80人在西班牙出生，76人为男性，平均年龄为42.51岁（标准差为18.46岁），66名患者在诊断时痰涂片阳性，10名人类免疫缺陷病毒（human immunodeficiency virus，HIV）检测阳性。

遗传网络预测21个簇中有7个簇存在指示病例，而有14个簇缺失指示病例。而且，指示病例并不总是簇内首个被诊断病例，其可能在首个确诊病例诊断后数月才被诊断。

利用贝叶斯分析方法发现簇内存在未发现病例，不同簇中的未发现病例数不同，大多数簇≤2个，只有1个簇大于5个。通过传播推断确定了14个具有较高传播可能性的病例，其中5个（3个涂片阴性）很可能在症状出现前就发生了传播。

根据预测结果，进一步分析了与传播相关因素和与感染相关因素的区别。单因素和多因素分析发现，2型糖尿病是与传播相关的风险因素，但并未发现与感染相关的风险因素。

已有研究表明，通过主动筛查发现的指示病例的密切接触者，其治愈率比通过被动发现的更高。因此，尽早确定指示病例对结核病防控具有重要意义。但本研究发现至少60%的指示病例很可能会被错误识别，其原因包括，①指示病例传播发生在收集样本之前；②诊断时涂阴的个体被遗漏；③密切接触者调查中遗漏了很多接触者，包括指示病例。

该方法可以将可能的传播者与其他簇病例分开，进而分析传播和感染的风险。然而，该研究只有21个簇，不能代表整个人群。但是，仍然发现某些与传播相关的危险因素。还需要更大的基于人群的研究来更好地明确这些因素的作用。

该研究中约35%的传播事件发生在患者出现症状之前。患者报告的症状出现时间具有主观性，如果症状轻微，可能不会引起患者的注意。在大多数情况下，开始传播和出现症状之间的时间间隔为数周甚至数月。目前认为，亚临床结核病患者也可能导致传播，该研究提供了其传播的证据，其传播概率虽然低于活动性结核病，但不可忽视。

（4）结论：结核病的传播可以发生在患者症状出现之前，即亚临床结核病期间可以传播。这一结果对于改善结核病防控措施具有重要意义。

二、利用Xpert MTB/RIF Ultra调查乌干达社区结核病现状

全国范围内的调查发现了众多未诊断的结核病患者，其中许多缺乏典型的结核病症状。

为了实施针对性的干预措施,需要更好地了解未诊断的结核病患者与常规诊断患者之间的区别。2020年12月美国的Emily A.Kendall团队在 *Clinical Infectious Diseases* 上发表了一项利用Xpert MTB/RIF Ultra(简称Ultra)调查乌干达社区结核病现状的最新研究成果。

(1)目的:调查乌干达社区结核病现状。

(2)方法:通过上门和在公共场所对乌干达坎帕拉的成年居民(约34 000人)进行痰液Ultra检测。研究对象分为3类:①社区病例,即社区检测中Ultra阳性的病例;②常规病例,即在当地医疗机构诊断为肺结核的病例;③社区对照,来自同一社区的无结核病的居民。通过详细的访谈和实验室检测结果描述社区病例的特征,并与常规病例和社区对照进行比较。访谈内容包括是否存在慢性咳嗽 ≥ 2周、发热、盗汗或体重减轻等症状;实验室检测包括HIV、C反应蛋白(C-reactive protein,CRP)和Ultra检测;对Ultra阳性和社区对照增加痰液培养检测。比较分类变量采用Fisher精确检验,连续变量采用Wilcoxon秩和检验,性别校正采用Logistic回归;所有分析均使用R3.5.2软件。

(3)结果:总共纳入了104例社区病例、95例常规病例和137例社区对照。在12 032例有Ultra检测结果的人群中,113例为阳性,其中71例为弱阳性(略超过阳性和阴性的分界值)。基于Ultra阳性结果估计的社区结核病患病率为940(95% *CI*:780~1 130)/10万成人,如果排除Ultra弱阳性、培养阴性的病例,社区结核病患病率降至420(95% *CI*:320~550)/10万成人。在有培养结果的94例社区病例中,其中Ultra阳性11例(29%,11/38)、弱阳性48例(86%,48/56)为培养阴性。

比较结核病患者(常规病例和社区病例)和对照人群的差异,发现肺结核患者多为男性(67% vs 38%),年龄大(中位数,31 vs 26岁),吸烟者多(20% vs 7%),有拘留史的比例高(36% vs 12%),有症状的比例高(任何结核病症状:84% vs 38%;慢性咳嗽:70% vs 18%)。

比较常规病例、社区Ultra阳性、弱阳性病例和社区对照的特征,发现有慢性咳嗽症状的比例分别为93%、77%、33%和18%;有典型结核病症状的比例分别为99%、87%、60%和38%;CRP的含量分别为101mg/L、28mg/L、6mg/L和4mg/L。社区病例比常规病例HIV阳性和既往结核病的比例低。检测阳性率与检测地点相关,在公共场所检测的阳性比例为2.9%(22/753),高于在家的0.8%(60/7 998)和在家外的0.9%(27/3 281)。

Ultra弱阳性人群的某些特征处于社区病例和社区对照的中间水平:例如,男性(69% vs 49% vs 33%)、吸烟(26% vs 21% vs 7%)、拘留史(41% vs 21% vs 12%)、典型结核病症状(87% vs 60% vs 38%)、慢性咳嗽(77% vs 33% vs 18%)和CRP含量(28 vs 5.7 vs 3.5mg/L)。在Ultra弱阳性、培养阴性的病例中,既往结核病(5/48)也比社区对照(4/137)更常见,但与常规病例不同(已有报告发现一半的Ultra弱阳性、培养阴性的常规病例有既往结核病史),在社区病例中,既往病史只能解释一小部分弱阳性。

Ultra是很敏感的检测方法,比目前的Xpert方法的敏感性提高了10倍。其弱阳性虽然可能存在假阳性情况,但该研究发现弱阳性病例与社区对照在性别、是否吸烟和有无结核病症状等方面存在差异。尽管80%的弱阳性病例的痰培养结果为阴性,但仅以培养作为标准也许并不合适,使用Ultra检测也许可以补充培养的不足。Ultra弱阳性可能代表一些早期、轻度或已治愈的结核病患者。虽然不太可能使用Ultra对社区中的每一个人进行筛查,但该研究结果表明 Ultra 作为一种检测方法,其结果可以对制定更有针对性和更全面的预防策略提供帮助。

研究发现在公共场所筛查比入户筛查结核病患者的效率高 3 倍以上,提示公共场所筛查是主动发现患者的有效方法,特别是在结核病高负担地区。在城市中,在社区公共场所进行患者主动筛查可能会发现上门筛查难以发现的但在流行病学上有联系的患者。

该研究的局限性:①研究地区约 60% 的成人没有参与研究,这可能对估计的患病率造成偏差;②选择的对照可能只能代表家庭内部筛查的人群,不能代表整个社区人群;③在 Ultra 阳性的患者中,11 例(9%)未收集到患者信息;④研究未进行随访。

社区未被诊断的肺结核患者和常规病例类似,都有较高的细菌载量和常见的结核病症状,但由于前者不太可能主动就诊且 HIV 感染率很低,可能长期处于未被诊断的状态,因此他们是主动发现患者的重要目标。Ultra 弱阳性的病例与社区对照不同,可能反映了早期结核病阶段。过去采用的筛查方法灵敏度较低,遗漏了这部分人群。

(4)结论:社区中未被诊断的肺结核患者与医疗机构中确诊的肺结核患者之间具有不同的特征。Xpert MTB/RIF Ultra 可能会识别出结核病早期或非常轻微的患者。

三、拘留的非法移民中无症状结核患者比例高

非法移民被关入拘留所时会进行结核病的快速筛查,以早期发现和治疗结核病。美国移民与海关执法卫生服务部门(Immigration and Customs Enforcement Health Service Corps,IHSC)的医务人员利用胸片和症状进行初筛。2020 年 4 月美国的 Nicole J.Boardman 团队在 *Clinical Infectious Diseases* 上发表了一项针对非法移民进行结核病早期筛查诊断的最新研究成果。

(1)目的:该研究分析了在 IHSC 机构被诊断为结核病的患者的人口统计学、临床和微生物学特征。

(2)方法:这是一项回顾性研究,研究对象为 2014 年 1 月 1 日至 2016 年 12 月 31 日期间 IHSC 的医务人员诊断的患有肺结核的非法移民。收集了人口统计学、临床表现、诊断检测信息,并运用单因素和多因素分析方法,分析了这些变量与症状之间的相关性。

(3)结果:大多数结核病患者为男性(87.8%),他们的国籍主要是洪都拉斯(24.5%)、危地马拉(20.8%)和墨西哥(17.7%)。结核病患者中男性比例明显高于其在筛查人群中的比例(P=0.008);来自洪都拉斯、印度、索马里、中国和尼泊尔的结核病患者比例也明显高于来自这些国家筛查人群中的比例。

在确诊的 327 例肺结核患者中,无症状患者占 79.2%(259/327);涂片阳性的患者中 51.6%(33/64)无症状;在肺部有空洞的患者中 51.4%(18/35)患者也无症状。在所有确诊并有结核菌素皮肤试验(tuberculin skin test,TST)检测结果的患者中,无症状且 TST 阴性的患者占 27.2%(74/272),其中有 10 例涂片阳性和 24 例培养阳性患者。

剔除 17 名缺失数据的患者后,多因素分析发现临床症状与肺部空洞性和多叶性病变以及痰涂片阳性显著相关;用所有其他变量对模型进行调整后,发现 HIV 感染、年龄和性别与临床症状没有显著关联。

研究中大部分肺结核患者无临床症状,在培养阳性的患者中 75% 无症状,培养阴性患者中比例更高,这与在纽约开展的一项针对肺结核患者的横断面研究结果一致,也与在巴尔的摩市针对移民和难民进行的入境筛查的结果一致。此外,在瑞士 2004 年利用胸片对边境移民进行结核病筛查时也发现 18% 的涂片阳性、培养阳性患者无症状,25% 的涂片阴性、培养阳性患者无症状。

无临床症状患者可能具有传染性,提示对非法移民进行结核病筛查的重要性。这不仅可以早期发现患者,及时治疗,还可以防止结核病在移民和社区工作人员中的传播。无症状结核病在临床中很常见,传统的症状筛查方法未关注到这部分人群。从 LTBI 进展为结核病的过程中包括缺乏临床症状的时期,但存在疾病进展的其他证据,如影像学异常和细菌学检测阳性。无症状患者的筛查对社区结核病控制提出了挑战,及时发现和治疗无症状结核病患者可缩短疗程、提高治疗成功率、降低发病率和预防传播。这不仅有益于患者的健康,还有益于整个社区的公共卫生安全。

(4)结论:非法移民结核病患者中很高比例为无症状,需要积极筛查以防止传播。早期发现、隔离和治疗结核病不仅有利于患者的健康,而且有利于周围社区的健康。

四、系统综述及 meta 分析结核病儿童密切接触者的患病风险

全球每年有成千上万的结核病患者的儿童密切接触者,但对儿童密切接触者的结核病发病风险尚不清楚,并且对儿童密切接触者的预防性治疗的有效性也知之甚少。2020 年 3 月美国的 Leonardo Martinez 团队在 *Lancet* 上发表了一项对结核病儿童密切接触者的患病风险,以及儿童筛查和预防干预有效性进行系统综述和 meta 分析的最新研究成果。

(1)目的:分析结核病儿童密切接触者的患病风险。

(2)方法:在该研究中他们检索了 1998 年 1 月 1 日至 2018 年 4 月 6 日发表在 MEDLINE,Web of Science,BIOSIS 和 Embase 电子数据库中的研究,向所有符合纳入条件的文章作者索要相关数据,包括儿童的个人信息,指示病例和环境特征。纳入分析的数据资料必须包括:①年龄 <19 周岁;②随访至少持续 6 个月;③家庭或密接者中有结核患者;④有儿童年龄和性别的信息;⑤有随访开始和结束的日期。分析的两个主要目标:①通过随访时间,人口学信息(年龄,地区)和临床相关疾病信息(HIV、结核病感染状况)评估患结核病的风险;②评估预防性治疗和卡介苗接种预防结核病风险的有效性。用混合效应模型评价结核病的患病率和调整后风险比(HR),通过倾向性评分匹配(PSM)评价结核病预防性治疗的有效性。该分析已在 PROSPERO 国际化注册平台注册。

(3)结果:获得了来自 34 个国家 / 地区的 46 个队列研究(包括 29 个前瞻性研究和 17 个回顾性研究)的数据并纳入分析,共纳入 137 647 名儿童密切接触者,其中随访 130 512 名儿童,总的随访时间为 429 538 人年。在此期间,共诊断 2 298 例结核病患者,其中 1 299 例为现患病例(指在初次调查后 90 天以内诊断出的患者),999 例为新病例(指在初次调查后超过 90 天诊断出的患者)。

纳入前瞻性研究中未进行预防性治疗的儿童并进行 2 年的随访,发病率在初次调查的 90 天内最高(2.9%,95% *CI*:1.7~4.9),之后随着时间推移逐渐下降,但 TST 或干扰素释放试

验(interferon gamma release assay,IGRA)阳性儿童始终高于阴性儿童。在 962 名患结核病的儿童中,有 61%(586/962)是在调查后 90 天内被确诊;在 TST 或 IGRA 阳性的儿童中,这一比例增加至 82%(453/555);在 353 名 5 岁以下的儿童患者中,小于 90 天的发病率为82.7%(292/353);而在 TST 或 IGRA 阳性的 5 岁以下儿童中这一比例高达 96%(238/247)。患者 2 年累积发病风险与年龄呈 U 形,5 岁以下儿童为 7.6%,5~9 岁儿童为 5.2%,10~14 岁儿童为 5.6%,15 岁以上的儿童为 6.7%。TST 或 IGRA 阳性儿童比阴性儿童的 2 年累积发病风险高,5 岁以下儿童最高(19.0%,95% CI:8.4~37.4),显著高于其他年龄组。

纳入前瞻性和回顾性研究的数据进行分析,HIV 阳性儿童具有很高的发病风险(HR=5.31,95% CI:2.39~11.81)和患病风险(OR=2.8,95% CI:1.62~4.85);有结核病史的儿童发病风险更高(HR=3.20,95% CI:2.22~4.51)。预防性治疗的有效性为 63%(HR=0.37,95% CI:0.30~0.47),对 TST 或 IGRA 阳性的儿童有效性达到 91%(HR=0.09,95% CI:0.05~0.15),对阴性的儿童有效性也达到 34%(HR=0.66,95% CI:0.40~1.10)。5 岁以下儿童接种疫苗可以有效预防结核病(OR=0.64,95% CI:0.50~0.84),但 5 岁以上儿童通过接种疫苗预防结核病效果不佳。

该研究发现所有儿童密切接触者 2 年内的结核病累积发病率高;预防性治疗对儿童密切接触者的有效率达 63%,对 TST 或 IGRA 阳性的儿童有效率达 91%。但该研究也发现,61% 的儿童患者和 83% 的 5 岁以下患者是在调查后的 90 天内就被诊断,表明这些患者无法依靠预防性治疗避免。由于全球每年有超过 1 500 万儿童密切接触者,必须采取新的预防措施和早期筛查的策略减少儿童结核病。

该研究的发现对临床和公共卫生具有重要意义。首先,预防性治疗对 TST 或 IGRA 阳性和阴性的儿童均有较好的保护作用;其次,大多数儿童密切接触者在感染后很快发病,表明尽早发现患者的重要性;另外,HIV 阳性和有结核病史的儿童发展为结核病的风险很高,应该优先进行预防治疗和疾病监测。

总之,该研究覆盖了来自 34 个国家 / 地区的 46 项队列研究的数据,具有较好的代表性。该研究提出儿童结核病控制应优先关注儿童中特定的年龄组和高危群体。同时,尽管预防性治疗对儿童非常有效,但该策略只能针对少数儿童。因此,为了减轻儿童结核病的负担,针对成人的主动筛查和早期诊断也是预防儿童结核病的重要干预措施。

(4)结论:婴幼儿密切接触者患结核病的风险非常高。大多数病例发生在密接后的几周内,可能无法通过预防措施加以干预。这表明需要采取其他预防策略,例如通过对成人病例的快速诊断或在全社区范围内进行筛查,尽早开始预防性治疗。

[专家点评]

亚临床结核病近年来逐渐成为了研究的热点。目前关于亚临床结核病(或无症状)患者还缺乏准确的定义,一般认为是指用现有的检测方法可以找到结核病的细菌学和 / 或影像学证据,但缺乏咳嗽咳痰、发热、盗汗、体重减轻等典型的结核病临床症状。亚临床患者一般不会主动就诊,会等到有明显临床症状后才就医;目前以临床症状筛查为主的发现患者策略将遗漏大量的亚临床患者,目前估计亚临床结核病患者占总患者数的 50%。我国 2010 年结核病流行病学调查就发现有 43.1% 的无症状结核病患者。随着诊断技术的不断进步,诊断灵敏度显著提高,将有更多的亚临床结核病患者被诊断,比如 Kendall 等利用新一代 Xpert MTB/RIF Ultra 检测方法,发现了社区中很多未被诊断的无症状患者。

由于亚临床患者更可能多为涂片阴性,这类患者是否具有传播性一直存在疑问,但越来越多的研究证明亚临床患者具有传播性。传播可能发生在患者临床症状出现之前,一方面临床症状的报告具有主观性,对症状的敏感性因人而异,有些轻微的症状未引起注意;另一方面,传播并不依赖于典型的临床症状,无症状患者在日常的交流、唱歌等活动中可能会产生含有 *Mtb* 的飞沫,并导致传播。Xu 等利用基因组流行病学进一步证明亚临床结核病患者可以传播。尽管其传播能力比普通结核病患者弱,但对结核病疫情的贡献不能小觑,特别是对于儿童结核病影响很大,Martinezd 等人的 meta 分析结果发现由于儿童感染结核病后发病很快,80% 的儿童在确定感染的 90 天内就已经发病,目前的预防性干预措施意义有限。因此,早期发现成人结核病患者,特别是亚临床患者理论上对于控制儿童结核病有重要意义。

总之,亚临床结核病患者不仅大量存在而且具有传播性,这对结核病控制提出了更严峻的挑战。但是,亚临床结核病真的对结核病控制很重要吗?毕竟目前全球结核病控制好的国家并没有专门针对亚临床结核病采取特殊的控制策略。比如日本,一直坚持以发现菌阳患者为中心的控制策略并取得了很好的效果。因此,我们还必须对亚临床结核病患者这个问题保持清醒的认识,不要被新的概念和提法所迷惑,还需要进行更多的探索。结核病从感染到发病是一个连续的过程,怎样精准地定义亚临床患者?是否对所有亚临床患者都进行治疗?亚临床患者对结核病疫情的贡献有多少?亚临床患者的主动发现方法是什么?总之,还需要开展大量的研究阐明亚临床结核病对结核病防控的公共卫生意义。

点评专家:李蒙,高谦。

第二节　完善结核病诊断流程

为实现世界卫生组织(World Health Organization,WHO)提出的"终止结核病"目标,国际社会致力于结核病诊断技术、治疗方法的不断创新,但在结核病诊疗流程上研究不多。从结核病患者就诊、标本留取,到结核病诊断和治疗的全流程链中查找问题,并建立更科学的、更完善的、更人性化的诊疗流程,对于提高结核病检出率具有重要意义。

一、印度的私人医疗机构行为对结核病患者诊断延迟的影响

印度的结核病发病率很高,很大程度上是由于患者在确诊和治疗前经历了长时间的诊断延迟。诊断延迟发生的原因是患者频繁更换医疗机构,且医疗机构无法及时提供结核病相关检查。2020 年 5 月印度的 Sarang Deo 团队在 *PLoS Medicine* 上发表了一项通过建立模型来研究私人医疗机构对结核病患者诊断延迟的影响的最新研究成果。

(1)目的:研究私人医疗机构行为对结核病患者诊断延迟的影响。

(2)方法:该研究建立的统计模型包括私人医疗机构提供结核病检查时间和患者更换医

疗机构花费的时间等关键行为特征。使用最大期望(EM)法来估计这些行为特征的基础参数,并通过 2014 年 4 月至 8 月在印度孟买和巴特那两个城市对 140 位肺结核患者的详细访谈量化参数。通过模型预测当医疗机构和患者的行为发生变化时对诊断延迟产生的影响。

(3)结果:大多数孟买(70%)和巴特那(94%)的结核病患者首先选择去私人医疗机构就诊。在孟买,45% 的患者首先选择去不合格的私人医疗机构(以下简称 LTFQ)就诊,这些医疗机构平均需要 28.71 天的时间才能提供结核病检查,导致 61% 的患者没有及时得到有效诊断而转去其他医疗机构。模型估计,如果 LTFQ 在患者首次就诊立即提供结核病检查(以当前的诊断水平),可以将平均诊断延迟时间从 35.53 天(95% CI:34.60~36.46)减少到 18.72 天(95% CI:18.01~19.43)。在巴特那,有 61% 的结核病患者首诊在合格的私人医疗机构(以下简称 FQ),这些机构平均需要 9.74 天时间才能提供结核病检查。如果 FQ 在患者首诊时,立即提供结核病检查(以当前的诊断水平),可以将平均诊断延迟时间从 23.39 天(95% CI:22.77~24.02)减少到 11.16 天(95% CI:10.52~11.81)。模型预测只缩短实验室检测时间,而不缩短患者从首次就诊到接受检查的时间,并不会显著减少诊断延迟。鼓励私人医疗机构在患者首诊时提供结核病检查是减少诊断延迟的有效手段。

该研究通过收集在孟买和巴特那两市结核病患者的详细访谈数据,开发了首个评估诊断延迟的统计模型。他们发现,以当前的诊断水平,如果 FQ 和 LTFQ 能在患者首次就诊时立即提供结核相关检查,可以显著减少患者诊断延迟的时间。

患者到 LTFQ 就诊是结核病诊断延迟的主要风险因素之一,相比于 FQ 和公共卫生机构,LTFQ 不愿意上报结核病、对结核病认知不足且更愿意开廉价的非处方药缓解患者症状。希望鼓励 LTFQ 尽早提供结核相关检查并将患者转诊至 FQ。但是,在没有相关政策支持下,这个措施很可能使 LTFQ 的收入降低,导致配合度较差。

该研究发现,采用更准确地诊断技术(如 GeneXpert)对于减少诊断延迟的效果有限。由于患者此前已经经历了较长时间的诊断延迟,他们的症状会变得更加典型,从而使诊断更加容易。此外,印度患者在就医时有携带病历的习惯,医疗机构可以通过患者病历排除其他疾病并重点关注结核病。

该研究的模型还需要进一步优化,希望可以进一步研究转诊和早期发现患者带来的公共卫生效益;同时,与其他传播模型结合,实现基于患病率和发病率准确地量化诊断延迟对于结核病负担的影响。

(4)结论:鼓励私人医疗机构在患者就诊期间尽早进行明确的结核病诊断检测,可能对减少诊断延迟的发生具有重大意义。

二、低风险地区结核病风险预测模型的开发和验证

通常认为潜伏感染者终身患结核病的风险为 5%~10%,通过预防性治疗可将其降低 65%~80%。但 LTBI 检测的阳性预测值(positive predictive value,PPV)低于 5%,不必要的预防性治疗会给患者带来经济负担和药物中毒的风险,也给医疗服务带来过高经济成本。潜伏感染者发展为结核病患者的风险差异很大,发病率为 0.3~84.5/ 千人年。因此,对许多人来说,采用 5%~10% 去估算发病率是不准确的。为了确保向最有可能受益的人群准确

提供预防性治疗,预测发病风险至关重要。2020年12月英国的 Rishi K.Gupta 在 *Nature Medicine* 上发表了一项针对结核病低风险地区的潜伏感染者建立个性化结核病发病风险预测模型的最新研究成果。

(1)目的:建立低风险地区结核病风险预测模型,预测发病风险,确保向最有可能受益的人群准确提供预防性治疗。

(2)方法:使用受试者资料 meta 分析(IPD-MA),得到潜伏感染者中患结核病的风险。将研究重点放在结核低风险地区的人群(年发病率≤20/10万人),因为他们在随访期间再次感染结核的风险较小。开发并验证包含了 T 细胞免疫反应强度和关键的临床协变量的结核病风险预测模型(PERISKOPE-TB),评估潜伏感染者发展为结核病的风险。

(3)结果:潜伏性感染者(LTBI)患结核病的风险差异较大。在来自20个国家的18项队列研究的 meta 分析中,纳入80 468名潜伏感染者,未进行预防性治疗的人群中5年累积结核病的患病风险不同,儿童为15.6%(95% *CI*:8.0%~29.2%),成人为4.8%(95% *CI*:3.0%~7.7%),移民为5.0%(95% *CI*:1.6%~14.5%),免疫缺陷者为4.8%(95% *CI*:1.5%~14.3%)。

该研究开发了结核病风险预测模型(PERISKOPE-TB),通过该模型的交叉验证显示,结核病发病率的随机效应 meta 分析 C 统计量为0.88(95% *CI*:0.82~0.93)(C 统计量反映模型的区分能力)。在决策曲线分析中,发现在0%~20%的阈概率范围内,预防性治疗的净收益较大。该模型证明了对于潜伏感染者,有针对性的预防性治疗是有效的。

该研究开发了免疫反应强度与患者临床协变量相结合的统计模型,模型中的临床协变量包括年龄、是否为高结核病负担国家移民、是否感染 HIV 以及是否曾器官移植或输血等。该模型可以评估潜伏感染发展为活动性结核的风险,以及是否需要采取预防性治疗。

模型中的数据集包括成年人和儿童,来自结核病高负担国家的移民以及来自欧洲、北美、亚洲和大洋洲20个国家的免疫缺陷人群和各类异质性人群,因此该模型可以在世界各地应用,为患者是否应该进行预防性治疗提供决策依据。

(4)结论:研究者制作了一个免费的、以数据为基础的个性化结核病事件风险预测工具(PERISKOPE-TB;peris-kope.org)。这个工具将通过分析患者的信息来为患者是否应该进行预防性治疗提供决策依据。

[专家点评]

诊断延迟因为是结核病传播的危险因素而一直备受关注,但我们更多的是关注由于结核病诊断技术落后而导致的延迟,而对患者就诊流程的改进重视不够。近年来,国家加强了结核病诊断新技术的推广力度,各地结核病定点医疗机构的结核病诊断设备和技术都得到了很大的提升,痰培养和分子检测等新技术逐渐得到了普及,缩短了结核病的诊断时间。但总体结核病患者的诊断延迟现象并没有明显改变。Deo 等在印度进行的研究证明改善患者就诊流程可以显著减少诊断时间。这个结果对我们很有启发。结合我国的实际情况,目前大多数患者首诊单位是综合医院,而大多数综合医院缺乏规范的结核病实验室和有经验的技术人员,难以开展痰培养和分子检测等结核病诊断新技术;同时,由于结核病患者的影像学和临床症状不典型,并不容易确定疑似患者,患者在综合医院进行鉴别诊断也会导致诊断延迟,而一直推行的综合医院将疑似结核病患者转诊到结核病定点医院的措施由于多种原因其效果也难令人满意。因此,为了完善结核病患者诊断流程,减少诊断延迟的发生,我们在深圳市龙华区探索结核病"关口前移,主动发现患者"的策略,即在综合医疗机构建立采痰室,采集门诊和住院疑似结核病患者的合格痰标本,然后送到结核病区域性实验室统一进行分子和痰培养检测,并及时向医院反馈检测结果。采取这些措施后,不仅发现了更多的病原学阳性患者(特别是及时发现呼吸科门诊和住院的结核病患者),而且缩短了患者的诊断时间。这样不仅方便了患者,同时也减少了因为延迟诊断导致的结核病的传播。当然,该策略在实施过程中还存在一些问题,比如怎样调动综合医院的积极性、区域性实验室的定位及运转机制等还需要进一步探索和完善。由于结核病检测的特殊性,如生物安全和技术人员要求较高,很难做到每个医疗机构都具备合规的条件,因此结核病集中检测应该是今后发展的方向,不管是哪一类的医疗机构,发现了结核病疑似患者都及时采集痰标本,送规范的实验室集中检测,快速发现病原学阳性患者,这对于缩短结核病诊断时间,减少传播具有重要意义。总之,还需要不断改进和完善结核病控制的体制和机制,实现以患者为中心,方便患者、缩短诊断时间、减少传播的目标。

点评专家:李蒙,高谦。

第三节　耐药结核分枝杆菌的传播

耐药与敏感 *Mtb* 传播能力一直是研究的热点之一,两者传播能力孰强孰弱目前仍有争议。目前的研究仅利用家庭接触者之间的流行病学关联确定的传播关系并不可靠,在结核病高负担国家即使是家庭密切接触者也难以保证其传染源来自家庭指示病例。科学准确地比较耐药与敏感 *Mtb* 的传播能力,需要基于人群的前瞻性的基因组流行病学研究。

一、前瞻性队列研究耐药结核分枝杆菌的感染和发病风险

2019 年 10 月美国的 Mercedes C Becerra 团队在 *BMJ* 上发表了一项在家庭密切接触者队列中比较耐药和敏感 *Mtb* 的感染和发病风险的最新研究成果。

(1)目的:耐药突变的适应性代价可能会降低耐药结核分枝杆菌的传播能力。该研究的目的是分析肺结核患者的耐药性与其家庭接触者的结核感染和发病风险的关系。

(2)方法:2009 年 9 月至 2012 年 9 月,该研究纳入秘鲁利马 106 个区保健中心 16 岁及以上肺结核患者及其家庭接触者。收集的患者基本信息包括年龄、性别、职业、身高、体重、症状、症状持续时间、既往结核病、饮酒、静脉药物使用、吸烟史以及包括 HIV 和糖尿病在内的并发症等。家庭密切接触者在纳入研究后的 2 个月、6 个月、12 个月时进行结核病症状筛查;结核病诊断基于痰涂片和胸片检测结果。对首次随访时 TST 阴性的密切接触者,在随后的随访中需要再次进行 TST 检测。

(3)结果:该研究纳入 3 339 例肺结核病患者的 10 160 名家庭接触者,基于菌株的药敏结果将患者的密切接触者分为三组:敏感密接(6 189 例),异烟肼或利福平耐药密接(1 659 例)和耐多药密接(1 541 例)。

通过比较三组密切接触者 TST 阳性的比例来评价感染风险,比较确诊结核病患者的比例来评价发病风险。与敏感密接相比,异烟肼或利福平耐药密接的感染风险高 16%(95% *CI*:8%~24%),耐多药密接的风险高 8%(95% *CI*:4%~13%)。通过控制分析条件来进行敏感性分析,发现当把分析人群限制为儿童,或者按照涂片结果、肺部病灶、延迟诊断和治疗时间进行分层分析,或者改变 TST 阳性的阈值,都发现异烟肼或利福平耐药密接和耐多药密接的感染风险较高。与敏感密接相比,耐药密接的发病风险没有显著差异(异烟肼或利福平耐药密接调整 *OR*=0.17,95% *CI*:0.02~1.26;耐多药密接调整 *OR*=1.28,95% *CI*:0.9~1.83)。控制分析条件进行分析后仍没有显著差异。

对于密切接触者中的 133 个培养阳性患者,我们比较了家庭指示病例与密接患者的菌株基因型,发现只有 43.6% 与指示病例的基因型相同,提示仅依靠流行病学联系确定的传播关系并不可靠,有些家庭密接患者的传染源并不是来自家庭。

目前研究耐药 *Mtb* 传播能力主要从两个方面。第一,比较不同耐药患者的簇病例的大小;第二,比较不同耐药患者的密切接触者的感染和发病风险。以往的分子流行病学研究得出了不同的结论,有的研究发现耐药菌株比敏感菌株更容易成簇,而有的研究则相反。由于这些研究规模较小,而且采用方便抽样的方法,结果可能存在偏倚。因此还需要设计更加完善的研究方案得出更可信的结论。

比较敏感或耐药结核病患者的密切接触者的感染和发病风险的研究还较少,而且结果相互矛盾。一项在美国的研究发现,暴露于敏感和异烟肼或链霉素耐药患者的儿童家庭密接者感染结核病的风险没有差异。同样,在巴西进行的一项小规模研究发现,耐多药患者的家庭密接者的感染风险略高于敏感患者的密接者,而发病的风险相同。2011 年,在印度一项长达 15 年的随访队列研究发现,与敏感相比耐异烟肼结核病患者家庭密接者的感染率较高,但两者发病风险相似。但在秘鲁的一项研究发现,耐多药密接者的发病风险只有敏感密接的 50%。但该研究的研究样本也较小,而且缺乏感染风险分析。

(4)结论:耐多药肺结核患者的家庭密切接触者比药物敏感肺结核患者的家庭密切接触者感染肺结核的风险更高。两组接触者发病的风险没有差别。

二、基于人群的基因组流行病学研究深圳市耐多药结核病的传播

2019 年 8 月中国的高谦团队在 *Clinical Infectious Diseases* 上发表了一项有关深圳市耐多药结核病的传播模式的最新研究成果。

(1)目的:人口流动将促进耐多药(multi-drug resistance,MDR)结核病的传播。深圳是中国流动人口最多的城市,该研究是基于人群的回顾性研究,探讨深圳市耐多药结核病的传播及其高危人群与场所。

(2)方法:收集 2013—2017 年期间深圳市的耐多药结核病菌株并进行全基因组测序。根据全基因组测序结果,反映近期传播的成簇病例(定义为菌株之间 SNP 小于或等于 12)。对成簇病例进行流行病学调查,Logistic 回归分析影响传播的危险因素。

(3)结果:2013—2017 年深圳市 10 个区培养阳性的 8 866 株临床菌株中有 450 株(5.08%)耐多药 *Mtb*。排除缺乏基本信息的 16 名患者,其余患者的年龄中位数为 31 岁(四分位间距为 27~42 岁),男性占 62.0%。从提供身份证号码的 392 位患者中提取出生地信息,在深圳出生仅有 12 例(3.1%),其余来自全国的 23 个省市。他们从菌株库中活化并得到 417 例 MDR 菌株的 DNA 并获得全基因组序列数据。全基因组分析发现深圳市 MDR 成簇率为 25.2%(105/417),每个簇包括 2~6 个病例。深圳市 64.5% 耐多药结核病患者是初治患者,有 67 例(16.1%)复治患者是在治疗期间获得的耐药或被耐药菌株再次感染。logistic 回归分析发现,与成簇相关的因素包括深圳出生(OR=3.66,95% CI:1.07~12.8)、居住在龙岗区或郊区(OR=2.08,95% CI:1.07~3.97)。令人惊讶的是,学生成簇的风险是其他患者的 4.05(OR=4.05,95% CI:1.06~17.0)倍。另外,成簇患者居住地之间距离较远,位于不同的区,平均距离为 8.7km。

空间热点分析发现,MDR 患者聚集于人口密度较高的宝安区、罗湖区和人口密度不高的龙岗区。但空间热点并不一定是传播的高风险地区,因为在龙岗发现的 6 例成簇菌株分别属于 6 个不同的簇,并且这 6 位患者与每个簇中的其他患者都生活在不同区。

对 11 个簇的 51 例患者进行流行病学调查,由于人口流动性太大,该研究只联系到 25 位患者,其中还包括 5 位患者(9.8%,5/51)拒绝参加调查。通过调查,在 5 个簇中找到了共 12 位患者存在确定的流行病学联系,包括两对已婚夫妇、在同一地点办公的两位同事、在同一学校就读的学生;另外还在 5 个簇中发现存在潜在的流行病学联系,其中包括在同一社区居住的患者和来自四川省同一县的三位患者。

该研究是一项基于人群的回顾性基因组流行病学研究,探讨了深圳这个新兴大城市的耐多药结核病的传播情况。研究发现 25% 的 MDR 结核病患者是由耐药结核菌传播导致。但由于样本收集存在缺陷(如只对涂片阳性患者进行培养、无法纳入不在深圳治疗患者的菌株),未能收集研究期间所有 MDR 结核菌株,从而导致低估了 MDR 结核病的近期传播率。

发达国家结核病传播的高风险人群为 HIV 阳性、流浪汉、吸毒者或罪犯等,而在深圳,这几类患者极少。该研究发现虽然学生患者仅占所有耐多药结核病患者的 2.6%,但他们近期传播的风险更高。同时,成簇患者居住地距离较远,跨区传播现象普遍,这与深圳市年轻人多、居住地和工作地分离、活动范围广有关,同时传播更多地发生在工作场所,如工厂、办公室和建筑工地,而这种传播很难被流行病学调查所发现。

(4)结论:在深圳,MDR 结核病的本地传播是一个严重的问题。虽然大多数传播发生在相距较远的人之间,但有明确的证据表明,一些传播发生在学校和工作场所,这些地方应被列为主动发现病例的目标地点。

[专家点评]

一般来说,任何细菌发生耐药突变会付出一定的适应性代价,即细菌为了适应药物压力的环境产生的耐药突变将对细菌的生长等生理过程产生一些不良的影响,如生长变慢、致病性减弱等。根据这个理论,在刚发现 Mtb 耐药菌株时,人们认为其毒力和传播能力会降低,推测耐药问题应该只是一个局部的问题,并没有引起重视。但很遗憾,现实证明这个推测是错误的。目前全球每年将近有 40 万新发耐多药结核病患者,耐多药结核病已成为我国乃至全球结核病防控工作面临的严峻挑战。

很多体外实验都证明耐药 Mtb 的生长比敏感菌株慢,即有适应性代价。但随着细菌的生长,耐药菌的基因组将产生其他突变(补偿性突变)以弥补其生长缺陷(rpoA 和 rpoC 突变)。细菌生长的补偿性突变在体外比较容易证明,但证明耐药突变对 *Mtb* 的致病性或传播能力的影响就难了,特别是传播能力,由于没有合适的动物模型,很难用实验来证明。目前的研究只好基于人群的数据,但由于结核病从传播到感染再到发病受太多因素影响,不同的研究结论不同。目前比较敏感和耐药菌株的传播能力主要有两个方法:一是利用分子流行学的研究方法,以耐药和敏感患者传播导致的簇病例多少代表传播力的大小;二是比较耐药和敏感患者的密切接触者的感染和发病情况。目前第一种方法的研究结果还很少,大部分都是用第二种方法进行的队列研究结果。在印度进行的一项长达 15 年的随访队列研究发现,与敏感相比,耐异烟肼结核病患者家庭密切接触者的感染率较高,但两者发病风险相似。在秘鲁的研究发现,耐多药患者的密切接触者的发病风险只有敏感患者密切接触者的 50%。最近 Becerra 等人在秘鲁进行的另一项结核病患者家庭密切接触者队列研究发现,与敏感结核病患者的密切接触者相比,耐多药患者密切接触者的感染风险更高,但发病风险没有显著差异。采用第二个策略的研究有一个明显的缺陷,即假定家庭密切接触者其传染源是家庭的指示病例。但实际上这是不可靠的,在结核病高负担国家,家庭密切接触者的传染源也许来自家庭外。

以往的研究更关注于从细菌层面来阐释 *Mtb* 传播能力的大小,然而全球耐多药结核病负担逐渐加重的现实使我们意识到仅考虑细菌的因素是不够的,还需要考虑人口学特征、各地区结核病防控策略等。因此,需要开展以人群为基础的前瞻性基因组流行病学研究,并整合人口学、结核病防控措施等公共卫生数据,才能准确评价耐药 *Mtb* 的传播能力。

点评专家:李蒙,高谦。

参考文献

［1］ WANG L, WU J, LI J, et al. Host-mediated ubiquitination of a mycobacterial protein suppresses immunity [J]. Nature, 2020, 577 (7792): 682-688.

［2］ SAINI V, CHINTA K C, REDDY V P, et al. Hydrogen sulfide stimulates Mycobacterium tuberculosis respiration, growth and pathogenesis [J]. Nat Commun, 2020, 11 (1): 557.

［3］ LEE J S, PARK S, JEONG H W, et al. Immunophenotyping of COVID-19 and influenza highlights the role of type I interferons in development of severe COVID-19 [J]. Sci Immunol, 2020, 5 (49): e1554.

［4］ BERRY M P, GRAHAM C M, MCNAB F W, et al. An interferon-inducible neutrophil-driven blood transcriptional signature in human tuberculosis [J]. Nature, 2010, 466 (7309): 973-977.

［5］ MOREIRA-TEIXEIRA L, MAYER-BARBER K, SHER A, et al. Type I interferons in tuberculosis: Foe and occasionally friend [J]. J Exp Med, 2018, 215 (5): 1273-1285.

［6］ DONOVAN M L, SCHULTZ T E, DUKE T J, et al. Type I interferons in the pathogenesis of tuberculosis: molecular drivers and immunological consequences [J]. Front Immunol, 2017, 8: 1633.

［7］ 陈慈琴, 张国良, 邹容容, 等. 不同结核菌株诱导人树突状细胞分泌 I 型干扰素的水平差异 [J]. 临床肺科杂志, 2015 (11): 1943-1945.

［8］ JI D X, YAMASHIRO L H, CHEN K J, et al. Type I interferon-driven susceptibility to Mycobacterium tuberculosis is mediated by IL-1Ra [J]. Nat Microbiol, 2019, 4 (12): 2128-2135.

［9］ ZHENG N, SHABEK N. Ubiquitin ligases: structure, function, and regulation [J]. Annu Rev Biochem, 2017, 86: 129-157.

［10］ NAKAMURA N. Ubiquitin System [J]. Int J Mol Sci, 2018, 19 (4): 1080.

［11］ DUBREZ L. Regulation of E2F1 Transcription Factor by Ubiquitin Conjugation [J]. Int J Mol Sci, 2017, 18 (10): 2188.

［12］ 张丹, 李茜莹, 杨延婷, 等. E3 泛素连接酶介导泛素化修饰在炎症性肠病中的作用机制研究 [J]. 胃肠病学, 2020, 25 (4): 250-253.

［13］ 俞卿, 熊秀芳, 孙毅. 靶向 Cullin-RING E3 泛素连接酶的抗肿瘤策略及相关药物研发进展 [J]. 浙江大学学报: 医学版, 2020, 49 (1): 1-19.

［14］ WANG L, WU J, LI J, et al. Host-mediated ubiquitination of a mycobacterial protein suppresses immunity [J]. Nature, 2020, 577 (7792): 682-688.

［15］ AVOGARO P, CATURELLI G. Platelet levels and function during chronic pulmonary tuberculosis [J]. Acta Med Patav, 1955, 15 (1): 148-158.

［16］ SHANKER A, GAUR K J, BHATNAGAR K P. Platelet stickiness in pulmonary tuberculosis [J]. Indian J Chest Dis, 1974, 16 (1): 49-54.

［17］ KAMINSKAIA G O, MARTYNOVA E V. Platelet function in patients with different stages of pulmonary tuberculosis [J]. Probl Tuberkuleza, 2002 (1): 42-45.

［18］ KHECHINASHVILI G N, KHVITIIA N G, VOLOBUEV V, et al. Protective platelet features in fibrocavernous tuberculosis [J]. Probl Tuberk Bolezn Legk, 2004 (7): 40-42.

［19］ WEIJER S, LEEMANS J C, FLORQUIN S, et al. Host response of platelet-activating factor receptor-deficient mice during pulmonary tuberculosis [J]. Immunology, 2003, 109: 552-556.

［20］ KULLAYA V, VAN DER VEN A, MPAGAMA S, et al. Platelet-monocyte interaction in Mycobacterium tuberculosis infection [J]. Tuberculosis (Edinburgh, Scotland), 2018, 111: 86-93.

［21］ SAHU N, ADHYA A K. Platelet phagocytosis in the bone marrow causing thrombocytopenia in extrapulmonary tuberculosis [J]. BMJ Case Rep, 2019, 12 (9): e232172.

［22］ SCHEUERMANN L, PEI G, DOMASZEWSKA T, et al. Platelets restrict the oxidative burst in phagocytes and facilitate primary progressive tuberculosis [J]. American Journal of Respiratory and Critical Care Medicine, 2020, 202: 730-744.

［23］ HECHINASHVILI G N, KHVITIYA N G. Protective characteristics of platelets in tuberculosis [J]. Bull Exp Biol Med, 2004, 138: 513-514.

［24］ BAZHANOV N, ANSAR M, IVANCIUC T, et al. Hydrogen sulfide: a novel player in airway development, pathophysiology of respiratory diseases, and antiviral defenses [J]. Am J Respir Cell Mol Biol, 2017, 57 (4): 403-410.

［25］ SAINI V, CHINTA K C, REDDY V P, et al. Hydrogen sulfide stimulates Mycobacterium tuberculosis respiration, growth and pathogenesis [J]. Nat Commun, 2020, 11 (1): 557.

［26］ Rahman M A, Glasgow J N, Nadeem S, et al. The role of host-generated h2s in microbial pathogenesis: new perspectives on tuberculosis [J]. Front Cell Infect Microbiol, 2020, 10: 586923.

［27］ BRANCALEONE V, ESPOSITO I, GARGIULO A, et al. D-Penicillamine modulates hydrogen sulfide (H2S) pathway through selective inhibition of cystathionine-γ-lyase [J]. Br J Pharmacol, 2016, 173 (9): 1556-1565.

［28］ XU S, LIU Z, LIU P. Targeting hydrogen sulfide as a promising therapeutic strategy for atherosclerosis [J]. Int J Cardiol, 2014, 172 (2): 313-317.

［29］ SIA J K, GEORGIEVA M, RENGARAJAN J. Innate immune defenses in human tuberculosis: an overview of the interactions between Mycobacterium tuberculosis and innate immune cells [J]. J Immunol Res, 2015, 2015: 747543.

［30］ LIU C H, LIU H, GE B. Innate immunity in tuberculosis: host defense vs pathogen evasion [J]. Cell Mol Immunol, 2017, 14 (12): 963-975.

［31］ ESAULOVA E, DAS S, SINGH D K, et al. The immune landscape in tuberculosis reveals populations linked to disease and latency [J]. Cell Host Microbe, 2021, 29 (2): 165-178. e8.

［32］ CAI Y, DAI Y, WANG Y, et al. Single-cell transcriptomics of blood reveals a natural killer cell subset depletion in tuberculosis [J]. EBioMedicine, 2020, 53: 102686.

［33］ CAMACHO F, MORENO E, GARCIA-ALLES L F, et al. A Direct Role for the CD1b endogenous spacer in the recognition of a Mycobacterium tuberculosis antigen by T-cell receptors [J]. Front Immunol, 2020, 11: 566710.

［34］ PAUL S, SIDNEY J, SETTE A, et al. TepiTool: a pipeline for computational prediction of T cell epitope candidates [J]. Curr Protoc Immunol, 2016, 114: 18. 19. 1-18. 19. 24.

［35］ OGISHI M, YOTSUYANAGI H. Quantitative prediction of the landscape of T cell epitope immunogenicity in sequence space [J]. Front Immunol, 2019, 10: 827.

［36］ GLANVILLE J, HUANG H, NAU A, et al. Identifying specificity groups in the T cell receptor repertoire [J]. Nature, 2017, 547 (7661): 94-98.

［37］ HUANG H, WANG C, RUBELT F, et al. Analyzing the Mycobacterium tuberculosis immune response by T-cell receptor clustering with GLIPH2 and genome-wide antigen screening [J]. Nat Biotechnol, 2020, 38 (10): 1194-1202.

［38］ NETEA M G, DOMÍNGUEZ-ANDRÉS J, BARREIRO L B, et al. Defining trained immunity and its role in health and disease [J]. Nat Rev Immunol, 2020, 20 (6): 375-388.

［39］ KAUFMANN E, SANZ J, DUNN J L, et al. BCG educates hematopoietic stem cells to generate protective innate immunity against tuberculosis [J]. Cell, 2018, 172 (1/2): 176-190. e19.

［40］ SIMONE M, NARGIS K, BORIS N, et al. β-glucan induces protective trained immunity against Mycobacterium tuberculosis infection: a key role for IL-1 [J]. Cell Reports, 2020, 31 (7): 107634.

［41］ KHAN N, DOWNEY J, SANZ J, et al. M. tuberculosis reprograms hematopoietic stem cells to limit myelopoiesis and impair trained immunity [J]. Cell, 2020, 183 (3): 752-770. e22.

［42］ WANG Q, BOSHOFF H I M, HARRISON J R, et al. PE/PPE proteins mediate nutrient transport across the outer membrane of Mycobacterium tuberculosis [J]. Science, 2020, 367 (6482): 1147-1151.

［43］ REMPEL S, GATI C, NIJLAND M, et al. A mycobacterial ABC transporter mediates the uptake of hydrophilic compounds [J]. Nature, 2020, 580 (7803): 409-412.

［44］ ZHANG L, ZHAO Y, GAO Y, et al. Structures of cell wall arabinosyltransferases with the anti-tuberculosis drug ethambutol [J]. Science, 2020, 368 (6496): 1211-1219.

［45］ MOREIRA-TEIXEIRA L, TABONE O, GRAHAM C M, et al. Mouse transcriptome reveals potential signatures of protection and pathogenesis in human tuberculosis [J]. Nat Immunol, 2020, 21 (4): 464-476.

［46］ PLUMLEE C R, DUFFY F J, GERN B H, et al. Ultra-low dose aerosol infection of mice with Mycobacterium tuberculosis more closely models human tuberculosis [J]. Cell Host Microbe, 2020, 29 (1): 68-82.

［47］ SINGHANIA A, VERMA R, GRAHAM C M, et al. A modular transcriptional signature identifies phenotypic heterogeneity of human tuberculosis infection [J]. Nat Commun, 2018, 9 (1): 2308.

［48］ BERRY M P, GRAHAM C M, MCNAB F W, et al. An interferon-inducible neutrophil-driven blood transcriptional signature in human tuberculosis [J]. Nature, 2010, 466 (7309): 973-977.

［49］ KRAMNIK I, BEAMER G. Mouse models of human TB pathology: roles in the analysis of necrosis and the development of host-directed therapies [J]. Semin Immunopathol, 2016, 38 (2): 221-237.

［50］ CASANOVA J L, ABEL L. Genetic dissection of immunity to mycobacteria: the human model [J]. Annu Rev Immunol, 2002, 20: 581-620.

［51］ MAERTZDORF J, REPSILBER D, PARIDA S K, et al. Human gene expression profiles of susceptibility and resistance in tuberculosis [J]. Genes Immun, 2011, 12 (1): 15-22.

［52］ SAINI D, HOPKINS G W, SEAY S A, et al. Ultra-low dose of Mycobacterium tuberculosis aerosol creates partial infection in mice [J]. Tuberculosis (Edinb), 2012, 92 (2): 160-165.

［53］ SHARPE S, WHITE A, GLEESON F, et al. Ultra low dose aerosol challenge with Mycobacterium tuberculosis leads to divergent outcomes in rhesus and cynomolgus macaques [J]. Tuberculosis (Edinb), 2016, 96: 1-12.

［54］ TSAI M C, CHAKRAVARTY S, ZHU G, et al. Characterization of the tuberculous granuloma in murine and human lungs: cellular composition and relative tissue oxygen tension [J]. Cell Microbiol, 2006, 8 (2): 218-232.

［55］ BOARDMAN N J, MOORE T, FREIMAN J, et al. Pulmonary tuberculosis disease among immigrant detainees: rapid disease detection, high prevalence of asymptomatic disease, and implications for tuberculosis prevention [J]. Clin Infect Dis, doi (10. 1093): cid.

［56］ KENDALL E A, KITONSA P J, NALUTAAYA A, et al. The spectrum of tuberculosis disease in an urban Ugandan community and its health facilities [J]. Clin Infect Dis, 2021, 72 (12): e1035-e1043.

［57］ XU Y, CANCINO-MUNOZ I, TORRES-PUENTE M, et al. High-resolution mapping of tuberculosis transmission: whole genome sequencing and phylogenetic modelling of a cohort from Valencia Region, Spain [J]. PLoS Med, 2019, 16 (10): e1002961.

［58］ MARTINEZ L, CORDS O, HORSBURGH C R, et al. The risk of tuberculosis in children after close exposure: a systematic review and individual-participant meta-analysis [J]. Lancet, 2020, 395 (10228): 973-984.

［59］ DEO S, SINGH S, JHA N, et al. Predicting the impact of patient and private provider behavior on diagnostic delay for pulmonary tuberculosis patients in India: a simulation modeling study [J]. PLoS Med, 2020, 17 (5): e1003039.

［60］ FRASCELLA B, RICHARDS A S, SOSSEN B, et al. Subclinical tuberculosis disease—A review and analysis of prevalence surveys to inform definitions, burden, associations, and screening methodology [J]. Clin Infect Dis, 2020.

［61］ 全国第五次结核病流行病学抽样调查技术指导组, 全国第五次结核病流行病学抽样调查办公室. 2010 年全国第五次结核病流行病学抽样调查报告 [J]. 中国防痨杂志, 2012, 34 (8): 485-508.

［62］ DORMAN S E, SCHUMACHER S G, ALLAND D, et al. Xpert MTB/RIF Ultra for detection of Mycobacterium tuberculosis and rifampicin resistance: a prospective multicentre diagnostic accuracy study [J]. Lancet Infect Dis, 2018, 18 (1): 76-84.

［63］ VAN' T HOOG A H, LASERSON K F, GITHUI W A, et al. High prevalence of pulmonary tuberculosis and inadequate case finding in rural western Kenya [J]. Am J Respir Crit Care Med, 2011, 183 (9): 1245-1253.

［64］ ONOZAKI I, LAW I, SISMANIDIS C, et al. National tuberculosis prevalence surveys in Asia, 1990-2012: an overview of results and lessons learned [J]. Trop Med Int Health, 2015, 20 (9): 1128-1145.

［65］ PATTERSON B, WOOD R. Is cough really necessary for TB transmission?[J]. Tuberculosis: Edinb, 2019, 117: 31-35.

［66］ ESMAIL H, DODD P J, HOUBEN R. Tuberculosis transmission during the subclinical period: could unrelated cough play a part？ [J]. Lancet Respir Med, 2018, 6 (4): 244-246.

［67］ HOUBEN R M G J, ESMAIL H, EMERY J C, et al. Spotting the old foe-revisiting the case definition for TB [J]. Lancet Respir Med, 2019, 7 (3): 199-201.

［68］ DYE C, WILLIAMS B G, ESPINAL M A, et al. Erasing the world's slow stain: strategies to beat multidrug-resistant tuberculosis [J]. Science, 2002, 295 (5562): 2042-2046.

［69］ World Health Organization. Global tuberculosis report 2020 [R]. Geneva: World Health Organization, 2020.

［70］ COMAS I, BORRELL S, ROETZER A, et al. Whole-genome sequencing of rifampicin-resistant Mycobacterium tuberculosis strains identifies compensatory mutations in RNA polymerase genes [J]. Nat Genet, 2011, 44 (1): 106-110.

［71］ INDIAN COUNCIL OF MEDICAL RESEARCH (ICMR) TUBERCULOSIS RESEARCH CENTRE. Risk of tuberculosis among contacts of isoniazid-resistant and isoniazid-susceptible cases [J]. Int J Tuberc Lung Dis, 2011, 15 (6): 782-788.

［72］ GRANDJEAN L, GILMAN R H, MARTIN L, et al. Transmission of multidrug-resistant and drug-susceptible tuberculosis within households: a prospective cohort study [J]. PLoS Med, 2015, 12 (6): e1001843; discussione1001843.

[73] BECERRA M C, HUANG C C, LECCA L, et al. Transmissibility and potential for disease progression of drug resistant Mycobacterium tuberculosis: prospective cohort study [J]. BMJ Clin Res Ed, 2019, 367: l5894.

[74] JIANG Q, LU L, WU J, et al. Assessment of tuberculosis contact investigation in Shanghai, China: an 8-year cohort study [J]. Tuberculosis: Edinb, 2018, 108: 10-15.

诊断篇

实验室诊断依然是发现和确诊结核病患者，了解患者对不同抗结核药物敏感性情况的主要依据。由于结核病实验室诊断在结核病诊疗和控制中发挥着重要价值，所以相关技术受到高度关注，并得以不断发展。结核病诊断新技术的研发方向主要围绕提高已有技术的检测效能、扩大技术应用范围、降低技术操作难度和缩短检测时间等方面开展。2020年，在新诊断标识物研究、结核病诊断和耐药诊断新技术研发、新的标本类型的应用等领域，都有一些新的进展。同时，对于已经上市的技术，开展了一些高质量临床评估工作，对于技术的应用和推广有重要意义。在此一起呈现给读者，以期帮助读者对结核病诊断领域的最前沿的进展有所了解。

第一章　结核病新型诊断标志物研究

结核病新型诊断标志物的筛选及验证研究是结核病新诊断技术开发的基础。2020年，新型诊断标识的研究关注了转录标志物，并且对之前已有报道的转录组标志物做了更深入的评价分析，这些数据都为未来新的诊断标识的临床应用提供了数据支撑。此外，更多新型标志物也进入了研究视野，如细胞外囊泡、结核分枝杆菌抗原刺激后的蛋白表达谱和 T 细胞不同类型活化标志物的表达水平等，为探寻便捷、可靠的免疫学和代谢组学检测技术提供数据支持。

第一节　血液转录标志物的筛选研究

目前已鉴定到许多可用于区分肺结核与健康人对照或其他呼吸系统疾病的宿主血液转录标志物，为结核病诊断新检测产品的开发带来了希望。2020年，Noursadeghi M 团队利用系统综述的方法筛选了 17 组血液候选转录标志物，并利用数据库中 4 个转录组数据集对上述转录标志物进行诊断效能的评估，以找寻对结核病发病预测准确性最高的转录标志物，同时评估该转录标志物是否能达到 WHO 对初发阶段结核病进行诊断的目标产品的最低标准。同年，该团队还开展了一项前瞻性、观察性的诊断准确性研究，评估了 27 组血液转录标志物在结核病预检分诊检测中的诊断效能。

一、初发阶段结核病的全血转录标志物的筛选：系统综述和患者标志物水平的汇总荟萃分析

2020 年 4 月，Noursadeghi M 团队在 *Lancet Respir Med* 杂志上发表一项利用汇总荟萃分析的方法筛选可用于初发阶段结核病诊断的全血转录标志物的研究成果。

（1）目的：多项研究已经筛选出若干个可用于活动性结核病或初发阶段结核病鉴别的血液转录标志物。该研究系统性地确定了这些候选转录标志物预测结核病发病的诊断性能，并根据 WHO 目标产品特征（target product profile，TPP）的标准对其进行评估。

（2）方法：研究者进行了系统综述和受试者数据汇总荟萃分析。检索了 Medline 和

Embase 数据库,以"结核病""转录组""标志物"和"血液"作为检索条目,无语言和时间限定,由两名工作人员独立对检索到的标题和摘要进行筛选。纳入分析的候选全血转录标志物均是以诊断活动性或初发阶段结核病为主要目的,并以健康人或结核潜伏感染者作为对照筛选获得的。由独立的审查者对每一组候选转录标志物进行基因列表的提取和建模方法的验证。对于需要重建模型的转录标志物,研究尽可能使用相同数据集对重建模型与原始模型进行交叉验证。纳入分析的研究均在近期结核病接触者或结核病潜伏感染人群等相关目标人群中进行且均可获得受试者相关临床数据,并获得最高的质量评分。选择全血转录组数据集中在结核病诊断前留取样本并有样本留取至发病时间记录的受试者,按样本采集至发病的时间间隔进行分层分析,对候选转录标志物进行诊断性能的评估。受试者纳入标准:由临床或影像学诊断且随访过程中经培养证实的肺结核或肺外结核病例。受试者排除标准:自样本留取之日起随访时间小于 6 个月的非进展性结核病(即随访期间保持无结核病)的病例,以及疑似结核病患者和接受预防性治疗的潜伏性感染患者。计算候选转录标志物对汇总数据集中的每位受试者进展为结核病的预测评分。使用预先设定的样本留取到结核病发病的时间间隔(<3 个月、<6 个月、<1 年和 <2 年)来绘制受试者工作特征曲线,评估候选转录标志物预测结核病发生的敏感性和特异性。研究在 PROSPERO 注册,注册号:CRD42019135618。

(3)结果:该研究在 4 个符合筛选条件的全血转录组数据集中(包括 1 126 份样本)评估了 17 组候选标志物的诊断效能。4 个全血转录组数据集分别来源于南非的青少年队列研究中的结核潜伏感染者研究;在南非冈比亚和埃塞俄比亚开展的比尔和梅林达·盖茨基金会重大挑战 6-74(GC6-74)家庭结核病接触者研究;英国伦敦的结核病接触者研究;以及英国莱斯特的结核病接触者研究。在这个汇总数据集中,研究者最终筛选到包括南非、埃塞俄比亚、冈比亚和英国的 127 例处于结核病初发阶段患者的样本 183 份。发现主要反映干扰素和肿瘤坏死因子诱导基因表达的 8 组转录标志物(包括 1~25 个转录本)在预测结核病发生的准确性相当,预测 2 年内发病的受试者工作特征曲线下面积值为 0.70(95% CI:0.64~0.76)~0.77(95% CI:0.71~0.82)。8 组转录标志物的诊断敏感性均随着潜伏期的延长而下降。使用高于未感染对照组平均值的两个标准差得出的阈值来优化特异性和阳性预测值,8 组转录标志物对 24 个月内进展为结核病的预判敏感性可达 24.0%~39.9%,对 3 个月内进展为结核病的预判敏感性则达到了 47.1%~81.0%,特异性均超过 90%。假设先验概率为 2% 时,8 组转录标志物对初发结核病的阳性预测值为 6.8%~9.4%(24 个月内)和 11.2%~14.4%(3 个月内)。当调整阈值以相当的权重赋予其最大的敏感性和特异性时,仍没有转录标志物可以达到 WHO 诊断初发阶段结核病 TPP 的标准(2 年内,敏感性 ≥ 75%,特异性 ≥ 75%)。

(4)结论:研究首次发现一组单一转录本(BATF2)和 7 组由干扰素信号调节的多个转录本组成的血液转录标志物,对初发阶段结核病(2 年内发展为结核病)的诊断准确性相当,对 6 个月内结核病发生的预测能力也仅达到 WHO TPP 的最低要求,提示这些血液中的转录标志物能评估近期结核病发病的风险。并且发现这 8 组转录标志物对于不同的研究人群(包括来自英国和南非的受试者)的诊断性能相近,未来需要在其他地区和某些特定目标人群中进行前瞻性的验证研究,以进一步提高候选转录标志物诊断初发结核病的普适性。

二、结核病高负担环境下活动性肺结核诊断的血液转录标志物:一项前瞻性、观察性的诊断准确性研究

2020年4月,Noursadeghi M团队在 *Lancet Respir Med* 杂志上发表一项评估经筛选获得的27组全血转录标志物用于结核病高负担环境下活动性肺结核分诊诊断中的有效性的研究成果。

(1)目的:在结核病和HIV高负担地区进行一项前瞻性观察性研究,评估系统综述研究确定的27组候选血液转录标志物诊断活动性肺结核的准确性。主要目的是根据WHO结核病分诊试验TPP标准验证其诊断性能。次要目的是根据WHO结核病确诊试验TPP标准评估这些转录标志物的诊断性能,探索其作为附加确诊试验以对Xpert MTB/RIF Ultra(Ultra)阳性结果进行补充解释的潜在用途。

(2)方法:该研究是一项嵌套在痰Xpert MTB/RIF(Xpert)和Ultra检测肺结核的诊断准确性研究中开展的前瞻性观察性的诊断准确性研究。在该研究开始之前,研究者曾进行了一项系统综述,检索2019年4月15日之前发表的研究初治或活动性结核病的候选全血转录标志物的文章,仅纳入其中与无症状对照比较发现的转录标志物。本研究将入选标准从之前的综述扩展到旨在筛选区分活动性结核病和其他疾病的转录标志物,经初步的同行评议后,又纳入了符合入选标准但在检索限定日期之后发表的两篇文章。使用原作者的方法对转录标志物进行评分。排除其中注释为已有研究的基因,或非编码RNA和假基因,最终确定对27组候选血液转录标志物进行评价。研究连续招募自行前往南非开普敦的结核病诊所就诊的成年患者(>18岁)作为受试者。根据南非指南对受试者进行筛选和研究。以诱导痰的方法采集受试者的痰液用于液体培养以及Xpert和Ultra检测,采集受试者的血液用于转录组测序。同时记录受试者的人口学和临床相关数据,包括结核病症状改善评分等。排除血液转录组测序或痰液检查结果缺失的受试者。以培养或Xpert阳性作为参照标准,评估候选血液转录标志物对活动性结核病(包括旨在区分活动性结核病和其他感染性疾病)的诊断准确性。通过样本量计算,研究需要纳入不少于135例受试者来确定血液转录标志物是否能达到WHO分诊试验TPP的最低标准(90%敏感性和70%特异性)。

(3)结果:2016年2月12日至2017年7月18日期间,研究收集了181名受试者的配对痰液和转录组测序数据,其中54名(30%)为确诊肺结核患者。27组候选转录标志物在区分结核病和非结核病的能力相当,与HIV状态和其他基线特征无关。这些转录标志物基本符合或接近WHO结核病分诊试验最低标准(敏感性90%,特异性70%);然而,所有转录标志物均不符合WHO结核病分诊试验最佳标准(敏感性95%,特异性80%),或结核病确诊试验最低标准(敏感性65%,特异性98%)。27组候选转录标志物中,有4组转录标志物具有最高的诊断准确性,并且具有相似的受试者工作特征曲线下面积(Sweeney3:90.6%,95% *CI*:85.6%~95.6%;Kaforou25:86.9%,95% *CI*:80.9%~92.9%;Roe3:86.9%,95% *CI*:80.3%~93.5%;BATF2:86.8%,95% *CI*:80.6%~93.1%),诊断效能与患者性别、年龄、HIV状态、既往结核病史或痰涂片结果无关。以WHO预检分诊试验TPP的最低特异性(70%)为

检测阈值,4组转录标志物的敏感性在83.3%(95% *CI*:71.3%~91.0%)和90.7%(95% *CI*:80.1%~96.0%)之间。同时研究还发现联合4组转录标志物的检测均可提高Ultra诊断结核病的特异性。

(4)结论:该研究发现通过系统综述分析选定的27组血液转录标志物检测可基本达到WHO结核病分诊试验TPP的最低标准,显示出这些转录标志物在结核病高负担地区中作为肺结核患者分诊检测方法研究的潜在价值。但这些转录标志物的检测尚达不到确诊试验所需的最低标准,因此不能单独应用于结核病的确诊。当其中诊断准确性最高的4组转录标志物与高敏感性Ultra联合使用时,可能提高结核病诊断的准确性。

[专家点评]

及时发现结核病发病高危人群,可以为其提供结核病预防性治疗,从而降低结核病发生率。WHO呼吁尽快建立一种快速、简单、低成本的分诊检测方法,优先考虑其敏感性,之后再逐步排除结核病或进行其他的结核病检查项目以确诊结核病。能够实现这一目标的检测指标必定是反映机体对结核杆菌感染所做出反应的指标,且对这些指标的检测应通过检测血液来实现。目前主要应用分枝杆菌抗原刺激T细胞介导的免疫应答指标来诊断结核潜伏感染,主要包括了结核菌素皮肤试验和干扰素-γ释放试验(IGRAs),但两种方法对2年内发展为结核病的阳性预测值仅为1%~6%。由于现有方法对于结核病发生的预测价值较低,不利于为预防性治疗人群的选择提供提供准确信息,因此,一定程度上削弱了预防规划的效力,不利于在结核病高负担地区推广应用。2020年4月,Noursadeghi M团队利用系统综述的方法筛选17组候选转录标志物,并利用数据库中4组转录组数据集对上述转录标志物进行诊断效能的评估,以找寻对初发阶段结核病的诊断准确性最高的转录标志物,同时评估该转录标志物是否能达到WHO目标产品的最低标准(敏感性≥75%,特异性≥75%,2年内)。通过Noursadeghi M团队的研究,发现8组血液转录标志物在预测结核病发生的敏感性为47.1%~81.0%,远高于结核菌素皮肤试验和IGRAs,提示这些转录标志物可以反映近期结核病发病的风险。

活动性结核病的及时准确诊断,可以降低结核病高死亡率,有利于控制结核病传播。目前的结核病诊断方法主要包括涂片镜检、结核分枝杆菌培养和Xpert或Ultra等。但这些方法都依赖于痰液的采集或是发病部位其他类型样本的获得,且存在一定的局限性,如显微镜的灵敏度差、培养周期长、分子检测的假阳性、需要昂贵的设备或是试剂等。Noursadeghi M团队同年又开展了一项前瞻性、观察性的诊断准确性研究,发现通过系统综述分析选定的27组血液转录标志物可基本达到WHO结核病分诊试验TPP的最低标准,显示出这些转录标志物在结核病高负担地区中作为肺结核患者分诊检测方法研究的潜在价值。该研究也为基于血液的分诊检测方法的开发提供了有利的数据支撑。

上述研究结论还有待在进一步的大规模、前瞻性研究中加以验证。对这些研究中报道的血液候选转录标志物进行检测的最理想的情况是使用现有床旁诊断平台兼容的RNA定量方法。通过在不同地域和人群中比较多种转录标志物的诊断效能,客观评价不同检测指标的可靠性,并最终推动有价值的转录标志物后续的开发及应用。对重点人群加以密切追踪,既有利于早期、及时发现结核病患者,减少社区传播,也由于目标人群的大幅缩小,减少了随访的成本。

点评专家:黄海荣。

第二节　其他类型标志物的筛选研究

目前认为利用非痰菌生物标志物的检测对结核病进行快速诊断具有极高的开发价值。特别是基于结核分枝杆菌感染引起宿主免疫应答所产生的组成性改变,例如宿主来源的分泌性蛋白、细胞活化标志物以及小分子代谢物等都可能成为结核病诊断的候选标记物。回顾2020年的研究,有团队以发现结核性胸腔积液和恶性胸腔积液鉴别诊断的代谢物为目的,对胸腔积液中的细胞外囊泡亚群的代谢组学展开研究。亦有研究团队利用高通量的基于抗体微阵列的方法对结核分枝杆菌多肽刺激的全血培养物进行了定量分析以筛选结核病诊断的蛋白标志物。还有研究团队通过一项大型的病例对照研究发现结核分枝杆菌特异性CD4$^+$T细胞的激活标记物可区分活动性肺外结核和肺结核与结核潜伏感染。

一、胸腔积液中细胞外囊泡亚群的代谢组特征分析以筛选结核性和恶性胸腔积液鉴别诊断标志物

2020年7月,Jin Y团队在 *J Extracell Vesicles* 杂志上发表一项对结核性胸腔积液和恶性胸腔积液中细胞外囊泡亚群的代谢组特征进行比较分析的研究成果。

(1)目的:对不同类型的胸腔积液的细胞外囊泡(extracellular vesicles,EVs)亚群进行代谢组和脂质组学分析,筛选可能作为不同类型胸腔积液诊断候选标志物的代谢物。

(2)方法:该研究一共收集了80例胸腔积液样本,其中20例作为筛选样本集用于标志物的筛选,60例作为验证样本集用于标志物的验证和评估。80例样本分别来源于40名确诊结核病患者和40名确诊肺部肿瘤患者,并且均为治疗前采集的样本。采用差速离心的方法分离胸腔积液中的细胞外大囊泡(lEVs,约100~1 000nm或>1 000nm;20 000g离心)和细胞外小囊泡(sEVs,直径约100nm;110 000g离心)。对胸腔积液中分离获得的EVs亚群进行透射电镜、粒径和Western blotting等常规鉴定分析,以保证分离到的EVs符合外囊泡研究的标准。分离EVs中的代谢物,利用基于LC-MS/MS的代谢组学和脂质组学的方法,分析两种EVs亚群的代谢物组成特征,并评估两种EVs亚群的代谢物在结核性胸腔积液(tuberculosis pleural effusion,TPE)和恶性胸腔积液(malignant pleural effusion,MPE)的组成差异。采用多变量和单因素分析的方法,对差异标志物区分筛选样本集中TPE和MPE的贡献值进行评分,以初步获得候选标志物。最后利用验证样本集对候选标志物进行验证评估。

(3)结果:该研究一共检测到579种代谢物,包括氨基酸、酰基肉碱、有机酸、类固醇、酰胺和各种脂质等。其中代谢组检测到118种代谢物,脂质组检测到461种脂质,发现lEVs和sEVs的代谢特征存在重叠和差异,但两者的代谢物组成与胸腔积液的代谢物组成明显不同。此外,不同类型EVs和胸腔积液表现出各自特异的代谢富集。EVs与胸腔积液的差异

代谢物主要在甘油磷脂、脂肪酸和鞘脂代谢、甘氨酸、丝氨酸和苏氨酸代谢以及精氨酸和脯氨酸代谢途径中富集。TPE 和 MPE 的差异代谢物及相关性比较分析显示,两者的 lEVs 代谢改变比 sEVs 更大,且差异也更为显著,与 sEVs 的差异代谢物相比,lEVs 的差异代谢物与临床特征的相关性更高。因此,研究选择 lEVs 作为筛选区分 TPE 和 MPE 的潜在标志物的研究对象。在标志物筛选阶段,通过多变量分析并评价不同代谢物变量对于 TPE 和 MPE 分类的贡献,初步筛选到 67 种候选标志物。随后,使用单因素分析来评估这 67 种候选标志物在 TPE 组和 MPE 组之间的差异,进一步筛选到 14 种代谢物。最后,基于 30 例 TPE 样本和 30 例 MPE 样本的独立验证,lEVs 中有 4 种候选标志物的受试者特征曲线下面积值(AUC)在筛选样本集和验证样本集中均高于 0.8。这 4 种标志物分别是苯丙氨酸、亮氨酸、磷脂酰胆碱 35∶0 和鞘磷脂 44∶3。当 4 种标志物联用时鉴别 TPE 和 MPE 的能力显著高于各自单独使用时的鉴别能力。在筛选样本集中,4 种标志物联用区分 TPE 和 MPE 的 AUC、敏感性和特异性分别达到 0.98、0.90 和 1.00;在验证样本集中,4 种标志物联用区分 TPE 和 MPE 的 AUC,敏感性和特异性分别为 0.97、0.97 和 0.93,阳性似然比和阴性似然比分别为 14.43 和 0.03。表明这组标志物在区分 TPE 和 MPE,特别对于延误诊断或漏诊的 TPE 或 MPE 患者具有很强的鉴别能力。

(4)结论:该研究描述了来自胸腔积液的 sEVs 和 lEVs 的代谢特征,lEVs 和 sEVs 的代谢物特征与胸腔积液样本之间存在重叠和差异,表明 EVs 的代谢组研究和生物标志物开发的潜在价值。此外,该研究在 lEVs 和 sEVs 水平探索了结核病和恶性肿瘤的代谢重塑特征,为胸腔积液的形成机制提供了新的思路。最后,该研究评估了 EVs 代谢物诊断 TPE 和 MPE 的潜力,在诊断 TPE 和 MPE 时,特别对于无法及时获得诊断依据或漏诊的患者,结合 lEVs 代谢物特征和临床特征对两者进行鉴别可能是有效的。

二、用于结核病诊断的 8 种蛋白组合标志物的鉴定

2020 年 7 月,Chen X 团队在 *Thorax* 杂志上发表一项利用抗体芯片的方法筛选可用于结核病诊断的宿主蛋白标志物的研究成果。

(1)目的:采用一种高通量的方法筛选新的宿主生物标志物用于结核病的准确诊断。

(2)方法:该研究前瞻性招募了 630 名受试者,并将其分为 3 组。第一组 160 名受试者,包括 40 例健康对照(healthy control,HC)、40 例结核病患者(tuberculosis,TB,确诊结核病)、40 例结核潜伏感染者(latent tuberculosis infection,LTBI)和 40 例非结核性肺炎患者(non-TB pneumonia,PN),用于结核病蛋白标志物的筛选。第二组 368 名受试者,包括 84 例 HC、116 例 TB、84 例 LTBI 和 84 例 PN,用于预测模型的建立和测试。第三组 102 名受试者,包括 19 名 HC、32 名 TB、27 名 LTBI 和 24 名 PN,用于标志物验证。筛选阶段:收集第一组受试者的全血,全血培养物用结核分枝杆菌多肽混合物或有丝分裂原刺激,采用高通量抗体微阵列的方法同时分析培养上清液中 640 个蛋白的表达水平,初步筛选鉴定出 16 种结核病诊断的候选标志物。预测模型的建立和测试阶段:定制了 16 种候选标志物检测的多重抗体阵列,在第二组和第三组受试者中物进行测试和验证。

(3)结果:为了筛选可用于结核病诊断的蛋白标志物,该研究采用高通量抗体微阵列检测了 160 名受试者全血培养上清液中的 640 种人类蛋白的表达。对结核病患者和非结核病患者进行比较分析,发现 17 种蛋白(MIG、Furin、I-309、IL-1F7、EGFR、I-TAC、MEP1B、颗粒溶素、MDGA1、FAP、FOLR2、PDGFCC、IGFBP5、LYVE-1、CRIM1、CHI3L1 和 CNTFRα) 在两组人群中的表达差异显著(FDR<0.001,P<0.001)。由于 CNTFRα 的检测范围较窄,且在许多样品中未检测到该蛋白,因此剔除了 CNTFRα。为了进一步筛选候选标记物,使用定制的多重抗体阵列在第二组受试者对初步筛选获得的 16 种蛋白标志物进行评估。因为在 ≥ 50% 的样本中检测不到 IGFBP5 和 IL-1F7,所以这两种蛋白也被剔除。随后应用 RFE 方法探索所有可能的蛋白组合,比较不同蛋白组合对结核病诊断的准确性,发现 8 种蛋白 (I-TAC、I-309、MIG、FAP、颗粒剂、MEP1B、Furin 和 LYVE-1)的 AUC 值最高,为 0.814 5,特异性为 47.42%,敏感性为 93.26%。由此建立了一个 8 种蛋白组合的诊断模型,使用的训练队列包括从 368 名受试者中随机选择的 276 份样本,其中包括 87 份结核病样本和 189 份非结核病样本。应用多个数学模型对这 8 种蛋白进行测试,其中随机森林(RF)模型因其优越的 AUC、特异性和敏感性而被确定为最佳的诊断模型。在第二个队列中,116 名结核病患者中有 53 名患者为确诊结核病(有病原学诊断证据)。经受试者操作特征曲线(ROC) 分析,8 种蛋白独立诊断确诊结核病的 AUC 值为 0.38~0.78。尽管 I-TAC 在鉴别确诊结核病和非结核病方面的 AUC 值最高(AUC=0.79),但在鉴别确诊结核病和 HC 方面表现一般 (AUC=0.82)。这些数据表明,要准确区分活动性结核和非结核,包括 HC、LTBI 和 PN,多种蛋白联合使用是必要的。分别在训练集(n=276)、测试集(n=92)和预测集(n=102)对 8 种蛋白组合诊断结核病的敏感性和特异性进行评估。通过交叉验证的 RF 算法,该蛋白组合对训练集的结核病诊断的特异性和敏感性分别为 100%(95% CI:98%~100%)和 100%(95% CI: 96%~100%);在测试集,诊断结核病的特异性和敏感性分别为 83%(95% CI:71%~91%)和 76%(95% CI:56%~90%);在预测集中,诊断结核病的特异性为 84%(95% CI:74%~92%),敏感性为 75%(95% CI:57%~89%)。

(4)结论:该研究开发了首个由 8 种宿主蛋白组成的,可以区分结核病与 HC、LTBI 和 PN 的生物标志物,该生物标志物在结核病高负担临床环境中具有较好的诊断性能。研究未纳入 HIV 阳性人群,尽管 HIV 感染增加了结核病的风险,然而 HIV 感染可能影响宿主对结核分枝杆菌感染的反应,未来有必要评估 8 种蛋白生物标志物在 HIV 阳性人群中的结核病诊断能力。

三、结核分枝杆菌特异的 CD4+ T 细胞活化标志物的差异表达可区分肺外结核和肺结核与结核潜伏感染

2020 年 11 月,Andrade BB 团队在 *Clin Infect Dis* 杂志上发表一项利用结核分枝杆菌特异的 CD4+T 细胞活化标志物可区分肺外结核和肺结核及结核潜伏感染的研究成果。

(1)目的:该研究团队前期建立了一种基于结核分枝杆菌特异的 CD4+T 细胞活化和增殖分子的检测来诊断活动性结核病(active tuberculosis,ATB)的方法。该方法可以准确诊断 ATB 且能区分 ATB 和 LTBI。同时发现这些标志物对于 HIV 阳性人群的 ATB 诊断同样适用。但不清楚这个诊断方法是否可用于肺外结核(extrapulmonary tuberculosis,EPTB)的诊

断。本研究利用冷冻保存的 EPTB、肺结核（pulmonary tuberculosis,PTB）和结核潜伏感染者（latent tuberculosis infection,LTBI）人群的外周血单个核细胞样本来评估该方法对于 EPTB 的诊断效能。

（2）方法：研究设计为病例对照研究。研究对象是 2015 年 12 月和 2018 年 1 月期间在巴西结核病调查研究所和奥克塔维奥曼加贝拉，萨尔瓦多，巴伊亚，巴西东北部医院展开的一项转化研究项目招募的受试者。研究使用项目冻存的 PBMC 样本,同时分析受试者的临床和流行病学数据。本研究共计纳入 270 名受试者进行免疫检测。270 名受试者包括项目中确诊 PTB 和确诊 EPTB 患者（HIV 阳性或 HIV 阴性）,并对两组患者进行年龄（±5 岁）和性别匹配,以及健康对照（HC）和 LTBI。在本研究中,疑似 EPTB 通过病灶局部的病原学检测进行进一步的确诊,且仅纳入无肺部受累的淋巴结核患者。PTB 确诊依据为痰抗酸杆菌阳性或细菌培养阳性。所有受试者都进行 HIV 病毒检测,同时记录 HIV 阳性受试者的治疗情况。在研究登记时,干扰素释放试验（QuantiFERON-TB Gold Plus,QFT）阳性的被认为是 LTBI,QFT 阴性者视为未感染 HC。所有受试者均在研究入组时和抗结核治疗开始之前进行肝素抗凝血的采集,分离外周血单个核细胞并保存于液氮罐中。采用流式细胞术检测 IFNγ$^+$CD4$^+$ T 细胞表面的 CD38、HLADR 和 / 或 Ki67 等分子的表达。同时分析 HIV 感染对诊断性能的影响。

（3）结果：在 ESAT-6/CFP-10 多肽的刺激下,EPTB 组、PTB 组和 LTBI 组的 CD4$^+$ T 细胞中 IFN-γ$^+$ CD4$^+$ T 细胞的比例没有显著差异。进一步分析 IFN-γ$^+$ CD4$^+$ T 细胞中 CD38、HLADR 或 Ki67 表达的细胞比例,可以发现在 EPTB 组和 PTB 组中表达这三种分子的 IFN-γ$^+$ CD4$^+$ T 细胞的比例均要高于 LTBI 组($P<0.001$),表明结核分枝杆菌特异性 CD4$^+$ T 细胞的活化标志物（CD38、HLADR 和 Ki67）可以区分 ATB 和 LTBI。同时发现 EPTB 中表达 HLADR($P=0.03$）或 Ki67($P<0.001$）的细胞比例要高于 PTB,而 CD38 在两组患者中无明显差异,表明 CD4$^+$ T 细胞中 HLADR$^+$ 或 Ki67$^+$($P<0.001$）细胞的比例能准确区分 EPTB 与 PTB。此外,PTB 和 EPTB 中表达 CD38、HLADR 和 Ki67 分子的结核分枝杆菌特异性 IFN-γ$^+$ CD4$^+$ T 细胞的比例在 HIV 阴性和 HIV 阳性群体中无明显差异,意味着这组标志物也可以应用于 HIV 阳性人群。

（4）结论：本研究验证了一种可靠、快速、非侵入性的血液检测方法,该方法可以准确地区分 ATB 和 LTBI,同时区分 PTB 和 EPTB,且不受 HIV 状态的影响。

[专家点评]

据估计,每年约有三分之一的结核病例未确诊或未报告。世界各国都希望通过改善监测模式、提高诊断水平和获得医疗保健机会等举措,缩小结核病发病人数和报告人数间的差距。现有诊断手段在敏感性和特异性方面仍然存在不足,不利于准确及时发现结核病患者。因此,迫切需要开发新的结核病诊断工具以有效控制结核病。

WHO 把基于非痰菌生物标志物的检测对于结核病的快速诊断列为具有最高的优先级别。这很大程度是因为对于少菌或是无菌的患者,或是难以获得痰液样本的儿童患者,需要有非痰液样本的结核确诊试验来提高结核病诊断的准确性。由于结核分枝杆菌不是一种血液传播的病原体,血液循环中的结核分枝杆菌抗原浓度极低,尽管结核分枝杆菌及其抗原的直接检测可能为结核病的诊断提供直接证据,但目前鲜有报道。而结核分枝杆菌感染可引起宿主强烈的免疫应答,宿主来源的生物大分子(蛋白等)或小分子(代谢物等)极有可能成为结核病诊断的候选标记物。

Jin Y 团队以发现结核性胸腔积液和恶性胸腔积液鉴别诊断的代谢物为目的,对胸腔积液中的细胞外囊泡亚群的代谢组学展开研究。不仅发现了 lEVs 和 sEVs 不同于胸腔积液的代谢特征,为胸腔积液形成机制的阐明提供了新的见解,而且也鉴定到 4 种候选代谢标志物联合使用对于结核性胸腔积液和恶性胸腔积液的鉴别有很好的诊断价值。Chen X 的研究团队利用高通量的基于抗体微阵列的方法对结核分枝杆菌多肽刺激的全血培养物进行了定量分析,分析覆盖了 640 种宿主蛋白。经过两轮筛查,发现 8 种蛋白的表达水平在结核病和非结核病病例、潜伏性结核病感染和健康对照之间存在显著差异,可能成为结核病诊断的候选标志物。利用随机森林算法模型进行评估,发现 8 种蛋白标志物在训练集中诊断结核病的特异性和敏感性均可达到 100%,在测试集中的诊断特异性和敏感性分别为 83% 和 76%,在预测集中诊断结核病的特异性和敏感性分别为 84% 和 75%。这项研究经过对 640 个宿主蛋白进行筛选,最后鉴定到 8 种蛋白可作为结核病诊断标志物,其中有 4 种蛋白从未被报道。由 8 种蛋白组成的生物标志物,能够在结核病高负担的临床环境下,将活动性结核病与健康对照、潜伏性结核病感染和非结核病肺炎区分开来,为开发基于血液的结核病诊断方法提供了新的标志物。Andrade BB 的研究团队开展了一项大型的病例对照研究,发现利用结核分枝杆菌特异性 CD4[+] T 细胞的激活标记物将活动性肺外结核和肺结核与潜伏感染区分开来,且鉴别诊断不受 HIV 感染的影响,表明这些标志物可能应用于结核病血液诊断检测方法的开发。

以上研究为结核病新型诊断标志物的开发提供了非常有价值的研究数据,同时为发现新型标识物的研究方向提供了范本。尽管现有研究还存在某些局限性,这些新诊断标志物也有待在更多的人群进行验证,但上述基于宿主蛋白和代谢物等新标志物的研究发现对于结核病诊断标志物研究而言是一个重要的进步。

点评专家:黄海荣。

第二章 结核病诊断新技术的相关研究

诊断活性传染病仍然是一项重大的公共卫生挑战。鉴于传统细菌学检测方法或存在敏感性低的缺陷，或需要时间较长，因此需要不断探索建立更加快速、灵敏、简单和廉价的检测技术。为实现这一目的，除研发更新型的诊断技术之外，提高检测靶标的制备水平，也是一个重要的突变方向。除了结核病诊断的目的以为，临床还需要能够判断疾病严重程度、评估抗结核治疗反应的新技术。2020年，一些新的核酸纯化浓缩技术、血液中结核菌DNA检测新技术等陆续被报道，这些技术方法有可能在未来应用于临床，解决目前结核病诊断和疗效监测领域存在的问题。

第一节　核酸提取富集的相关研究

被检测样本中病原体及其核酸常被宿主体液稀释，而体液中普遍存在的核酸扩增抑制成分也会限制并降低了核酸扩增检测的敏感性。提高分子诊断敏感性的关键环节仍是样品核算的高效提取和浓缩，特别是在资源匮乏的条件下，能够高通量且简便地从低丰度样本中浓缩病原体和提取纯化核酸的方法的建立，仍然是提高诊断敏感性的发展方向。本节就相关研究介绍如下。

一、超低丰度核酸电动浓缩的一步法纯化及抗非特异性扩增的噪声聚合酶链反应

2020年6月Wei O等在 *Angew Chem Int Ed Engl* 发表了一项关于超低丰度核酸电动浓缩的一步法纯化及抗非特异性扩增的噪声聚合酶链反应的研究。

（1）目的：通过使用优化的基于探针的qPCR扩增结核分枝杆菌（Mycobacterium tuberculosis, Mtb）基因组IS6110区域中的高度特异性序列，比较了分级选择性电动浓缩（hierarchical selective electrokinetic concentration, HSEC）联合微流控PCR（HSEC-PCR）与标准固相萃取（solid phase extraction, SPE）联合PCR（SPE-PCR）方法核酸提取和扩增效能。

（2）方法：研究者使用标准SPE+PCR和市场上领先的核酸纯化试剂盒，包括Norgen尿

液 DNA 分离试剂盒和 Qiagen QIAamp DNA 血液迷你试剂盒。通过用人尿连续稀释,分别制备含不同浓度靶 DNA 的样品。然后用 Norgen 尿液 DNA 分离试剂盒和 Qiagen QIAamp DNA 血液迷你试剂盒纯化尿样,分别耗时 100 分钟和 65 分钟。同时还用 Qiagen QIAamp DNA 血液迷你试剂盒纯化了不同靶 DNA 浓度的人血清样品。同样,研究者还使用比较了 HSEC-PCR 进行靶 DNA 的整合纯化、扩增和检测。该装置能够在 15 分钟内完成样品处理。

(3)结果:关于提取效能,对于尿液和血清靶 DNA 的基因拷贝数低至 50 个拷贝时,仍可检测到靶 DNA。当尿液和血清标本具有相同的总靶 DNA 拷贝数时,Cq 值非常相似。研究结果表明 DNA 纯化试剂盒的回收率在很大程度上与 DNA 浓度无关。从尿液和血清中纯化的 DNA 的 PCR 效率均为 ~95%(根据拟合线的斜率计算),表明纯化试剂盒可以很好地去除 PCR 抑制剂。

关于提取后的扩增效能,研究者直接用尿液/血清背景中的核酸进行微流控 PCR,当没有采用 HSEC 时,PCR 抑制剂在尿液/血清中强烈抑制 PCR 反应。HSEC-PCR 可以检测尿液和血清中低至 5 个拷贝的靶 DNA。在非常低的拷贝数(50 和 5)下,不同方法的 Cq 值差异显著大于较高拷贝数的差异。尽管 HSEC-PCR 实现了比标准 SPE+PCR 更低拷贝数(5 vs 50)的检测,但相应的最低可检测 DNA 浓度相似(尿液中 0.05 vs 0.04aM,血清中 0.2 vs 0.4aM),这是因为 HSEC-PCR 装置可处理的标本量要低于 SPE 离心柱。未来可以通过设备改造提高 HSEC 处理标本的体积,从而提高检查灵敏度。

凝胶电泳分析 PCR 产物的结果显示,从 2ml 人尿中纯化的靶 DNA(10^5 个靶基因拷贝)的 PCR 产物中仅观察到 130bp 扩增子的条带。在仅使用去离子水的无模板对照中,观察到多条非扩增子条带,表明由于引物二聚体引起的非特异性扩增。凝胶电泳结果清楚地表明,PCR 是特异性和非特异性扩增之间试剂的竞争:特异性扩增在高丰度靶 DNA 存在下强烈抑制非特异性扩增,而非特异性扩增产品在低丰度靶 DNA 存在下占优势。应用常规标准的 SPE+PCR 扩增体系,由于相对高效的非特异性扩增,500 个或更少拷贝的靶 DNA 不能与不含靶 DNA 的样本区分开来,表明上述体系最低可检测拷贝数大约为 5 000(相当于 4aM)。台式 PCR 的扩增效率为 107.88%,表明 DNA 的产生速度快于每个循环的标准 2 倍复制(100%),这是由来自非特异性扩增的额外荧光信号引起的(特别是在低靶 DNA 浓度下)。在 HSEC-PCR 中,将靶 DNA 分子浓缩到微流控室(~0.1μl)中,其中引物二聚体比常规管(~20μl)少得多。随着所有 DNA 收集到微流控室中但引物二聚体少得多,信噪比大大增强,从而能够检测较低拷贝数的靶 DNA。而且,增加靶 DNA 的浓度将在较早的循环中耗尽试剂,从而抑制通常因循环次数多发生的引物二聚体的扩增。尽管 HSEC-PCR 扩增中仍观察到非特异性扩增,但是可区分低至 5 个拷贝的靶 DNA 与不含靶 DNA 的样本。即使使用非优化 PCR 设计,HSEC-PCR 也能够检测到 5 个拷贝的靶 DNA(相当于 0.05aM),就拷贝数而言,其比标准台式 PCR 所获得的高三个数量级和浓度方面好两个数量级。通过 HSEC-PCR 实现了 74.6% 的 PCR 扩增效率。

(4)结论:HSEC-PCR 是一个集成平台,是具有一步纯化核酸和抵抗非特异性扩增的定量 PCR 技术,可快速可靠地检测真实生物流体中的超低丰度 DNA。

二、高梯度磁珠分离提取低丰度核酸方法

2020年3月Pearlman SI等在 *ACS Appl Mater Interfaces* 发表一项关于高梯度磁珠分离提取低丰度核酸方法的研究。

（1）目的：评价高梯度磁珠浓缩提取法（high-gradient magnetic separation，HGMS）对低丰度核酸样品的提取效果。

（2）方法：通过将Mtb的IS 6110 DNA添加到合成痰和阴性的尿液中制备检测样本。痰液或尿液标本中加入肌酮硅烷免疫磁珠，将17±1mg合金434不锈钢棉固定在200μl移液器吸头的末端，并安装到3.2毫升的塑料吸管上，然后吸取样本。混合后将磁铁通过样品管壁施加到钢棉基体上。通过Eppendorf管管壁磁性捕获磁珠。丢弃流过的液体，移除磁铁。同时用外部施加的磁铁保持钢棉基质中的磁珠处于捕获状态。用磁铁在钢棉基体旁边排出珠溶液。离心收集磁珠，并重新悬浮在适当体积的溶液中。在Nanodrop分光光度计来估计捕获的珠的数量。研究商业提取试剂盒作为对照，并以qPCR扩增效率评估核酸提取效率。

（3）结果：对于合成痰样本，启用HGMS的提取方法总共回收了10.2%±4.03%的掺入DNA，商品化的Qiagen DNeasy血液和组织试剂盒回收了17.3%±4.65%，Chargeswitch gDNA迷你试剂盒回收了10.1%±1.12%。提取尿样的效率更高，HGMS使提取产生91.2%±7.46%的掺入DNA，商业的Qiagen QIAamp病毒RNA迷你试剂盒回收96.5%±10.46%的靶DNA，商业的Chargeswitch gDNA迷你试剂盒回收69.5%±15.4%。对于所有的样品类型和方法，提取效率都有一定的差异，但没有统计学差异。使用LinRegPCR进行比较，HGMS对痰的提取效率比对照组低约10%。

当钢棉的量从0mg增加到10±1mg时，1μm免疫磁珠的捕获效率从15.8%±5.27%增加到99.2%±1.41%，大于10mg的钢棉也能捕获~99%的珠子。在可用材料范围内，钢棉基体的直径对珠粒捕获基本没有影响。俘获效率随着表面场的增加而增加，548高斯和1 701高斯的表面积下俘获效率分别为76.5%±13.1%和88.6%±6.61%。磁铁的捕获率稳定在99%。吸取样本时液体流速为1±0至46.5±5.01ml/min的情况下，应用于具有钢棉捕获基质的HGMS启用装置的样品的捕获效率至少为96%，60.1±3.01ml/min的捕获效率为89.2%±1.07%，差异具有统计学显著性。对于无基质通过的样品，测量的捕获效率仅为20ml/min以下的流量，捕获效率随着流速从1ml/min时的100%珠捕获到20ml/min时的25%捕获而迅速下降。当流速至少为10ml/min时，捕获效率在显著降低。

（4）结论：HGMS核酸提取方法是一种有效的基于磁珠的样品处理方法，它与金标准商用系统一样有效，但具有便宜、快速和简单的特点。

三、新一代病原菌富集技术在结核病基因诊断中的应用

2020年3月Lee SW等在 *Eur Respir J* 发表了一项关于新一代病原菌富集技术在结核病基因诊断中的应用研究。

（1）目的：探讨应用简易的无标记同双功能亚胺酯（HIs）病原体富集微流控（simple and label-free pathogen enrichment using a microfluidic，SLIM）平台从含菌量极低样本中提取核酸

用于传统 Mtb PCR 检测的可能性。

(2)方法:研究者比较了 SLIM 法和 Xpert-MTB/RIF 法在一个结核病中等负担、人类免疫缺陷病毒较低负担的国家进行 PTB 诊断的效果。SLIM 试验分别用 1ml 和 2ml 的小份痰进行。在两所三级转诊医院前瞻性地登记了 13 个月以上的成人患者,这些患者的痰结核检测结果证实了他们为活动性结核病。结核病的诊断由 3 位有结核病诊断和治疗经验的呼吸感染专家独立确认。对液体培养基和固体培养基培养结核分枝杆菌培养物,用 Advansure TB/NTM 实时 PCR 的双重 PCR 鉴定结核分枝杆菌复合物。至少一份结核分枝杆菌培养阳性的患者定义为结核培养阳性病例。至少有一个涂片阳性(包括弱阳性涂片)定义为涂片阳性患者。培养阴性结核病例是指在两次或两次以上痰检后发现结核分枝杆菌培养阴性的临床活动性结核患者,在随访期间对抗结核治疗表现出良好的临床和影像学改善。对结核病治疗的医生不知道 SLIM 结果。SLIM 分析原理和详细方法:将痰标本和液化液与 HIs 试剂的混合物添加到 SLIM 系统中,以富集结核分枝杆菌和提取的 DNA。2018 年 1 月至 2019 年 1 月,共有 152 名患者入选。平均年龄(59.6 ± 16.0)岁,男性 104 例(68.4%)。152 名患者中只有 3 名(2%)感染了艾滋病病毒。诊断结核 60 例,涂阳培阳 18 例,涂阴培阳 19 例,涂阴培阴 23 例。其余 92 名患者合并结核病以外的疾病。

(3)结果:Xpert-MTB/RIF 法、SLIM 1ml 法和 SLIM 2ml 法检测结核的敏感性分别为 37%(95% CI:25%~50%)、60%(95% CI:47%~72%) 和 84%(95% CI:71%~92%)。SLIM 1ml 和 SLIM 2ml 敏感性显著高于 Xpert-MTB/RIF(分别 $P=0.001$ 和 $P<0.001$)。Xpert-MTB/RIF、SLIM 1ml 和 SLIM 2ml 的特异性分别为 100%(95% CI:96%~100%)、91%(95% CI:84%~96%) 和 87%(95% CI:76%~94%)。每种检测方法的敏感性根据结核病分类(涂阳、涂阴培阳和培养阴性临床结核病)进行进一步分析。在涂阳肺结核中,Xpert-MTB/RIF 敏感性为 83%,SLIM 1ml 敏感性为 94%,SLIM 2ml 敏感性为 100%;在涂阴培养阳性肺结核中,Xpert-MTB/RIF 敏感性为 32%,SLIM 1ml 敏感性为 47%,SLIM 2ml 敏感性为 78%,SLIM 2ml 敏感性显著高于 Xpert-MTB/RIF($P=0.02$)。对于培养阴性的临床结核,Xpert-MTB/RIF 的敏感性仅为 4%,两种体积的 SLIM 的敏感性均显著提高,SLIM 1ml 为 43%($P=0.004$),SLIM 2ml 为 76%($P<0.001$)。

(4)结论:SLIM 分析可使用更大的体积(高达 50ml)样品检测,在单个系统中同时进行病原体浓缩和提取,时间与 Xpert MTB/RIF 相当(SLIM 为 2.5~4.5 小时),但显著降低成本和对样品处理的仪器要求。

[专家点评]

诊断活动性传染病仍是一项重大的公共卫生挑战。用作检测的靶标由于在临床标本中浓度过低,或是由于检测体系中存在核酸扩增的抑制剂,因此很多情况下分子技术的敏感性并不理想。提高诊断敏感性的研究方向除了开发扩增效率更高的检查方法以外,另外一个发展的方向是如何高效地提取样本中微量的核酸,为此诸多学者在这一领域进行了不懈的努力。

Wei Ouyang 等报告的分级选择性电动浓度纯化和微流控 PCR(HSEC-PCR)是一个集成平台,具有同时实现核酸纯化和减少非特异性扩增的特点,可快速可靠地检测真实临床标本中的超低丰度核酸。与传统的基于 SPE 的核酸纯化方法(台式或微流控形式)相比,选择性电动浓度纯化是一步法、液相、非结合的方法,具有处理时间短(20 分钟)、成本低、设备简单的优点。与标准台式 PCR 不同,HSEC-PCR 不易出现非优化 PCR 设计中引物二聚体的非特异性扩增,并保持非常低的检测下限(0.05aM,150μl 中 5 个 DNA 拷贝),从而大大缩短 NAAT 的开发周期。该平台未来的优化方向包括:①进一步提高样品处理通量,以便能够检测更低丰度的 DNA;②在更多类型的临床标本(血液,血浆,脑脊液),以及各种来源(例如哺乳动物,植物,细菌,病毒 DNA 和不同大小的 RNA)的样本中的验证方法的有效性;③将该平台与等温扩增技术结合,由此进一步简化设备,降低费用,提高此项技术在欠发达地区使用的可能。由于能够抵抗非特异性扩增,这一研究平台可以显著加速等温扩增核酸检测的发展并提高其重复性。

早在 20 世纪 30 年代,利用铁磁矩阵从流体中捕获顺磁性粒子的技术被命名为高梯度磁分离(HGMS)。这一过程和理论在 20 世纪 70 年代就被应用于采矿和污水处理。20 世纪 90 年代,Miltenyi 等人对钢棉/免疫特异性磁粉分离系统进行了改进,开发了磁激活细胞分选(MACS)技术。Stephanie I 等报道的 HGMS 核酸提取方法是一种有效的基于磁珠的样品处理方法,它与金标准商用系统一样有效,但更便宜、快速和简单。研究者已经证明,与现有的磁提取方法相比,该设备具有许多优点,包括无需使用一般的实验室设备就可以从黏性高和大体积样品中磁珠分离,这使得该方法在资源有限的环境中可可应用。未来随着对微珠表面化学性质的进一步改造,这种强大的 HGMS 系统有望应用于提取和纯化其他生物标志物。

Xpert-MTB/RIF 法对涂片阴性肺结核(PTB)的敏感性仅有 60%。为了解决目前结核病诊断对 AFB 涂片阴性病例敏感性低的问题,有必要研发更敏感的方法。Sei Won Lee 等利用微流控(SLIM)平台开发了一种简单且无标记的同双功能亚胺酯(HIs)病原体富集方法,可从临床样本中富集含量极低的病原体,然后采用传统的 Mtb PCR 检测。与 Xpert-MTB/RIF 相比,提高了肺结核的诊断敏感性,这为迫切需要新检测技术的涂片阴性的肺结核提供了解决方案。基于 SLIM 分析的半定量或定量 PCR 技术的发展将为解决培养阴性结核或亚临床结核患者的检测提供手段。

上述三种方法的共同特点除了能够高效提取标本中含量很低的核酸之外,都关注了方法自身的简便性和不需要特殊设备的临床需求,目的是为了在结核病负担较重而经济有落后的地区具有可行性。全球终止结核的目标能否实现取决于经济欠发达地区能否开展行之有效的控制结核病的措施,而简单、廉价、高效的诊断方法的可即性是关键环节之一。

点评专家:黄海荣。

第二节　新检测技术的相关研究

病原菌 Mtb 在人群中持续存在的原因是通过无症状潜伏感染(latent tuberculosis infection,LTBI)形成了未来发病的蓄水池。据估计,5%~10% 的 LTBI 人群通常在感染的 2

年时间内会发展成结核病。LTBI 发展为活动性结核的过程和严重程度的病理生物学机制尚不清楚,然而动物研究报告显示早期血源性结核分枝杆菌传播是一个重要因素。此外,肺结核患者发病到治愈(或治疗失败)的过程中,细菌载量对病程的发展有重要的影响。有学者对感染初期和病程期间的结核菌实验室检测进行了研究,以期建立不仅可用于结核病诊断,还可用于抗结核疗效评估的方法。

一、一种基于噬菌体的检测免疫力正常的早期活动性结核患者中检测低水平结核分枝杆菌菌血症的高灵敏度新方法

2020 年 2 月 Verma R 等在 *Clin Infect Dis* 发表了一种能够检测免疫力正常的早期活动性结核患者低水平结核分枝杆菌菌血症的基于噬菌体的高灵敏度新方法的研究。

(1)目的:评估噬菌体法检测免疫力正常的早期活动性结核患者低水平结核菌菌血症的检测效率。

(2)方法:前瞻性地将 HIV 阴性的肺结核(pulmonary TB,PTB)成年患者(年龄 ≥ 18 岁)分为 4 组:①活性 PTB:Xpert-Ultra 阳性或具有临床和放射学疾病特征的呼吸道样本 *Mtb* 培养阳性;②LTBI:在近期 PTB 接触者追踪中发现的无症状的接触者,QuantiFERON-TB Gold Plus(QFT)阳性和胸部 X 线检查(chest X-ray,CXR)正常;③非结核疾病对照组:转诊为 PTB 疑似者,但诊断为非结核疾病,同时微生物学检测排除结核分枝杆菌;④健康对照组:无症状,QFT 阴性且既往无结核病接触史。所有参与者在招募时提供血样进行 Actiphage™ 检测,并接受 12 个月的前瞻性临床随访。在开始抗结核治疗前对 PTB 患者进行取样。此外,LTBI 组在 8~12 周后重复进行 QFT 和噬菌体测试,以便发现 IGRA 血清变化情况。如果参与者在第 2 个时间点是 QFT 阳性并且拒绝抗结核化学预防,则被保留。临床和实验室团队分别对噬菌体检测结果和样本来源进行盲法分组和盲法检测。所有参与者在入组时提供了书面知情同意。Activhage™ 试验(PBD Biotech Ltd)要求从 2ml 等分样品中分离外周血单核细胞(peripheral blood mononuclear cell,PBMC),之后再悬浮于 Activhage™ 培养基中,将样品转移到 Activhage™ 快速试管中,并添加噬菌体 D29。样品在 37℃ 下培养 3.5h 后离心,提取并浓缩上清中的 DNA,并通过 IS6110 的 PCR 扩增检测 *Mtb* DNA。

(3)结果:研究招募了 66 名参与者。在 15 名 PTB 患者中,1 人有粟粒性结核诊断证据,伴有单一的脑结核瘤。其余的患者没有多器官受累的放射学或临床特征。在 18 名 LTBI 参与者中,1 人有 QFT 血清变化且持续 QFT 阳性。所有 LTBI 的 X 光检查由胸部放射科医师报告为正常。非结核性呼吸道疾病对照组的所有 5 名参与者均通过支气管镜排除了 PTB,并对社区获得性肺炎进行了有效的抗生素治疗。15 个 PTB 队列中的 11 个(73%),包括粟粒性病变的病例,以及 18 个 LTBI 接触者中的 3 人 Actiphage™ 阳性。其余的 LTBI 患者和两组对照组的所有受检者 Actiphage™ 阴性。LTBI 组 Actiphage 阳性和阴性的定量 QFT 值和临床/CXR 特征在基线时没有差异。在 PTB 队列 Actiphage™ 阳性与痰涂片阳性相关联,CRP 基线越高,结核分枝杆菌培养报阳时间越短。LTBI 组 Actiphage™ 结果与时间点图吻合,三例 Actiphage-阳性的 LTBI,两例 7 个月后转为活动性培养阳性的肺结核。结核分枝杆菌分离株全基因组序列分析证实了它们来自各自的指示病例。第三位 Actiphage 阳性感

染者有 QFT 血清转化,但在 12 个月的随访后未发生结核。Actiphater 阴性者未发展成结核病。作为有症状的疑似 PTB 患者的临床诊断,Actiphage™ 试验的敏感性和特异性分别为73.3%(95% CI:48.1%~89.1%)和 100%(95% CI:56.6%~100%)。当应用于整个队列基线时,检测 PTB 的特异性为 94.2%(95% CI:84.1%~98.4%),敏感性没有变化。

(4)结论:采用基于噬菌体裂解 DNA 提取技术结合 PCR 可以检测血液中低水平的结核分枝杆菌。

二、结核分枝杆菌载量,疾病严重程度的早期标志:结核分子细菌载量检测的应用

2020 年 7 月 Sabiiti W 等在 *Thorax* 发表一项应用结核分枝杆菌载量作为疾病严重程度早期标志的研究:结核分子细菌载量检测的应用研究。

(1)目的:评估应用用实时定量逆转录 PCR(RT-qPCR)以 16S-rRNA 作为靶标,并以此监测细菌载量变化替代传统培养法用于判断结核病患者治疗反应的准确性。

(2)方法:研究者在撒哈拉以南 3 个高负担国家中,首次对结核分子细菌载量(TB-MBLA)与标准培养方法进行的多中心评估,以评估 TB-MBLA 用于判断治疗应答情况的可靠性。在 3 个国家的 4 个试验地点登记了 213 名未接受治疗的肺结核患者进行治疗反应评估。除了坦桑尼亚的试验点是 PanACEA MAMS-TB 临床试验(NCT01785186)的一部分,采用了不同的治疗方案,所有其他参与者都接受标准的 HRZE 治疗(异烟肼、利福平、吡嗪酰胺和乙胺丁醇)。在治疗前和治疗期间每周收集一系列患者的痰液样本。治疗反应以 TB-MBLA 测定的细菌负荷(估计(e)CFU/ml)为指标,与罗氏培养基和结核分枝杆菌生长指示管(MGIT)培养的培养阳性和 / 或培养阳性时间(TTP)进行比较。采用 Spearman 等级相关法评估抗结核治疗中菌落负荷变化与 TTP 之间的关系。使用 Microsoft Excel 2016(y= 细菌负荷,x= 治疗时间)计算每个患者的痰液清除率,即患者细菌负荷和 TTP 随时间的斜率。患者的“转换”被定义为在 12 周随访结束前从“阳性”变为“阴性(连续两个阴性结果)”,但随后没有恢复到“阳性”。转换日被定义为最后一个阳性结果和第一个确定的阴性结果之间的中点。当 RT-qPCR 定量周期大于 30(细菌载量为零)时,TB-MBLA 检测结果为阴性。基线时细菌载量高于平均水平的患者被归类为“高细菌载量”,而低于平均水平的患者则被归类为“低细菌载量”。高基线细菌载量和低基线细菌载量、HIV⁺ 或 HIV⁻ 和 / 或与标准治疗(对照)方案治疗患者转阴的危害比(HR),采用 Mantel-Cox 和 GehanBreslow-Wilcoxon 试验比较。单因素方差分析(ANOVA)用于检验 TB-MBLA 性能的各试验地点间方差。

(3)结果:213 例患者中,178 例(83.6%)完成 12 周随访,纳入分析。男性 128 例(71.9%),构成大多数病例,47 例(26.4%)HIV 阳性,整个研究组的中位年龄为 33 岁(四分位数间距:27~40 岁)。共有 164 名(92%)患者患有易感结核病。治疗前 2 周菌落清除率较高,≥ 1log10eCFU/ml/ 周。结果,5% 的患者在治疗第 14 天时转为零细菌负荷。到第 8 周和第 12 周,这个数字上升到 40%(71 例),超过队列的一半,58.4%(104 例)。细菌负荷下降与 TTP 升高呈负相关(Spearman r=−0.51,95% CI:−0.56 至 −0.46,P<0.000 1)。8 周时平均菌落负荷降至(1.7 ± 1.4)log10eCFU/ml,12 周时为(0.9 ± 1.2)log10eCFU/ml。MGIT 培养 TTP 的中位数(范围)为 5 天,到 8 周和 12 周分别增加到 21(16~26)天和 25(14~36)天,8 周和 12 周

时分别降至 (1.7±1.4) log10eCFU/ml 和 0.9±1.2log10eCFU/ml, 中位数 (范围) 分别为 5 天和 25 (16~26) 天和 25 (14~36) 天。而 MGIT 起效时间随细菌负荷的降低而增加, 从 5 天增加到 25 天, TB-MBLA 起效时间相同, 为 (5±1) 小时, 与患者的细菌负荷无关。基线细菌载量高的患者在治疗第 8 周和第 12 周转为阴性的可能性较小 (P=0.000 5, HR=3.1, 95% CI: 1.6~5.6 ; P=0.000 8, HR=2.0, 95% CI: 1.3~3.1), 与治疗方案和治疗前 2 周的痰菌清除率无关。在患者特征中, 只有 HIV 合并感染在治疗 12 周时减少了清除细菌负荷的机会 (P=0.02, HR=2.1, 95% CI: 1.2~3.7)。TB-MBLA 结果显示, 利福平 (RIF) 20mg/kg 联合莫西沙星和 RIF 35mg/kg 方案的杀菌效果明显高于对照组, 治疗 12 周时转阴率分别为 89% 和 56%, 与对照组相比, RIF 20mg/kg 联合莫西沙星和 RIF 35mg/kg 方案的杀菌效果明显增强, 转阴率分别为 89% 和 56%。RIF 35mg/kg 方案的结果与 MAMS 研究中的培养结果一致, 尽管研究有来自研究外的额外 HRZE 患者。TB-MBLA 结果在不同实验室条件下可重复, 方差分析 P>0.05, 不受污染影响。

(4) 结论: 研究证明了 TB-MBLA 提供了快速的细菌负荷计数, 它与液体培养对疗效反应模式一致, 可以在更短的时间内能获得结果, 并且在不同的实验室环境下是可重复的。

[专家点评]

动物研究报告早期血源性结核分枝杆菌体内传播是一个重要因素。有学者之前报道了一种利用噬菌体结合 DNA 扩增 (噬菌体 - 重组酶聚合酶扩增) 检测结核分枝杆菌的方法, 该方法利用噬菌体裂解结核分枝杆菌细胞的效率释放 DNA, 用于随后的核酸扩增试验 (NAAT) 检测。通过这种方法, 在受感染牛的血液中发现低级别牛结核分枝杆菌血症的证据, 这些牛有或没有明显疾病的表现。该试剂是否能用于人体检测, 检测隐性感染者和 PTB 的早期诊断潜力尚未开展过研究。Raman Verma 等用噬菌体结合 DNA 扩增 (噬菌体 - 重组酶聚合酶扩增) 检测结核分枝杆菌的方法 (Actiphage™), 在诊断明确的临床队列中检测人类 *Mtb* 感染。结果显示, 在多数免疫能力正常的活动性肺结核患者, 和部分近期接触结核病并发展为活动性的隐性结核感者的血液中检测到结核分枝杆菌。研究者的观察为人 *Mtb* 感染提供了新的病理学视角, 并支持进一步发展 Actiphage 作为一种基于血液的结核病诊断方法。最近的证据支持了人类结核分枝杆菌感染的过渡状态, 称为 "初发结核" ——其特征是临床潜伏期, 但与活动性结核进展风险增加有关, 宿主血液转录谱与疾病重叠。动物和斑马鱼模型早期 *Mtb* 感染的机制研究提出了血源播散在与疾病进展相关的新肉芽肿形成中的重要性。这项研究首次在人类中提出了支持这些观察的一致证据。研究者发现了 3 例 PTB 新近接触者, 血液中可检测出结核分枝杆菌, 持续 3 个月以上, 且一例发生 QFT 血清变化, 支持吸入后结核分枝杆菌转至血液是由先天免疫控制的观点。该亚组的 2 名参与者在 7 个月后进展为结核, 在 3 个月的中期随访中没有临床或放射学证据显示活动性结核。研究者的数据表明, 早期疾病与早期感染期间在血液中检测结核分枝杆菌有关, 并可能通过检测结核分枝杆菌来确定。尽管研究者的研究例数不多, 但血液中可检测出结核分枝杆菌的比例 (16%) 与研究者之前报道的具有结核样宿主转录谱的比例相当。这种关联, 以及结核病进展风险的详细特征, 需要进一步研究。Activhage™ 在 *Mtb* 感染的表型特征和临床疗效方面的额外价值需要进一步研究, 包括开发定量细菌负荷的方法。虽然这项研究是初步的探索, 但它显示了 Actiphage™ 作为感染性肺结核血源性诊断工具的早期应用前景,可以改善不能咳痰患者的早期诊断,并可以对其他不能留痰的人群进行调查,包括肺外结核、儿科结核和粟粒性结核。

结核病治疗需要长达 6 个月或 12 个月的治疗,为了帮助治疗结核病的医生作出更好的决定,需要开发有效的方法来监测患者对治疗的反应。众所周知,高细菌负荷与疗效差相关,但很难测量。细菌负荷的下降是目前可用的治疗反应的最相关标志,但培养在技术上很难标准化,而且并不是所有活的 *Mtb* 杆菌都能被检测到。可替代的更快速的方法包括结核分枝杆菌 DNA 检测,但生物体被杀死后在宿主中的 DNA 存活时间延长,排除了它们用于治疗监测的可能性。Wilber Sabiiti 等用实时逆转录酶定量聚合酶链反应(RT-qPCR),以更丰富的 16S-rRNA 作为靶标,分析了东南部非洲 4 个地点 178 名患者的 1 768 份系列痰样本,可将结核分枝杆菌活菌载量精确量化至 10CFU/ml,并可持续数周的治疗。治疗反应(细菌载量变化)最早可在治疗后 3 天检测到,有助于及早查明治疗反应,有助于反映关于依从性和 / 或耐药性的问题,并有助于识别有治疗失败风险的患者。此外,这种方法简化了对治疗期间 HIV 等合并感染对细菌负荷清除的影响的评估,为个体患者管理的临床决策提供信息和促进临床试验中抗结核药物的快速评估方面具有更高的潜在效用。

点评专家: 黄海荣。

第三章 结核病耐药诊断技术进展

耐药问题是我国结核病控制面临的严峻挑战。虽然近年来,多种耐药新诊断技术已进入临床应用,极大地改善了耐药结核病的实验室诊断水平,尤其是分子诊断技术的广泛应用,改变了传统细菌学耐药诊断耗时过长的不利局面。虽然耐药分子诊断应用越来越广泛,但其依然有明显的缺陷,比如已经发现的耐药基因只能解释部分患者的耐药发生情况,或是现有诊断技术包括的耐药的种类局限等。2020 年,在耐药的新靶点的发现和扩大耐药分子诊断涵盖的药物种类方面取得了一些进展,这些新的发现和新的技术有可能进一步提升结核病耐药的分子诊断水平。

第一节 耐药基因突变检测新方法的研究和耐药基因新靶点的发掘

基因型药敏试验靶基因的选择对于药敏实验的准确性至关重要,全面了解结核分枝杆菌耐药相关基因的遗传信息是确定基因型药敏试验靶基因的基础,而不断地明确抗结核药物和靶基因的相关性,可以进一步完善检测的靶基因数量和扩大基因检测范围从而更准确地诊断耐药。同时,不断优化现有检测方法对于耐药基因插入、缺失和突变的识别能力。本节将重点介绍耐药相关基因的筛选以及新的基因突变的识别方法。

一、结核分枝杆菌复合群中与抗生素耐药相关基因突变的系统进化分析

全面了解结核分枝杆菌复合群(Mycobacterium tuberculosis complex,MTBC)中存在的与抗生素耐药性相关的遗传基因变异是准确解释基于全基因组测序(whole-genome sequencing,WGS)数据的基因型药敏试验(genotypic drug susceptibility testing,gDST)的必要条件。由于 MTBC 本身增长缓慢,gDST 是诊断大多数耐药病例的快速方法,其检测范围已从固定靶基因逐渐过渡到 WGS。事实上,gDST 比表型药敏试验(phenotypic drug susceptibility testing,pDST)更适合由已知机制引起的低度耐药,如乙胺丁醇(ethambutol,EMB)耐药性检测。gDST 的准确性取决于从不改变药物敏感性的天然突变中区分出与耐

药相关的分子标记。由于 MTBC 具有严格的种群结构,没有任何横向基因的转移,因此这些突变体所体现的是丰富的系统发育信息。相反,在 MTBC 系统发育中,如果同源性突变多次单独出现,显然也不是单个亚群的标记。因此,如果在 gDST 检测的设计阶段不考虑这种多样性,可能导致系统性假阳性的耐药结果。事实上,WHO 刚刚修订了线性探针检测报告中的这种假阳性耐药情况,如 Hain GenoType MTBDRsl 方法的 *gyrA A90G* 突变。2020 年3 月德国的 Matthias Merke 团队在 *Genome medicine* 发表一项有关 MTBD 中与抗生素耐药相关基因突变的系统进化分析的最新研究结果。

(1)目的:该研究的目的是对涉及 21 种抗生素耐药的 92 个基因突变进行系统发育信息分类,通过综合分析进化信息和 pDST 数据来识别这些变化中的天然突变。此外,还将寻找新的未知的内源性耐药突变。

(2)方法:对 405 个 MTBC 基因组的系统遗传学多样性进行分析,其中 214 株来自Comas 等人收集的来自 46 个国家的分离株,其余的大部分泛敏感菌株有 69 株来自 Borstel研究中心,122 株来自瑞典卡罗林斯卡大学医院。采用 Illumina 技术进行 GWS。变异(单核苷酸多态性和插入缺失)须满足以下标准:至少有 4 个正向和反向读取数的覆盖,4 个读取数调用等位基因的 phred 得分至少为 20,并且等位基因频率为 75%。进化树表明内部节点 / 分支具有非常好的统计支持(bootstrap ≥ 0.9)。采用 MGIT960 对一线抗结核药异烟肼(isoniazid,INH)、利福平(rifampin,RIF)、EMB 和吡嗪酰胺(pyrazinamide,PZA)进行 pDST,对系统发生(分支特异性)突变进行进一步分类。如果 90% 菌株不存在已知耐药突变且pDST 表现为敏感(菌株数量 >10 株),则认为该突变可能是与耐药无关的天然突变。另外,采用 MGIT960 测定 INH、丙硫异烟胺、氯法齐明(clofazimine,CFZ)和贝达喹啉的最低抑菌浓度(minimum inhibitory concentration,MIC)。

(3)结果:使用先前发布的有 RIF、INH、EMB 和 PZA 的 pDST 数据的 7 000 多菌株,对与耐药不相关的天然突变进行鉴定,该研究发现了 138 个与上述一线抗结核药物耐药无关的天然突变。值得注意的是,研究发现了 5 个群体特异性突变,之前文献报道这些突变与耐药相关,其中包括 *ndh R268H* 突变,该突变被认为与 INH 耐药相关。然而,综合常规 pDST数据和 MIC 数据表明 *ndh R268H* 可能是天然突变,将其归类为谱系 1.1.2 亚群的标识。此外,通过 MIC 检测进一步评价 *ethA M1R、S266R* 和 *G413D* 突变的作用,这些突变之前被认为与丙硫异烟胺和乙硫异烟胺耐药相关。在这些突变中,只有 1 株 ethA M1R 分离株对丙硫异烟胺耐药,这点也是符合预期的,因为这种突变使 ethA 失去了起始密码子而无法进行蛋白翻译。此外,对 Rv1979c V52G 突变菌株进行了 CFZ 的 MIC 测定,其 MIC 仍在 CFZ 敏感的范围内。并且,Xu J 等研究也发现含有这种突变的两个北京基因型分离株没有发生 CFZ耐药,这提示 Rv1979c V52G 可能是与 CFZ 耐药无关的天然突变。

该研究也发现一些特定的亚群对某种抗生素更敏感。例如,观察到药物流出泵亚基(MmpL5)在两种遗传背景(谱系 1.1.1.1 和 4.6 亚群)中存在不同的功能丧失变异体,这可能使其对贝达喹啉和 CFZ 高度敏感。此外,还观察到 eis 及其转录激活因子 whiB7 的功能丧失变异体,这可能使这两种变异体对卡那霉素更敏感。

在多个遗传背景下观察到 27 个独立进化的变异,这显然不是某个系统发育类群的标记。事实上,在这 27 个变异中有几个典型的耐药突变,它们可能是由于暴露到抗生素后产生的(例如 rpoB S450L 和 rpsL K43R)。另一个广为人知的突变是在非洲分枝杆菌 / 动物分支的 pykA 的第 220 个密码子由谷氨酸转变为天冬氨酸,导致细菌不能以甘油作为唯一的碳源生长。已有报道称,这一组中的一些菌株通过回复到谷氨酸,则可恢复在甘油上生长的能力。另外有 2 个菌株也出现上述的情况,即一个谱系 6 菌株(L6-N0060)和牛分枝杆菌 ATCC 19210 变异体(9564-00)。如前所报道的,Rv1979c 在所有非洲分枝杆菌谱系 5 菌株(缺失 Rv1978-Rv1979c)、纳入的 2 株海豹分枝杆菌(缺失 Rv1964-Rv1979c)以及最近衍生的 BCG 变异体(Rv1964-Rv1988)中均缺失。考虑到 Rv1979c 突变与 CFZ 耐药有关,这就增加了 MTBC 中出现 CFZ 天然耐药的可能性。然而,对存在 Rv1979 缺失的非洲分枝杆菌谱系 5 菌株的检测并没有发现对 CFZ 的 MIC 明显升高。

(4)结论:该研究证实了需要对 MTBC 的遗传多样性进行更系统的研究,以指导临床试验的设计,并为新的和现有的抗结核药物确定合理的流行病学临界值提供依据。在这方面,该研究提供的基于 405 株 MTBC GWS 的变异体目录将为解释基因突变和 pDST 的相关性提供坚实的基础。

二、脱氧核酶级联比色法检测结核分枝杆菌的耐药性

耐多药结核和广泛耐药结核日益流行,迫切需要快速的分子药敏试验(molecular drug susceptibility testing,mDST)诊断方法,用于指导制定合适的化疗方案。结核分枝杆菌耐药主要是由编码药物靶点或激活前药的酶基因点突变引起的。目前,mDST 中使用杂交探针来区分单个点突变中的不同核酸是具有挑战性的。例如,Xpert MTB/RIF 所使用的分子信标(molecular beacon,MB)探针可能存在低亲和力和 / 或选择性问题。实际上,结构受限的 MB 探针在识别高度结构化的核酸时效率很低。利用 MB 探针作为信号报告器的 DNA 分裂探针,即使突变位于稳定的茎结构中间,也能区分单碱基替换,这对于 MB 或其他非分裂杂交探针来说是很难实现的。基于 MB 的分裂探针可在更宽的温度范围下表现出更高的分辨能力。目前,具有信号放大能力的分裂探针已被用于细菌 RNA 分析,包括核苷酸替换的鉴别,这也是分裂杂交探针进行即时 mDST 的基础。2020 年 10 月美国的 Yulia V.Gerasimova 团队在 *Biosens Bioelectron* 发表一项基于分裂探针的脱氧核酶级联比色法检测结核分枝杆菌耐药性的最新研究成果。

(1)目的:建立一种结合了分裂探针、视觉信号扩增级联以及通过核酸序列扩增(nucleic acid sequence-based amplification,NASBA)技术进行的等温扩增,首次应用于 *Mtb* 耐药检测。为了方便结果的读取,该研究拟开发一种扩增后信号扩增级联方法,可用裸眼读取结果。为了满足快速检测的需求,拟在 2 小时内报告结果。

(2)方法:BCG 培养至对数期,采用 Trizol 法提取 RNA。将细菌 RNA 进行 NASBA,样品在 65℃孵育 2 分钟,再冷却到 41℃孵育 10 分钟。然后,加入 3μl(4×NASBA 酶)后,与样本在 41℃孵育 30~90 分钟。取 NASBA 的反应产物或合成的 DNA 靶标进行比色反应,50℃孵育 15~60 分钟。样品冷却到室温后,加入高铁血红素(375nM)等试剂进行显色反应。当含有目标序列的样品颜色发生变化时,使用智能手机拍摄照片。同时,使用 NanoDrop 光

谱仪测量样品在 420nm 处的吸光度。

(3) 结果：本研究中所用的脱氧核酶（deoxyribozymes, Dz）级联反应是指对 10~23Dz 和类过氧化物酶（peroxidase-like deoxyribozymes, PDz）的连续催化作用。10~23Dz 被分裂成两个片段，这些片段与靶标片段结合后延伸成结合臂，形成两条分裂脱氧核酶（split deoxyribozymes, sDz）链。底物结合臂被用来识别带有核糖核苷酸裂解位点的受抑制的类过氧化物酶样脱氧核酶（inhibited peroxidase-like deoxyribozymes, IPDz）结构。存在特定的核酸靶标时，S 链和 U 链结合到靶标并杂交形成 Dz 催化核心，将 IPDz 结合臂聚集在一起切割 IPDz。IPDz 裂解释放 PDz，折叠成与高铁血红素有亲和力的 g- 四重体结构。高铁血红素 -PDz 全酶促进了一系列电子转移反应，将无色的 2,2′- 偶氮 - 双（3- 乙基苯并噻唑啉 -6- 磺酸盐）转化为蓝绿色自由基阳离子。一个特定的目标分子触发几个 PDz 分子的释放，从而放大信号。只有当 S 链和 U 链都完全与靶标分子互补时，才能激活 sDz。如果靶标分子存在点突变，则导致 S 链和 U 链之间的杂交不稳定，无法激活下一步的级联放大反应，不能引起肉眼可见的颜色变化。

之所以选择 NASBA 是因为这种等温技术可以产生 2×10^6~5×10^7 个单链 RNA 扩增子。利用 NASBA 扩增 16S rRNA 片段可用于 *Mtb* 检测。然后扩增 *katG* 基因 mRNA 片段，以验证 NASBA 辅助的 sDz/PDz 级联进行 mDST 的可行性。这一目标对于耐多药结核诊断也具有实际意义，因为 RIF 单耐药病例非常罕见。

设计 NASBA 引物分别扩增含 95 核苷酸的 16S rRNA 片段和一个含 143 核苷酸的 *katG* 基因片段。在 12μl NASBA 的反应，0.1pg 或 10pg 的 *Mtb* 16S rRNA 可扩增成 8.3pg/ml 或 833pg/ml。低浓度的 RNA 模板需要 60 分钟完成扩增，而高浓度的 RNA 模板仅需要 45 分钟。如果模板中 RNA 浓度达到 833pg/ml，仅需要 15 分钟的孵育就可以观察到颜色变化，即从无色变成绿色。总之，在 12μl NASBA 反应（8.3pg/ml 预扩增 RNA）中，取 1μl 检测 sDz/PDz 级联，在 2 小时内足以引发肉眼可见的颜色变化。

在细胞中，katG mRNA 的拷贝数少于 rRNA。相应的，需要更高的预扩增 RNA 浓度来触发 sDz/PDz 探针信号。取 1ng 总 RNA（83ng/ml 预扩增 RNA，比 16S rRNA 扩增高 10^4 倍），经 NASBA 反应 60 分钟扩增后，取 1μl 扩增子加入 30μl 含 INH-KatG 级联反应中，足以触发颜色变化。

对于 INH 耐药检测，优化后的级联可以很好地识别野生型和突变型的 *katG* 基因序列。对于 RIF 耐药检测，如果靶点出现 C>T 替换，则 S 链上将形成一个 g T 摆动碱基对，利用 RIF 特定级联可以区分 RIF 敏感和 RIF 耐药。另外，对所有检测效果较好的 sDz/PDz 级联均测定了最低检出限（limit of detection, LOD）。LOD 范围从 1.5nM 到 13nM，接近于已报道的其他 MB 探针，包括 Xpert MTB/RIF 的 MB 探针。sDz/PDz 级联的 LOD 与 MB 探针相似，且允许信号级联放大，比荧光信号的敏感性更高。此外，结果判读不需要仪器，可肉眼直接判读。

(4) 结论：在这项工作中，首次证明了 sDz/PDz 级联可以特异性识别合成靶点或细菌 RNA 经 NASBA 扩增后产物的点突变，且不需要仪器设备，可以在 1.5~2 小时内用肉眼判读结果。因此，本方法适合 *Mtb* 即时诊断和 mDST，也可用于检测其他重要临床细菌的耐药情况。

[专家点评]

目前,分子药敏已经成为快速诊断结核耐药的主要方法。高亲和力的探针则是分子诊断技术的基础。但是,包括 Xpert MTB/RIF 所使用的分子信标(MB)探针可能存在低亲和力和/或选择性问题。Yulia V.Gerasimova 团队研发了利用 MB 探针作为信号报告器的 DNA 分裂探针,该探针可区分位于稳定的茎结构中的单碱基突变,这对于 MB 或其他非分裂杂交探针来说是很难实现的。这项工作结合了分裂探针和视觉信号扩增级联以及核酸序列等温扩增,首次应用于结核分枝杆菌耐药检测。该方法从提取细菌总 RNA 开始到裸眼读取耐药结果,不到 2 小时内即可完成。该方法使结核分枝杆菌的即时诊断和药敏检测更迈进了一步。

近 5 年来,结核分枝杆菌 WGS 技术有了显著的进步,已由科研领域转到临床上对耐药结核的治疗。Navisha Dookie 等报告了一例使用了基于 WGS 对感染细菌的药物敏感性预测,制定个体化方案治疗耐多药结核的病例。WGS 分析在 inhA 编码区检测到一个额外的突变,而 GenoType® MTBDRplus 因没有覆盖此区域而无法检测到。随后,表型药敏试验也证实感染的菌株对 INH 高度耐药。当然,GWS 技术直接应用于临床耐药检测依然存在挑战:第一,由于痰标本中的结核分枝杆菌的 DNA 含量较低,很难满足 WGS 要求;第二,准确解释基于 GWS 的基因型药敏试验结果,检测到的单核苷酸多态性、插入和缺失与特定药物敏感性之间的相关性有待于进一步明确。最近,Matthias Merker 团队利用 405 株结核分枝杆菌的基因组进行系统进化分析 92 个基因与 21 种抗结核药物耐药相关性,发现某些结核分枝杆菌亚群可通过使药物流出泵亚基(MmpL5)的基因失活从而对贝达喹啉和氯法齐明高度敏感。这提示研究者们 GWS 不仅可以帮助发现耐药突变,从而避免使用此类药物治疗。同时,也可以筛选出潜在的超敏感药物,并将其作为核心药物纳入治疗方案。这也可以弥补目前 pDST 的不足,常规的 pDST 多采用的是单一的耐药临界值而无法准确测定药物的 MIC,难以发现超敏药物。相信随着 GWS 技术的进步,未来 GWS 将被广泛应用于临床进行个体化精准治疗。

点评专家:黄海荣。

第二节　即将上市的结核病耐药分子诊断技术的评估

结核分枝杆菌的药敏试验包括表型药敏试验和基因型药敏试验。表型药敏试验至少需要 4~6 周报告结果时间,无法满足临床上快速鉴定耐药的需求。并且,尚有个别药物的药敏实验结果不可靠,如吡嗪酰胺和乙胺丁醇。近年来,已有一系列基因型药敏试验检测试剂盒上市,包括 XpertMTB/RIF 和 GenoType MTBDRplus,目前已广泛应用于临床耐药检测,为患者制定有效的化疗方案提供重要依据。随着常用抗结核药物的耐药机制不断完善,更多的耐药相关基因被鉴定出来。因此,覆盖更多抗结核药物以及靶基因的商品化耐药检测试剂盒不断问世。本节重点介绍 BD MAX™MDR-TB 和 Deeplex®-MycTB 这两种耐药检测试剂盒的评估结果。

一、多中心研究评价 BD MAX™MDR-TB 检测法诊断结核分枝杆菌复合群以及利福平和异烟肼耐药相关突变的准确性

缺乏快速检测 *Mtb* 以及 INH 和 RIF 耐药的方法阻碍了结核病的控制。目前使用的两种快速分子方法，即 XpertMTB/RIF（Cepheid，Sunnyvale，CA）和 GenoType® MTBDRplus（Hain Lifescience，Nehren，Germany）已商业化并用于结核病高流行地区，但都有一定的局限性。Xpert MTB/RIF 检测方法是完全集成、自动化的，并且需要相对较少的人员培训。然而，该检测受仪器通道数量的限制，而且只能检测 RIF 耐药相关突变。GenoType® MTBDRplus 可检测 INH 和 RIF 耐药相关突变，但对 MTBC 检测的敏感性不佳，且操作并不是完全自动化的。因此，亟需研发克服上述问题的耐多药结核检测产品。BD MAX™MDR-TB 检测法可对痰标本进行自动化的定性检测。该方法利用实时定量 PCR 扩增特异性 DNA 靶点并结合荧光特异性杂交探针，检测 MTBC DNA 以及 rpoB、katG 和 inhA 启动子区这些与 MDR-TB 相关的基因突变。该检测是完全自动化的，一次可检测 24 个样品，从测试开始到报告结果的时间不超过 4 小时。2020 年 8 月美国的 Maunank Shah 团队在 *Clinical Infectious Diseases* 在线发表一项关于多中心研究评价 BD MAX™MDR-TB 检测法诊断结核分枝杆菌复合群以及利福平和异烟肼耐药相关突变的准确性的最新研究结果。

（1）目的：评价 BD MAX™MDR-TB 检测法在诊断结核分枝杆菌复合群以及利福平和异烟肼耐药突变的准确性。

（2）方法：该研究进行了前瞻性多中心诊断研究评价体外分子诊断试剂盒（BD MAX™MDR-TB（BD MA））的准确性。痰标本采用 MGIT960 液体培养，MTBC 的鉴定采用 BD MGIT™ TBc 试剂盒。同时，也与 Xpert MTB/RIF 的结果进行比较。多中心的研究地点位于乌干达的坎帕拉、南非的开普敦、印度的浦那和秘鲁的利马。前瞻性纳入有肺结核体征和 / 或症状的成人门诊患者。每份痰标本分为两部分，一部分采用 N- 乙酰 -L- 半胱氨酸消化处理后，再进行姜 - 尼（Ziehl-Neelsen，ZN）染色和金胺 O 染色镜检；取 0.5ml 进行 MGIT960 培养及菌种鉴定，所有培养阳性的标本采用 MGIT960 进行 RIF 和 INH 的药敏试验；另外，取 0.8ml 进行 BD MAX 检测，再取 0.5ml 痰标本处理液进行 Xpert MTB/RIF 检测。另一部分生痰标本直接进行 ZN 染色、金胺 O 染色镜检以及 BD MAX 检测。

（3）结果：该研究纳入 1 053 名疑似结核病患者，BD MAX 检测敏感性为 93%（262/282，95% *CI*：89%~95%）。在非结核病患者中，特异性为 97%（593/610，95% *CI*：96%~98%）。在 BD MAX 阳性和培养阴性的这些结果不一致的标本中，所有报告涂片结果的标本都是阴性的，53%（9/17）是 BD MAX 弱阳性，35%（6/17）有结核病既往史。当使用分枝杆菌培养和 / 或 Xpert MTB/RIF 联合诊断时，BD MAX 对生痰标本的敏感性为 93%（275/297，95% *CI*：89%~95%），特异性为 99%（584/592，95% *CI*：97%~99%）。与培养和 / 或 Xpert MTB/RIF 标准相比，有无结核病病史患者的特异性相似，分别为 98%（147/150）和 99%（437/442）。在所有纳入病例中，确诊结核的阳性预测值和阴性预测值分别为 94%（95% *CI*：91%~96%）和 97%（95% *CI*：95%~98%）。

BD MAX 对生痰标本在 ZN 和荧光染色涂片阳性、培养阳性的标本中，敏感度分别为 100%（148/148，95% *CI*：98%~100%）和 100%（175/175，95% *CI*：98%~100%）。在 ZN 涂片阴

性标本中,敏感性为 85%(114/134,95% *CI*:78%~90%);在金胺 O 涂片阴性标本中,敏感性为 81%(87/107,95% *CI*:73%~88%)。总体而言,确诊结核患者中 7%(19/282)BD MAX 是弱阳性,这些弱阳性标本全部是涂片阴性。

在处理痰标本中,比较 BD MAX 和 Xpert MTB/RIF 对 MTB 诊断的价值。两者之间的敏感性相似 BD MAX 和 Xpert MTB/RIF 的敏感性分别为 91%(249/274,95% *CI*:87%~94%)和 90%(246/274,95% *CI*:86%~93%)。BD MAX 和 Xpert MTB/RIF 的特异性分别为 96%(588/615,95% *CI*:94%~97%)和 98%(604/615,95% *CI*:97%~99%)。在金胺 O 涂片阴性样本中,BD MAX 检测敏感性为 65%(44/68,95% *CI*:53%~75%),而 Xpert MTB/RIF 的敏感性为 59%(40/68,95% *CI*:47%~70%)。

在 273 名 HIV 感染者中,BD MAX 敏感性为 86%(44/51,95% *CI*:74%~93%),特异性为 98%(217/222,95% *CI*:95%~99%)。在 ZN 涂片阳性的样本中,BD MAX 检测 HIV 合并结核病的敏感性为 100%(22/22,95% *CI*:85%~100%),而对 ZN 涂片阴性的 HIV 合并结核病患者的敏感性为 76%(22/29,95% *CI*:58%~88%)。在同时有 BD MAX 和 Xpert MTB/RIF 检测结果的结核病患者中,两种检测方法的敏感性均为 82%(41/50,95% *CI*:69%~90%)。

在纳入的 297 例培养阳性样本中,BD MAX 可检测出其中的 232 例(78%),并且报告了其中 230 例的 INH 和 RIF 的药敏结果。总体而言,202 例(87%)患者对 INH 和 RIF 敏感,29 例(13%)患者对 INH 和 / 或 RIF 耐药。

在 10 例培养阳性经 pDST 证实为 RIF 耐药的样本中,BD MAX 检测 RIF 耐药的敏感性为 90%(9/10,95% *CI*:60%~98%)。在 222 名 pDST 未检测到 RIF 耐药性的 *Mtb* 样本中,BD MAX 对 RIF 耐药检测的特异性 95%(211/222,95% *CI*:91%~97%)。在 11 例 BD MAX 检测为耐药但 pDST 为敏感的样本中,双向测序发现 6 个耐药突变(2 个 D435Y,1 个 D435F,2 个 L430P,1 个 L452P)和 2 个沉默突变(F433F)。此外,1 例样本的 pDST 结果有误,Xpert MTB/RIF 和双向测序(H445N)均显示其对 RIF 耐药。当同时以 Xpert MTB/RIF 和双向测序为金标准时,BD MAX 检测的敏感性为 94%(16/17,95% *CI*:73%~99%),特异性为 98%(200/205,95% *CI*:94%~99%)。

在 27 例培养阳性经 pDST 证实为 INH 耐药的样本中,BD MAX 检测敏感性为 82%(22/27,95% *CI*:62%~92%),4 个 inhA 启动子和 16 个 *katG* 基因突变,2 个同时发生 inhA 启动子和 *katG* 基因突变。在 205 例 pDST 显示为 INH 敏感的样本中,BD MAX 检测的特异性为 100%(205/205,95% *CI*:98%~ 100%)。

(4)结论:在对中低收入国家活动性结核诊断中,BD MAX 检测对确诊肺结核病例的敏感性为 93%,其准确性几乎与 Xpert MTB/RIF 相当。鉴于 BD MAX 检测法对 MTB、RIF 和 INH 耐药具有较高的敏感性和特异性,可作为全球快速检测结核和耐多药结核的一种新的重要诊断工具。

二、使用 Deeplex®-MycTB 对结核分枝杆菌临床标本进行快速的一线和二线药物耐药性检测

耐多药结核和广泛耐药结核分离株的出现给全球的结核病控制带来了极大的挑战,因

此迫切需要快速准确诊断耐药的方法，从而能够迅速启动有效的治疗方案。根据 WHO 指南，pDST 需要长达 6 周才能报告结果，尚有几种药物的结果不可靠和 / 或不标准。mDST 检测方法，如 Xpert MTB/RIF（Cepheid）或 MTBDRplus/sl（Hain Lifesciences）可直接从临床标本中进行药敏检测，但仅靶向特定的耐药突变。当然，上述局限性可以通过 WGS 克服，其可对耐药变异进行最全面的分析。然而，由于痰标本中的 MTBC DNA 含量较低，直接进行 WGS 具有挑战性。为了克服上述困难，2020 年 8 月，在 *European Respiratory Journal* 上发表的由德国博斯特研究中心分枝杆菌分子实验室（Silke Feuerriegel 等）和汉堡艾本德大学医学中心（Florian P.Maurer 等）联合其他单位开发完成一种名为 Deeplex®-MycTB 的结核分枝杆菌分子药敏检测新方法。

（1）目的：评价包含 24 个靶点扩增混合物的一体化深度测序方法 Deeplex®-MycTB 在诊断结核分枝杆菌对抗结核药物耐药的准确性。

（2）方法：该方法覆盖 18 个与耐药相关的区域（rpoB、katG、fabG1、ahpC、inhA、pncA、embB、gidB、rpsL、gyrA、gyrB、ethA、eis、rrs、tlyA、rplC、rrl、rv0678），并能够对 MTBC 分离株进行菌种鉴定和基因分型。然而，关于该试剂盒对耐药检测的诊断效能的报告非常有限。因此，通过与 WGS、pDST 和 / 或 MTBDRplus/sl 的结果比较，在 81 株临床分离株和 50 份临床样本提取的 DNA 中评价了 Deeplex®-MycTB 在药敏检测中的诊断效能。

纳入的临床分离株的 DNA 是从塞拉利昂的 MTBC 分离保藏机构的分离株中提取的。纳入的临床标本是于 2018 年 1—11 月在德国分枝杆菌国家参比实验室采样收集的，于 –80℃储存，进行处理如下：2~5ml 样本经 3% 氢氧化钠 /N- 乙酰 -L- 半胱氨酸消化匀浆以及热灭活后，提取 DNA。最后，取 0.9ng 临床分离株的 DNA 提取物或 9μl 临床样本的 DNA 提取物用于 Deeplex®-MycTB PCR 检测。使用 1ng 制备的扩增子建立 Nextera XT 文库并进行二代测序。

（3）结果：Deeplex®-MycTB 检测试剂盒针对靶标序列对单个样本的平均读取覆盖深度为 2 617~7 593，81 份样本的平均覆盖深度为 4 476。在来自塞拉利昂的 DNA 样本中，Deeplex®-MycTB 在 18 个耐药基因中检测到 466 个突变，而 WGS 检测到其中的 464 个突变。Deeplex®-MycTB 和 WGS 分别将其中的 100 例和 98 例诊断为耐药突变。因此，两种检测方法对所有单核苷酸多态性和耐药突变的总体一致性分别为 99.6% 和 98%。2 个位于 rpoB 和 embB 中的少数耐药突变体（频率低于 50%）出现不一致的结果，通过 Deeplex®-MycTB 检测其发生频率分别为 6.8% 和 4.9%。通过 Deeplex®-MycTB 进行检测时，这两种突变在扩增子的覆盖深度分别为 2 222 和 11 901，但由于相应基因位置上的覆盖深度较低，WGS 未检测到这些突变。

当使用 Deeplex®-MycTB 对 50 份临床样本进行检测时，Deeplex®-MycTB 可对其中的 39 份样本进行全部的耐药检测。通过 Deeplex®-MycTB 软件，所有涂片阳性（1+、2+、3+）样本被分成了 3 个测序分级（1+、2+ 或 3+），上述分级样本可以进行全部药物的耐药性检测。此外，7 份涂片结果不太确定（+/–）的样本中的 5 份（71.4%）和 9 份涂片阴性样本中的 2 份（22.2%）也得到了药敏结果。总的来说，在 11 个检测失败的样本中，有 7 个涂片检查结果为阴性，2 个涂片检查结果为不确定（+/–），2 个没有涂片检查结果。总之，该方法检测到包括

rpoB、*katG*、*inhA*、*pncA*、*embB*、*gidB*、*rpsL*、*gyrA*、*eis*、*rrs* 和 *ethA* 耐药基因的 45 个耐药突变体。其中,26 个为固定突变(频率至少为 97%),5 个为 *rpoB*、*pncA*、*embB*、*rrs* 和 *ethA* 基因的非固定突变(频率低于 97%),14 个是 *rpoB*、*katG*、*ahpC*、*pncA*、*embB*、*gidB*、*rrs*、*gyrA*(n=5)和 *ethA*(n=2)中的少数突变(频率低于 50%)。

对于 MTBDRplus/sl 包括的 16 种固定耐药突变(频率至少为 97%),Deeplex®-MycTB 和 MTBDRplus/sl 在临床样本中的检测结果完全一致。然而,通过 Deeplex®-MycTB 检测到的 3 个少数突变,rpoB(S450L)、katG(S315G)和 gyrA(A90V),在 MTBDRplus/sl 中均未检测到。这有些出乎意料,因为之前的研究表明 MTBDRplus/sl 检测混合菌株样本的阈值较低(≥ 5%)。当然,这主要取决于样品的性质和特定探针的结合能力。

临床样本培养阳性后进行 pDST,对于一线抗结核药物,Deeplex®-MycTB 与 pDST 数据之间的一致性范围为 94.9%(INH)至 97.4%(RIF、PZA、EMB)。对于二线药物,喹诺酮类的一致性为 66.7%,丙硫异烟胺的一致性为 75%,氨基糖苷类、利奈唑胺、贝达喹啉的一致性均为 100%。

(4)结论:该研究结果表明 Deeplex®-MycTB 是一种快速检测结核分枝杆菌药物敏感性的有效方法,其覆盖了 WHO 推荐的 A 组和 B 组药物的所有耐药相关基因,并在 *rpoB*、*katG*、*embB*、*rrs* 基因上覆盖了更大的区域,有可能取代 pDST 用于大部分药物敏感、耐多药结核和广泛耐药结核患者耐药检测。与其他 mDST 检测相比,Deeplex®-MycTB 耐药靶标覆盖更全面,可以更好地发现异质性耐药。未来需要进行大样本量的前瞻性研究以进一步评估 Deeplex®-MycTB 在不同流行病学背景和基础设施下的诊断效能。

[**专家点评**]

当前,基因型药敏试验已是诊断大多数耐药结核的快速方法,随着技术的发展和创新,新的分子药敏诊断方法层出不穷。BD 公司新研发的 BD MAX™MDR-TB 检测法,可对痰标本进行自动化的定性检测。该方法利用实时定量 PCR 扩增特异性 DNA 靶点,通过荧光特异性杂交探针检测结核分枝杆菌 DNA 以及 rpoB、katG 基因和 inhA 启动子区与耐多药结核病相关的耐药性突变。BD MAXMDR-TB 检测法对确诊肺结核病例的敏感性为 93%,其准确性几乎与 Xpert MTB/RIF 相当。鉴于 BD MAXMDR-TB 检测法对诊断结核、利福平和异烟肼耐药具有较高的敏感性和特异性,可作为全球快速诊断结核和耐多药检测的一种新型诊断工具。此外,Stefan Niemann 研究团队报道了一种名为 Deeplex®-MycTB 的包含 24 个靶点扩增混合物的一体化深度测序方法。对于培养阳性标本,Deeplex®-MycTB 和 WGS 两种方法检测单核苷酸多态性的一致性为 99.6%,检测耐药突变的一致性为 98%。Deeplex®-MycTB 与表型药敏实验结果之间的一致性范围为 94.9%(异烟肼)至 97.4%(利福平、吡嗪酰胺、乙胺丁醇)。对于二线药物,一致性范围为 66.7%(喹诺酮类)至 75%(丙硫异烟胺)和 100%(氨基糖苷类、利奈唑胺、贝达喹啉)。Deeplex®-MycTB 检测的优势在于覆盖了所有 WHO 推荐的 A 组和 B 组药物的耐药相关基因,并在 *rpoB*、*katG*、*embB*、*rrs* 基因覆盖了更大的区域,未来需要进行大样本量的前瞻性研究以进一步评估 Deeplex®-MycTB 在不同流行病学背景和基础设施下的诊断效能。

专家点评:黄海荣。

第四章　新技术的临床应用价值评估

快速诊断对于结核病的防控十分重要。Xpert MTB/RIF（Xpert）技术可在 2 小时内报告结果而且灵敏度较高，Xpert 使结核病即时诊断成为了现实。Cepheid 公司又推出更灵敏的 Xpert MTB/RIF Ultra（Xpert Ultra）技术，新一代 Xpert Ultra 不仅可缩短检测时间，而且最低检出限大为降低，希望能提高涂片阴性肺结核、肺外结核以及 HIV 合并结核病患者的诊断灵敏度。脂阿拉伯甘露聚糖（LAM）尿检是一种快速、便宜、床旁的检测技术。目前在用的商品化 LAM 方法为 AlereLAM，50~60 分钟即可报告结果，但在免疫功能正常的患者中 AlereLAM 的灵敏度较低。近年研发出一种更灵敏的 LAM 方法即 FujiLAM，希望能提高 HIV 阴性结核病的诊断灵敏度。

第一节　实时荧光定量核酸扩增检测 技术对结核病的诊断准确性

实时荧光定量核酸扩增检测技术（Xpert MTB/RIF，简称 Xpert）是目前结核病实验室诊断领域最先进的技术之一，但 Xpert 还存在检测少菌型标本灵敏度不足、将 *rpoB* 基因沉默突变判定为假阳性等缺点。新一代超敏 Xpert 即 Xpert Ultra 对检测系统进行了改进，Xpert 的最低检出限为 131 个菌落形成单位（colony forming unit，CFU）/ml，Xpert Ultra 的最低检出限下降为 11.8CFU/ml。此外，Xpert 报告结果时间为 110 分钟，Xpert Ultra 报阳时间为 77 分钟，报阴时间为 66 分钟。新一代 Xpert Ultra 不仅可缩短整个检测时间，而且在少菌型标本中灵敏度大为提高。2017 年 WHO 推荐 Xpert Ultra 替代 Xpert 用于结核病诊断，但 Xpert Ultra 应用于临床前仍需在不同地区、不同疾病的患者中进行大样本评估。2020 年研究者评估了 Xpert Ultra 对核性脑膜炎、结核性胸膜炎和肺结核的诊断价值。

一、Xpert Ultra 在 HIV 合并结核性脑膜炎中的诊断价值：一项前瞻性验证研究

Xpert 在细菌学确诊的结核性脑膜炎患者中灵敏度达 45%~67%，Xpert Ultra 的灵敏度与 Xpert 相比大为提高。2020 年 3 月乌干达的 Cresswell FV 等团队在 *Lancet Infect Dis* 发

表一项关于 Xpert Ultra 在 HIV 共感染结核性脑膜炎患者中诊断价值的最新研究结果。

（1）目的：应用新鲜 CSF 标本评估 Xpert Ultra 在 HIV 阳性人群中诊断结核性脑膜炎的价值。

（2）方法：该研究前瞻性连续纳入来自穆拉戈国家参比实验室和乌干达的坎帕拉和姆巴拉拉区参比实验室的疑似脑炎成人患者（≥ 18 岁）。收集至少 6ml 的脑脊液（cerebrospinal fluid，CSF）于无菌瓶中。在结核分枝杆菌的检测中，CSF 在 3 000g 下离心 20 分钟，去除上清液并将沉淀物再悬浮在剩余的 2ml CSF 中，并涡旋混匀。CSF 重悬液均分为 4 份，每份 0.5ml 分别用于 Xpert Ultra、Xpert、培养检测和 –80 ℃保藏。以结核性脑膜炎统一病例定义的确诊结核性脑膜炎或很可能结核性脑膜炎以及复合微生物学参考标准为金标准，计算 Xpert Ultra 的准确性。复合微生物学参考标准为：CSF 经涂片镜检、Xpert、Xpert Ultra 和 MGIT 培样检测任一为阳性者。

（3）结果：2016 年 1 月—2019 年 1 月共连续纳入 466 例人类免疫缺陷病毒（human immunodeficiency virus，HIV）阳性成年疑似脑炎并做腰穿的患者，排除 262 例诊断为隐球菌性脑膜炎的患者，204 例患者用 Xpert Ultra 诊断是否为结核性脑膜炎，其中 195 例（96%）为 HIV 阳性 CD4 T 细胞平均为 46 个细胞 /μl。这些患者中包括 39 例（19%）疑似与结核病共感染者 CSF 隐球菌抗原阳性；还有 31 例（15%）患者血清中隐球菌抗原阳性而 CSF 中隐球菌抗原阴性。收集的患者 CSF 体积中位值为 11ml（IQR：7~15），完成常规的微生物和生化检测后，尚有中位值为 8ml（IQR：5~11）的 CSF 可用于结核病检查。186 例（91%）患者的 CSF 外观清亮，18 例（9%）CSF 外观浑浊。基线数据显示在微生物确诊和非确诊的结核性脑膜炎患者间白细胞增多、糖、蛋白、乳酸浓度均无统计学差异。204 例接受结核性脑膜炎诊断检查的患者中 39 例 Xpert Ultra 阳性。39 例患者中 24 例 Xpert 阳性，24 例培养阳性。165 例为 Xpert Ultra 阴性，在复合微生物学参考标准中 162 例为阴性，3 例为阳性。9 例患者仅 Xpert Ultra 阳性，而 Xpert 和培养均为阴性。当把 Xpert Ultra 结果纳入诊断标准后，204 例患者中 51 例（25%）被诊断为确诊结核性脑膜炎或很可能结核性脑膜炎。若不纳入 Xpert Ultra 结果，44 例（22%）被诊断为确诊结核性脑膜炎或很可能结核性脑膜炎。42 例确诊结核性脑膜炎患者中 5 例（12%）CSF 隐球菌抗原阳性，包括 2 例（5%）真菌培养阳性。42 例确诊结核性脑膜炎患者中 17 例（40%）在住院期间死亡，死亡时间中位数为 4 天（IQR：2~6）。162 例其他脑炎组中 143 例患者具有住院结果，其中 19 例（13%）在住院期间死亡。以结核性脑膜炎统一病例定义（确诊结核性脑膜炎或很可能结核性脑膜炎）为金标准时，Xpert Ultra、Xpert 和培养的灵敏度分别为 76.5%、55.6% 和 61.4%。以复合微生物学参考标准为金标准时，Xpert Ultra、Xpert 和培养的灵敏度分别为 92.9%、65.8% 和 72.2%。无论以哪种标准为金标准，在结核性脑膜炎诊断中 Xpert Ultra 均优于 Xpert。以结核性脑膜炎统一病例定义为金标准时，Xpert Ultra 的灵敏度显著高于 MGIT 培养（76.5% vs 61.4%，$P=0.02$）；以复合微生物学参考标准为金标准时，Xpert Ultra 的灵敏度高于 MGIT 培养（92.9% vs 72.2%，$P=0.092$），但差异无统计学意义。以结核性脑膜炎统一病例定义为金标准时，Xpert Ultra 的阴性预测值为 92.7%。如果仅包括 117 例全部做了 Xpert Ultra、Xpert 和培养的病例，这三种检测方法间则无统计学差异。39 例 Xpert Ultra 阳性患者中 14 例为"trace 检出"，10 例为结核菌 DNA

含量"极低",7例为结核菌 DNA 含量"低",5例为结核菌 DNA 含量"中",0例结核菌 DNA 含量"高",3例结果为未知。14份 Xpert Ultra "trace 检出"的样本,仅有4份为 Xpert 阳性(3份"极低"和1份"低"),6份为培养阳性。CSF 培养报阳中位时间为14天(IQR: 10~15)。"Trace 检出"样本的培养报阳平均时间为15天(13~15),"极低"为15天(12~15), "低"为12天(9~21),"中"为9天(8~9)。Xpert Ultra 或 Xpert 均未检测到利福平耐药病例。 14份 Xpert Ultra "Trace 检出"的样本中13份利福平药敏结果不确定。本研究中未做以培养为基础的表型药敏试验。142份 MGIT 培养的样本中13份(9%)报告为污染。当进一步以结核性脑膜炎的 MRC 疾病程度分层分析时,以复合微生物学参考标准为金标准时,Xpert Ultra 的灵敏度在1级疾病组为100%,在2级疾病组为96%,在3级疾病组为82%。以结核性脑膜炎统一病例定义为金标准时,Xpert Ultra 的灵敏度在1级疾病组为100%,在2级疾病组为74%,在3级疾病组为69%。随着 MRC 疾病程度级别升高,Xpert 和培养的灵敏度都呈下降趋势。45例确诊隐球菌脑膜炎且临床无结核共感染者的 CSF 样本 Xpert Ultra 均呈阴性,该结果说明假阳性(如实验室污染)为罕见事件(特异度为100%)。单因素分析结果显示格拉斯哥昏迷量表评分低于15,CSF 白细胞增多,CSF 中糖含量降低、蛋白含量升高、乳酸浓度升高与结核性脑膜炎的微生物学确诊呈正相关。在多因素分析中未纳入 CSF 乳酸浓度的对数值,因为大量数据缺失。多因素分析结果显示降低的 CSF 乳酸浓度的对数值仍与结核性脑膜炎的微生物学确诊呈正相关,尽管多因素分析的模型中只纳入了101例具有完整数据的患者信息。用于结核病检测的 CSF 中位体积为8ml(IQR:5~11),若将 CSF 的体积加倍后离心再检测,则结核性脑膜炎的确诊率提高40%,尽管未达到统计学差异。9例仅 Xpert Ultra 阳性的患者中6例在入组前已开始了抗结核治疗,治疗中位时间为28天(IQR:17~35)。

(4)结论:Xpert Ultra 诊断结核性脑膜炎的灵敏度显著高于 Xpert 和 MGIT 培养。然而,Xpert Ultra 的阴性预测值为93%,不能作为排除试验。结核性脑膜炎的诊断仍需临床判断和新的高灵敏度的床旁检测技术。

二、Xpert Ultra 与 Xpert 诊断结核性脑膜炎的比较:一项前瞻性、随机对照、诊断准确性研究

Xpert 诊断结核性脑膜炎的灵敏度受 CSF 体积、检测前 CSF 是否经过离心以及所选择的金标准的影响。2020年3月越南的 Donovan J 团队在 Lancet Infect Dis 发表一项关于 Xpert Ultra 与 Xpert 诊断结核性脑膜炎准确性的最新研究结果。

(1)目的:大样本、随机对照、前瞻性比较 Xpert Ultra 与 Xpert 诊断结核性脑膜炎的准确性,以更好地定义 Xpert Ultra 诊断结核性脑膜炎的价值。

(2)方法:来自越南单中心的疑似结核性脑膜炎成人患者(≥16岁)在基线时被随机分配到脑脊液接受 Xpert Ultra 检查组或 Xpert 检查组。6ml 的 CSF 用于分枝杆菌试验,如果 CSF 少于6ml,仍进行试验,并记录所有 CSF 体积。CSF 在3 000g 下离心15分钟,去除上清液并将沉淀物再悬浮在剩余的500μl CSF 中,其中100μl 用于 Ziehl-Neelsen 涂片,200μl 用于分枝杆菌培养,200μl 用于 Xpert Ultra 或 Xpert 检测。根据初始随机分组,在结核性脑

膜炎患者开始治疗 3~4 周后行 CSF 重检。根据已发表的结核性脑膜炎临床研究的统一病例定义,患者被分为确诊结核性脑膜炎、很可能结核性脑膜炎、可能结核性脑膜炎或非结核性脑膜炎。诊断标准中未包括 Xpert Ultra 或 Xpert 结果。以临床诊断和结核分枝杆菌培养为金标准,计算 Xpert Ultra 和 Xpert 的灵敏度、特异度、阳性预测值和阴性预测值,并根据患者的 HIV 状态进行了分层分析。

（3）结果:2017 年 10 月—2019 年 2 月连续入选了 205 例患者,随机分配给 Xpert Ultra 组 103 例,Xpert 组 102 例;204 例获得了最终诊断结果,其中确诊结核性脑膜炎 82 例 (40%),很可能结核性脑膜炎 6 例(3%),可能结核性脑膜炎 20 例(10%),非结核性脑膜炎 96 例(47%)。患者的基线变量(包括年龄和性别)、患者疾病严重程度、HIV 状态、CSF 体积、CSF 参数在 Xpert Ultra 和 Xpert 组间都比较一致。Xpert Ultra 组 MGIT 培阳中位时间为 15 天(IQR:10~18),Xpert 组为 18 天(IQR:13~20)。以确诊结核性脑膜炎、很可能结核性脑膜炎、可能结核性脑膜炎为金标准,Xpert Ultra 和 Xpert 的灵敏度分别为 47.2% 和 39.6% (P=0.56)。Xpert Ultra 和 Xpert 的特异度均为 100%。以分枝杆菌培养为金标准,Xpert Ultra 和 Xpert 的灵敏度分别为 90.9% 和 81.8%,特异度分别为 93.9% 和 96.9%。在确诊结核性脑膜炎和很可能结核性脑膜炎中(58.1% vs 48.4%,P=0.52)与在确诊结核性脑膜炎中(59.5% vs 55.3%,P=0.87),Xpert Ultra 和 Xpert 的灵敏度相似。当考虑到 Xpert Ultra、Xpert、涂片、培养阳性 CSF 的分布与重叠时,所有 Xpert Ultra 或 Xpert 阳性病例的涂片、MGIT 培养或两者均呈阳性。6 个样本 Xpert Ultra 报告错误,无 Xpert 报告错误的样本,8 个样本 MGIT 培养污染。所有检测样本的 CSF 体积没有显著差异,CSF 体积好像并不影响 Xpert Ultra 或 Xpert 的阳性率。无论在单因素分析还是在多因素分析中,女性均与结核性脑膜炎细菌学阳性率降低相关,而在多因素分析中所有其他因素均与结核性脑膜炎细菌学阳性率不具有相关性。202 例入组患者中有 127 例(63%)进行了 HIV 检测,108 例入组患者中有 100 例(93%)至少为可能结核性脑膜炎。31 例为 HIV 共感染患者[65 例 Xpert Ultra 组中有 17 例(26%),62 例 Xpert 组中有 14 例(23%)]。在未感染 HIV 的入组患者中,Xpert Ultra 并不比 Xpert 更灵敏。在这些患者中 Xpert Ultra 和 Xpert 的特异度均为 100%。HIV 共感染的患者,以确诊结核性脑膜炎和很可能结核性脑膜炎为金标准,Xpert Ultra 和 Xpert 的准确性相似(81.8% vs 83.3%,P=1.0);以确诊结核性脑膜炎、很可能结核性脑膜炎和可能结核性脑膜炎为金标准,Xpert Ultra 和 Xpert 的灵敏度分别为 64.3% 和 76.9%(P=0.77),Xpert Ultra 和 Xpert 的特异度均为 100%。以结核分枝杆菌培养为金标准,Xpert Ultra 和 Xpert 在 HIV 未感染的患者中灵敏度分别为 83.3% 和 60.0%(P=0.55),在 HIV 共感染的患者中灵敏度均为 100%(P=1.0)。Xpert Ultra 组(10 份)和 Xpert 组(13 份)结核菌 DNA 含量"中"和"低"的样本数相似,说明两组患者的 CSF 基线菌浓度相似。25 份 Xpert Ultra 阳性的 CSF 中 15 份(60%)为结核菌 DNA 含量"极低"或"trace 检出",而在 21 份 Xpert 阳性的 CSF 中仅有 8 份(38%)为结核菌 DNA 含量"极低"或"trace 检出"。在 46 份阳性样本中有 8 份(17%)为利福平耐药,25 份 Xpert Ultra 阳性的 CSF 中 5 份(20%)利福平耐药,21 份 Xpert 阳性的 CSF 中 3 份 (14%)利福平耐药。5 份在 Xpert Ultra 中为"trace 检出"的样本药敏结果皆不确定。有 22 例 Xpert Ultra 和 Xpert 为阳性的患者利福平药敏试验结果为阴性。45 例 CSF 培养阳性的患者中 8 例为表型药敏显示为利福平耐药,这 8 例患者均被 Xpert Ultra(5 例)和 Xpert(3 例)诊断为利福平耐药。在 49 例接受抗结核治疗的患者中进行了常规随访 CSF 取样和检测,27 例在 Xpert Ultra 组,22 例在 Xpert 组。两组 CSF 体积的中位值均为 5.5ml。基线检测时 Xpert Ultra 组 13 例(48%)阳性,Xpert 组 8 例(36%)阳性。经过平均 27 天的抗结核治疗,6 例 Xpert Ultra 组患者为阳性;经过平均 28 天的抗结核治疗,2 例 Xpert 组患者为阳性。与基线数据相比,经过 3~4 周的抗结核治疗,Xpert Ultra 组的 13 例阳性患者中仍有 5 例(38%)为阳性,Xpert 组的 8 例阳性患者中仍有 2 例(25%)为阳性。

(4)结论:在结核性脑膜炎的诊断中 Xpert Ultra 并不优于 Xpert,无论是在 HIV 阴性还是在 HIV 共感染的患者中。Xpert Ultra 或 Xpert 阴性并不能排除结核性脑膜炎。在结核性脑膜炎诊治中迫切需要新的诊断策略。

三、Xpert Ultra 在多中心队列研究中诊断结核性胸膜炎的准确性

由于胸腔积液中含菌量较低,各种微生物学和分子生物学诊断技术的灵敏度均较低。Xpert Ultra 在诊断少菌型结核病中的表现较好,但在诊断结核性胸膜炎中的研究还很少。2020 年 2 月中国的 Wang G 团队在 *Chest* 发表一项关于 Xpert Ultra 诊断结核性胸膜炎准确性的最新研究结果。

(1)目的:系统研究 Xpert Ultra 诊断结核性胸膜炎的价值。

(2)方法:2016 年 8 月—2017 年 7 月连续收集 4 家医院(北京胸科医院、北京朝阳医院、北京老年医院和北京医院)疑似结核性胸膜炎患者的胸腔积液。对胸腔积液同时行涂片查抗酸菌、分枝杆菌培养、Xpert 和生化检查。另外将 10ml 胸腔积液分装后冻存于 −80℃ 备用。Xpert Ultra 检测使用的就是冻存于 −80℃ 的胸腔积液标本。对于所有培养阳性的结核分枝杆菌均行表型药敏试验。纳入的疑似结核性胸膜炎患者共分为 3 组:①确诊组:至少一个生物样本(包括胸腔积液、痰或胸膜活检组织)经涂片镜检、培养或 Xpert 检测任一为阳性者。在患者纳入阶段,未进行 Xpert Ultra 检测,因此患者分组时不包括 Xpert Ultra 结果;②临床诊断组:标本未达到病原学确诊标准,但临床医生根据临床表现、胸腔镜报告和影像学检查、自入组研究起随访 12 个月等结果判定为结核性胸膜炎者;③非结核病组:被诊断为其他疾病,或实验室检测未提示结核病且患者在未接受抗结核治疗的情况下病情好转者。

(3)结果:本研究共纳入 317 例疑似结核性胸膜炎患者,排除 25 例(13 例培养过程中污染、3 例 Xpert 结果不确定、2 例 Xpert Ultra 结果不确定、7 例失访),最终 292 例纳入研究,包括 208 例结核性胸膜炎患者(117 例为确诊者和 91 例为临床诊断者)和 84 例非结核病患者(42 例恶性胸腔积液患者、33 例渗出性胸腔积液患者、5 例肺炎旁胸腔积液患者、3 例肺部感染患者、1 例胞内分枝杆菌感染者)。纳入患者人口统计学和临床特征显示,与非结核病患者相比结核性胸膜炎患者年龄更小[52 岁(15~86)vs 34 岁(15~89),$P<0.001$],结核性胸膜炎患者合并糖尿病比例高于非结核病患者(14.90% vs 4.76%,$P=0.016$),所有患者均为 HIV 阴性。Xpert Ultra 对结核性胸膜炎诊断的灵敏度和特异度分析:在 208 例结核性胸膜炎患者中,3 例抗酸涂片镜检为阳性,56 例结核分枝杆菌培养阳性,40 例 Xpert 检测阳性,92 例 Xpert Ultra 检测阳性。Xpert Ultra 检测的灵敏度(44.23%,92/208)显著高于培养(26.44%,

55/208，$P<0.001$）、Xpert（19.23%，40/208，$P<0.001$）和抗酸涂片镜检（1.44%，3/208，$P<0.001$）。在培阳标本中，Xpert Ultra 检测的灵敏度（83.64%，46/55）也显著高于 Xpert（50.91%，28/55，$P<0.001$）。Xpert Ultra 与培养联合检测时，灵敏度提高至 48.56%（101/208），高于 Xpert Ultra 单独检测的灵敏度 44.23%（92/208）（$P=0.376$），但差异无统计学意义。4 种方法的特异度分别为涂片镜检 100%（84/84）、培养 100%（84/84）、Xpert 与 Xpert Ultra 均为 98.67%（83/84）；1 例恶性胸膜癌患者被 Xpert 和 Xpert Ultra 检测为假阳性。未纳入 Xpert Ultra 结果时 68 例患者的胸腔积液经涂片镜检、培养或 Xpert 检测任一为阳性，其中有 3 例涂片阳性，55 例培养阳性，40 例 Xpert 阳性。纳入 Xpert Ultra 结果后共有 102 例患者被定义为胸腔积液病原学阳性患者。在这 102 患者中仅由 Xpert Ultra 检测阳性者 34 例，仅培养阳性者 8 例，仅 Xpert 检测阳性者 1 例，仅涂片检测阳性者 0 例。将 Xpert Ultra 阳性纳入为确诊条件时，18 例临床诊断患者可被归类为确诊患者，对所有 208 例结核性胸膜炎患者而言，确诊率从 56.25%（117/208）提升至 64.90%（135/208）。与 Xpert Ultra 检测阳性相关的影响因素分析：多因素分析结果显示 Xpert Ultra 检测阳性胸腔积液样本与阴性样本相比 ADA 水平更高[（46.15 ± 15.87）U/L vs（61.33 ± 29.10）U/L，$P=0.046$]和葡萄糖水平更低[（4.12 ± 2.69）mg/dl vs（5.42 ± 2.04）mg/dl，$P=0.019$]。Xpert Ultra 检测阳性还与胸腔积液中结核分枝杆菌的载量呈正相关（$OR=8.894$；95% CI：3.793~20.851）。Xpert Ultra 诊断利福平耐药的准确性分析：所有患者中共有 55 例培养阳性并获得了表型药敏结果，其中 Xpert Ultra 报告了 36 例患者的利福平药敏情况和 10 例"trace 检出"；Xpert 报告了 27 例患者的利福平药敏情况和 1 例耐药结果不确定。共有 26 例患者同时具有表型药敏结果和合格的 Xpert 和 Xpert Ultra 药敏结果。Xpert Ultra 和 Xpert 均正确识别了 5 例利福平耐药和 21 例利福平敏感患者。因此，两者的灵敏度和特异度均为 100%。此外，在 153 例胸腔积液培养阴性的患者中，Xpert Ultra 报告了 17 例患者的利福平药敏情况，其中 2 例为利福平耐药；Xpert 报告了 12 例患者的利福平药敏情况，其中 1 例为利福平耐药。平均报阳时间分析：Xpert Ultra 检出阳性样本的半定量报告结果分布如下，5.43%（5/192）结核菌 DNA 含量"中"，14.13%（13/192）结核菌 DNA 含量"低"，38.04%（35/92）结核菌 DNA 含量"极低"，42.39%（39/92）"trace 检出"，无结核菌 DNA 含量"高"的标本。结核菌 DNA 含量"中"的样本培养阳性所需的时间（13.25 ± 5.56）天显著低于 Xpert Ultra 检测阴性[（32.33 ± 14.64）天，$P=0.013$]、"Trace 检出"[（27.30 ± 10.58）天，$P=0.011$]和结核菌 DNA 含量"极低"[（23.50 ± 7.00）天，$P=0.009$]的样本。Xpert Ultra 检测阴性、"trace 检出"和结核菌 DNA 含量"极低"和结核菌 DNA 含量"低"（23.00 ± 7.31）天的样本培养阳性所需的时间没有统计学差异（均 $P>0.05$）。

（4）结论：在结核性胸膜炎和利福平耐药的诊断中 Xpert Ultra 优于培养和 Xpert，Xpert Ultra 可加速临床上结核性胸膜炎的合理治疗。

四、在 HIV 高流行且复治结核病高负担地区 Xpert Ultra 和 Xpert 对结核病的诊断价值研究

2020 年 1 月，在 *Lancet Respiratory Medicine* 上发表的由南非斯泰伦博斯大学医学和人类健康学院南非医学理事会结核病研究中心（Hridesh Mishra 和 Grant Theron 等）和瑞士日内瓦 FIND 基金会(Samuel G Schumacher 等)联合其他单位完成的对 Xpert-MTB/RIF-Ultra (以下简称 Ultra)检测方法应用范围的研究。

(1)目的:评估抗结核治疗史对 Xpert Ultra 特异度的影响,以及不同 Xpert Ultra 半定量重新分类策略对于灵敏度和特异度的影响。

(2)方法:在这项双队列诊断准确性研究中,纳入了来自南非患者的痰样本,以培养为金标准评价 Xpert Ultra 和 Xpert 的准确性。对于第一个队列(队列 A),入组了南非开普敦 Scottsdene 诊所的具有疑似结核病症状的成人患者(年龄 ≥ 18 岁)。队列 A 的每例患者采集 3 份痰样本,其中 2 份痰样本在首次访视时留取,1 份用于 Xpert 检测,另 1 份用于培养;第 3 份痰样本留取第二天的晨痰用于 Xpert Ultra 检测。另外一个队列(队列 B)的患者为疑似结核病和具有近期结核病史(≤ 2 年),这些患者的痰样本送至国家卫生实验室服务机构,痰标本经去污染处理后,随机分配(1:1)用于 Xpert Ultra 或 Xpert 检测。对于两个队列,均计算了 Xpert Ultra 和 Xpert 的灵敏度和特异度,并评价不同方法解释 Xpert Ultra "trace 检出"结果的影响。

(3)结果:2016 年 2 月—2018 年 2 月队列 A 入组 302 例疑似结核病患者,其中 144 例 (48%)为女性,158 例(52%)为男性,总体年龄中位数为 36 岁(IQR:26~49)。对 302 例患者中 239 例(79%)患者的样本进行了头对头分析。239 例患者中 72 例(30%)结核分枝杆菌培养阳性,68 例具有涂片结果,其中 43 例(63%)为涂片阴性。培养阴性的患者具有抗结核治疗史的比例较培养阳性的患者高(41%,69/167 vs 22%,15/69)。培养阳性的患者中黑人 (19%,14/72 vs 10%,16/167;P=0.035)和 HIV 阳性率(29%,21/72 vs 16%,27/166;P=0.023)显著高于培养阴性的患者。培养阳性的患者较培养阴性的患者死亡率更高[肺结核症状评分 TBscore II 3(IQR:2~4)vs 2(IQR:2~3),P<0.000 1],血红蛋白浓度更低[(13g/dL(11~14) vs 15g/dL(14~16);P<0.000 1]。对于队列 B,2016 年 12 月~2017 年 12 月共收集到 352 例患者的 831 份合格痰样本。346 份样本中 95 份(27%)培养阳性,84 份具有涂片结果,其中 36 例(43%)为涂片阴性。队列 B 中男性(60%,212/351 vs 51%,123/239)和 HIV 阳性率(44%,124/283 vs 20%,48/238;P<0.000 1)显著高于队列 A。在队列 A 中,Xpert Ultra 和 Xpert 的灵敏度分别为 87% 和 81%,差异无统计学意义(P=0.37)。与 Xpert 相比,Xpert Ultra 的特异度(99% vs 90%,P=0.001)和阳性预测值(96% vs 78%,P=0.004)显著降低,而两者的阴性预测值差异不显著(P=0.57)。根据 HIV 状态分层分析结果显示,在 HIV 阳性和 HIV 阴性的患者中 Xpert Ultra 的灵敏度无显著差异(P=0.42)。HIV 阳性患者比 HIV 阴性患者的 Xpert Ultra 阴性预测值显著降低(P=0.030)。Xpert 结果的趋势与此类似。在涂片阴性的患者中,Xpert Ultra 与 Xpert 的灵敏度相似(P=0.45)。14 例培养阳性的患者 Xpert 阴性,而其中 7 例(50%)Xpert Ultra 阳性(其余的 7 例 Xpert Ultra 也是阴性)。3 例培养阳性 Xpert Ultra 阴性的患者,Xpert 阳性。因此,在病例检测中 Xpert Ultra 提高了 8%(4/52)的阳性率。根据 HIV 的状态,Xpert Ultra 的特异度在 HIV 阳性的患者中显著低于 HIV 阴性的患者(P=0.038)。而且特异度在有结核病史的 HIV 阳性培养阴性的患者中较 HIV 阴性培养阴性的患者中降低得更多(59%,16/27 vs 38%,53/139;P=0.042)。Xpert Ultra 的特异度在复治患者中比初治患者中显著降低(83% vs 945,P=0.022),而 Xpert 的特异度不受影响(100% vs

97%，P=0.16）。这种影响不受 HIV 状态的影响，在 HIV 阳性的患者中 Xpert Ultra 的特异度在初治患者中比复治患者中显著升高（100% vs 63%，P=0.021）。在非头对头的比较中 Xpert 的趋势类似。对于 Xpert Ultra 阳性培养阴性的患者进行了随访[n=18，随访中位天数为 435 天（IQR：347~533）]。对于初始检测 Xpert Ultra 和 Xpert 阳性（n=3）或仅 Xpert Ultra 阳性（n=15）但培养阴性的患者，进行了重复检测。18 例随访的患者中仅有 2 例（11%）在过渡阶段接受了系统的抗结核治疗，剩余的 16 例患者中 5 例（31%）丢失（4 例失访，1 例退出），11 例仍 Xpert Ultra 阳性的患者中 4 例（36%）进行了重复检测（这 4 例患者均具有结核病史），4 例重复检测的患者中 3 例为培养阳性，1 例仍培养阴性。11 例患者中剩余的 7 例（64%）在随访中 Xpert Ultra、Xpert 和培养阴性。排除掉不合格样本，队列 B 中共有 346 份合格样本，其中 168 份用于 Xpert Ultra 检测，178 份用于 Xpert 检测。Xpert Ultra 和 Xpert 的总体灵敏度分别为 86% 和 92%（P=0.36），在涂片阴性的标本中 Xpert Ultra 和 Xpert 的灵敏度分别为 76% 和 79%（P=0.86），在不同的 HIV 状态下结果类似。Xpert Ultra 和 Xpert 的总体特异度分别为 69% 和 84%（P=0.005），阳性预测值分别为 50% 和 70%（P=0.014），阴性预测值分别为 93% 和 96%（P=0.34）。队列 A 中在头对头比较的 Xpert Ultra 阳性的 80 例患者中 13 例（16%）为"trace 检出"，其中 6 例（46%）具有结核病史 7 例（54%）不具有结核病史。队列 B 中情况也类似，76 例 Xpert Ultra 阳性的患者中 21 例（28%）为"trace 检出"，全部具有结核病史。队列 A 中若将"trace 检出"全部归类为阴性，Xpert Ultra 的特异度总体上升 5%（95% CI：1~9，P=0.003），在有抗结核治疗史的患者中上升 7%（95% CI：0~15，P=0.025）。Xpert Ultra 的灵敏度总体下降 6%（95% CI：-14~1，P=0.046）。尽管"trace 检出"被重新归类为阴性后导致 Xpert Ultra 与 Xpert 的灵敏度和特异度相似，但在复治患者中 Xpert Ultra 的特异度仍比 Xpert 低（90% vs 100%，P=0.007）。在队列 B 中"trace 检出"被重新归类为阴性后，Xpert Ultra 的特异度升高[15%（95% CI：8~22，P<0.001）]，导致 Xpert Ultra 的特异度与 Xpert 类似而不会显著降低 Xpert Ultra 的灵敏度[-5%（95% CI：-13~4，P=0.16）]。在两个队列中，若将"trace 检出"结果排除特异度会得到改善，特异度与将"trace 检出"归类为阴性类似，但不会降低灵敏度。在队列 A 排除中"trace 检出"结果后 Xpert Ultra 与 Xpert 的特异度类似（P=0.06）。在队列 A 中，10%（28/275）Xpert Ultra 结果和 5%（14/301）Xpert 结果在重复检测前是不合格的（P=0.011）。在 Xpert Ultra 中错误代码发生频率最高的为 #2 008（如加样器压力过高，n=18）。不同患者或样本的临床特征在合格检测结果与不合格检测结果的比例无差异。28 个样本中 19 个（68%）仍有样本与试剂的混合物可进行重复 Xpert Ultra 检测，但没有可进行 Xpert 重复检测的样品。在这些复检的样本中 58%（11/19）的结果为合格。在队列 B 中 3%（5/173）的 Xpert Ultra 结果不合格，1%（1/179，P=0.09）的 Xpert 结果不合格。在队列 A 中用线性探针技术未检测到利福平耐药病例，因此 Xpert Ultra 检测利福平耐药的灵敏度无法计算。69 份样本中有 2 份（3%）Xpert 检测为利福平耐药，而这 2 份标本线性探针技术检测皆为利福平敏感。因此检测利福平耐药的特异度 Xpert Ultra 为 100%（54/54），Xpert 为 96%（51/53，P=0.15）。在队列 B 中 6 例患者 Xpert Ultra 阳性且线性探针技术检测为利福平耐药，其中 5 例（83%）患者 Xpert Ultra 检测为利福平耐药。在队列 A 中，17%（14/80）的患者为 Xpert Ultra 利福平耐药结果不确定，其中 13 例（93%）为"trace 检出"。大多数利福

平耐药结果不确定的病例为培养阴性(71%,10/14),因此不能进行表型药敏试验验证。3 例患者 Xpert Ultra 结果为利福平耐药结果不确定,而 Xpert 结果为利福平敏感。在队列 B 中,28%(21/76)的患者为 Xpert Ultra 利福平耐药结果不确定,与队列 A 类似,大多数利福平耐药结果不确定的病例为培养阴性(90%,19/21)。当根据抗结核治疗史进行分析时,用队列 A 的灵敏度和特异度进行估算,初治患者具有更高的预测值,45% 的 Xpert Ultra 阳性且为复治患者将会是培养阳性。在队列 B 中以相同的预测试概率,33% 的 Xpert Ultra 阳性且为复治患者将会是培养阳性。结合结核病和既往抗结核治疗史,若 "trace 检出" 全部被归类为阴性或被排除,Xpert Ultra 阳性且培养阳性的比例将提升至 49%。

(4)结论:在复治结核病高负担地区,与 Xpert 相比 Xpert Ultra 检测会有更多无效结果且特异度降低。在具有近期结核病史的患者中,四分之一样本的 Xpert Ultra 结果为利福平耐药不确定和培养阴性,表明 Xpert Ultra 的利福平耐药性测试可能会失去作用。该研究的数据对在复治结核病高负担地区处理复治肺结核患者的 Xpert Ultra 结果具有指导意义。

[专家点评]

结核性脑膜炎的预后较差,而影响结核性脑膜炎预后的一个重要原因是诊断延迟。由于 Xpert 报告结果快速、特异度和阴性预测值均较高,WHO 推荐 Xpert 用于结核性脑炎的首诊,但 Xpert 阴性不能作为排除标准。Xpert Ultra 的灵敏度比 Xpert 大为提高。2020 年 3 月 Cresswell FV 团队在一项前瞻性验证研究中评估了 Xpert Ultra 在 HIV 合并结核性脑膜炎中的诊断价值。以结核性脑膜炎统一病例定义为金标准时,Xpert Ultra、Xpert 和培养的灵敏度分别为 76.5%、55.6% 和 61.4%。以复合微生物学参考标准为金标准时,Xpert Ultra、Xpert 和培养的灵敏度分别为 92.9%、65.8% 和 72.2%。无论以哪种标准为金标准,在结核性脑膜炎诊断中 Xpert Ultra 均优于 Xpert。若将 CSF 的体积加倍后离心再检测,结核性脑膜炎的确诊率可提高 40%。2020 年 3 月 Donovan J 团队在一项前瞻性随机对照诊断研究中比较了 Xpert Ultra 与 Xpert 诊断结核性脑膜炎的准确性。以结核性脑膜炎统一病例定义为金标准时,Xpert Ultra 和 Xpert 的灵敏度分别为 47.2% 和 39.6%(P=0.56),特异度均为 100%。以分枝杆菌培养为金标准,Xpert Ultra 和 Xpert 的灵敏度分别为 90.9% 和 81.8%,特异度分别为 93.9% 和 96.9%。在应用 Xpert Ultra 时应尽量收集大体积的 CSF,CSF 离心可增加样本中结核分枝杆菌的量,从而提高检测的灵敏度。临床症状、影像学特征和实验室检测结果对于结核性脑膜炎的诊断都非常重要。因此,研究者们应注意不要将单一 Xpert Ultra 检测作为诊断结核性脑膜炎的方法。结核性胸膜炎是第二常见的肺外结核病,由于胸腔积液中含菌量较低,各种微生物学和分子生物学诊断技术的灵敏度均较低。2020 年 2 月 Wang G 团队评估了 Xpert Ultra 在多中心队列研究中诊断结核性胸膜炎的准确性。以临床诊断为金标准,Xpert Ultra 的灵敏度(44.23%,92/208)显著高于培养(26.44%,55/208,P<0.001)、Xpert(19.23%,40/208,P<0.001)和涂片镜检(1.44%,3/208,P<0.001),4 种方法的特异度分别为涂片镜检 100%(84/84)、培养 100%(84/84)、Xpert 与 Xpert Ultra 均为 98.67%(83/84)。若将 Xpert Ultra 阳性纳入为确诊条件时,结核性胸膜炎确诊率从 56.25%(117/208)提升至 64.90%(135/208)。可见在结核性胸膜炎的诊断中 Xpert Ultra 优于培养和 Xpert,Xpert Ultra 可加速临床上结核性胸膜炎的合理治疗。另外,近期抗结核治疗可影响 Xpert 特异度,而

且近期抗结核治疗也是复发的危险因素。因此,具有近期抗结核治疗的患者对结核病诊断是一个挑战。2020 年 4 月 Mishra H 团队比较了在 HIV 高流行且复治结核病高负担地区 Xpert Ultra 和 Xpert 对结核病的诊断价值。在队列 A 中,Xpert Ultra 和 Xpert 的灵敏度分别为 87% 和 81%,差异无统计学意义($P=0.37$)。与 Xpert 相比,Xpert Ultra 的特异度(99% vs 90%,$P=0.001$)显著降低。在队列 B 中,Xpert Ultra 和 Xpert 的灵敏度分别为 86% 和 92%($P=0.36$),特异度分别为 69% 和 84%($P=0.005$)。近期抗结核治疗会降低 Xpert Ultra 的特异度。以培养为金标准,在复治结核病患者中 Xpert Ultra 比 Xpert 的特异度下降,这主要由"trace 检出"引起的。对于近期接受过抗结核治疗的患者,若将"trace 检出"归为阴性,则会大大提高 Xpert Ultra 的特异度而对灵敏度影响不大。另一方面若 Xpert Ultra 的结果为"trace 检出",则不能报告样本的利福平耐药性。对于复治患者其药物敏感性可能已发生变化,而 Xpert Ultra "trace 检出"不能报告利福平耐药性结果,则对临床应用非常不方便。因此在遇到 Xpert Ultra "trace 检出"结果时需考虑患者背景,对结果进行慎重解读。

点评专家:黄海荣。

第二节　脂阿拉伯甘露聚糖尿检对结核病的诊断准确性

分枝杆菌细胞壁含有脂阿拉伯甘露聚糖(lipoarabinomannan,LAM),检测患者尿液中的 LAM 是一种无创的、床旁的、基于生物标记物的方法。目前在用的商品化的 LAM 方法为 AlereLAM,在免疫功能正常的患者中 AlereLAM 的灵敏度较低,而在 HIV 阳性合并结核病的患者中,AlereLAM 的灵敏度为 40%~50%,特异度可达 90% 以上。然后在全球结核病负担中,90% 以上的结核病患者为 HIV 阴性。近年研发出一种更灵敏的 LAM 方法即 FujiLAM,FujiLAM 比 AlereLAM 的分析检测限降低了 30 倍。2020 年研究者评估了 FujiLAM 对于儿童肺结核、HIV 阴性成人肺结核以及 HIV 阳性成人肺外结核的诊断价值。

一、比较 2 种脂阿拉伯甘露聚糖尿检对非洲儿童肺结核的诊断准确性:一项横断面研究

2020 年 12 月冈比亚的 Nkereuwem E 团队在 *Lancet Infect Dis* 发表一项关于 2 种 LAM 尿检对来自非洲的儿童肺结核诊断准确性的最新研究结果。

(1)目的:鉴于 FujiLAM 在成人中诊断灵敏度较高,该研究头对头比较了 FujiLAM 与 AlereLAM 诊断儿童活动性肺结核的准确性。

(2)方法:连续纳入年龄小于 15 岁来自非洲 4 个国家即冈比亚、马里、尼日利亚和坦桑尼亚儿童结核病专科诊所的门诊疑似肺结核儿童。对于大于 2 岁的儿童留取自发排尿样本于无菌容器中,对于小于等于 2 岁的儿童留取自发排尿样本于尿袋中。所有的尿样本收集后立即保存起来以用于后期的 LAM 检测。纳入患者留取痰或诱导痰,进行结核分枝杆菌 Xpert Ultra 或培养检测。根据临床和实验室检测结果,入组者分为确诊结核病、非确诊结核病、不太可能结核病。用于 LAM 检时样本库中的尿样本保存时间在 2~19 个月之间。

FujiLAM 和 AlereLAM 检测均使用未经离心处理的冻存尿样本。结果判读采用盲法双重阅读。以微生物学参考标准(确诊结核病)和复合参考标准(确诊和非确诊结核病)为金标准,计算 FujiLAM 和 AlereLAM 的诊断准确性。应用双变量随机效应荟萃分析估算灵敏度和特异度。

(3)结果:2017 年 7 月至 2018 年 12 月共纳入 464 个儿童,排除 49 例患者(12 例无完整的微生物学检测结果,36 例无尿标本,1 例 FujiLAM 重复检测后仍结果无效)后,最终分析中共包括 415 例儿童的尿样本,其中 167 例来自冈比亚,67 例来自马里,81 例来自尼日利亚,100 例来自坦桑尼亚。63 例(15%)儿童为确诊结核病,113 例(27%)为非确诊结核病,239 例(58%)为不太可能结核病。应用微生物学参考标准,FujiLAM 和 AlereLAM 的总灵敏度分别为 64.9%(40/63)和 30.7%(19/63)。FujiLAM 的灵敏度在 HIV 阴性组高于感染 HIV 的儿童(67.5% vs 54.8%)。相反的,AlereLAM 的灵敏度在感染 HIV 的儿童中高于 HIV 阴性组(36.6%,95% CI:13.8%~70.4% vs 26.6%,95% CI:1.2%~66.4%),尽管 95% CI 范围较宽且两组间有交叉。不同年龄组的分析结果显示,在大于 5 岁的儿童中 FujiLAM 的灵敏度高于 AlereLAM(61.8%,95% CI:36.6%~85.5% vs 38.8%,95% CI:0.4%~98.9%),尽管 95% CI 范围较宽且两组间有交叉。两种检测方法的灵敏度在大于等于 5 岁的儿童中差异较大。来自冈比亚亚组的 FujiLAM 灵敏度是 AlereLAM 的 5 倍(50.0% vs 10.0%),坦桑尼亚亚组的为 3 倍(70.6% vs 23.5%),马里亚组的为 2 倍(56.5% vs 26.1%),尽管 95% CI 范围较宽且有交叉。两种检测方法在尼日利亚亚组均具有较高的灵敏度的点估计。在身高和体重亚组分析中,FujiLAM 的灵敏度也高于 AlereLAM。应用复合参考标准两种检测方法的总灵敏度均低于应用微生物学参考标准,尽管 95% CI 重叠比较相似。FujiLAM 的灵敏度为 32.9%(95% CI:24.6%~41.9%),AlereLAM 的灵敏度为 20.2%(95% CI:12.3%~29.4%)。但是在所有的亚组分析中 FujiLAM 的灵敏度均高于 AlereLAM。应用微生物学参考标准,FujiLAM 和 AlereLAM 的总特异度分别为 83.8%(95% CI:76.5%~89.4%)和 87.8%(95% CI:79.0%~93.7%),95% CI 有重叠。应用复合参考标准,FujiLAM 的特异度下降至 83.3%(95% CI:70.3%~93.4%),AlereLAM 的特异度升高至 90.0%(95% CI:81.6%~95.6%),95% CI 也有重叠。在所有的亚组分析中 AlereLAM 的特异度均高于 FujiLAM,除了马里和坦桑尼亚队列。

(4)结论:与 AlereLAM 相比,FujiLAM 的灵敏度更高而特异度相似。FujiLAM 有潜力用于儿童结核病的快速诊断。

二、FujiLAM 诊断儿童肺结核的准确性研究

2020 年 8 月南非的 Nicol MP 团队在 *Clin Infect Dis* 发表一项关于 FujiLAM 诊断儿童肺结核准确性的最新研究结果。

(1)目的:比较 FujiLAM 和 AlereLAM 在疑似肺结核儿童中的诊断准确性。

(2)方法:2016 年 9 月至 2018 年 9 月连续纳入南非开普敦红十字儿童医院的小于 15 岁的疑似结核病儿童。此外,为了富集 HIV 感染的儿童 2012 年 8 月至 2016 年 9 月连续入组了 17 例 HIV 感染的儿童,这些患者有尿样本可供后续检测而且为微生物学确诊的结核病

患者。对于入组者至少收集 1 份诱导痰样本用于结核分枝杆菌培养和 Xpert 或 Xpert Ultra 检测。尿样本收集后立即转移至实验室冻存于 –80℃。样本库中的尿样本平行批量进行 FujiLAM 和 AlereLAM 检测,并由 2 名实验室人员分别读取结果。根据临床和微生物学检测结果患者分为三类:确诊结核病(任一诱导痰培养或 Xpert 阳性),不太可能结核病(结核分枝杆菌培养阴性,未经抗结核治疗且随访时症状改善),非确诊结核病(剩余的其他儿童)。

(3)结果:共纳入 241 例疑似结核病儿童和 17 例 HIV 感染儿童。排除 54 例不合格患者后,204 例儿童纳入最终分析。204 例儿童的中位年龄为 45 个月(IQR:21~89),54% 为男性,25% 营养不良,64%TST 阳性。20%(40/204) 为 HIV 感染者,CD4% 中位数为 18(IQR:9~22),23%(9/40)CD4 计数为 200。93%(190/204) 儿童具有有效的培养结果。198 例儿童中 17 例用 Xpert 进行了检测,181 例用 Xpert Ultra 进行了检测。在具有有效 FujiLAM 和 AlereLAM 检测结果的 204 例患者中,84 例(41%)为确诊结核病,81 例(40%)为非确诊结核病,39 例(19%)为不太可能结核病。所有非确诊结核病的儿童均接受了抗结核治疗。以确诊结核病为阳性标准,以非确诊结核病和不太可能结核病为阴性标准,FujiLAM 和 AlereLAM 的灵敏度相似(42% vs 50%),然而 FujiLAM 的特异度显著高于 AlereLAM(92% vs 66%)。若以 AlereLAM 的等级 2 为界点(根据 4 级参考卡),特异度将上升至 97%(116/120),但是灵敏度将大幅下降至 6%(5/84)。Xpert 或 Xpert Ultra 的灵敏度高于 LAM(74%,59/80)。两种 LAM 方法均检测到了额外的培养确诊的病例,而这些病例 Xpert 结果均为阴性(FujiLAM 检测到 5 例,AlereLAM 检测到 13 例)。FujiLAM+Xpert 和 AlereLAM+Xpert 联合的灵敏度分别为 76%(64/84) 和 86%(72/84)。FujiLAM 的灵敏度在 HIV 感染的儿童中高于 HIV 阴性者(60% vs 34%,$P=0.027$),在营养不良的儿童中高于非营养不良的儿童(62% vs 31%,$P=0.017$)。FujiLAM 的灵敏度在 CD4 细胞 200 个 /μl 与 >200 个 /μl 的患者中差异不显著(80% vs 55%,$P=0.307$)。AlereLAM 在营养不良的儿童中灵敏度更高(67% vs 46%,$P=0.111$),但在 HIV 感染的儿童中灵敏度降低(36% vs 56%,$P=0.095$)。然后各亚组的样本量均较少,因此分层分析的准确性相对较低。在年龄大点的儿童($\geqslant$ 24 个月) 中 FujiLAM(96% vs 81%,$P=0.005$) 和 AlereLAM(72% vs 51%,$P=0.026$) 的特异度高于年龄小的儿童。FujiLAM 的灵敏度不受年龄的影响($P=0.933$),而 AlereLAM 的灵敏度在 $\geqslant$ 24 个月的儿童中更低($P=0.013$)。应用复合参考标准,确诊结核病和非确诊结核病均归类为阳性,FujiLAM 和 AlereLAM 的灵敏度都比较差,分别为 27% 和 44%。FujiLAM 的特异度仍然高于 AlereLAM(97% vs 74%)。排除了 17 例 HIV 感染且确诊结核病的患者,AlereLAM 的阳性预测值为 87%,而 FujiLAM 的阳性预测值更高(97%),因为它的特异度更高。在 10 例肺外结核的儿童中,FujiLAM 全部为阴性,而 AlereLAM 检测到 2 例阳性。

(4)结论:FujiLAM 的特异度较高,表明对于高度疑似的儿童结核病患者包括 HIV 感染和营养不良的住院儿童,FujiLAM 可作为一种"纳入"检测。

三、3 种 LAM 尿检在 HIV 阴性门诊患者中诊断结核病的准确性研究

2020 年 11 月德国的 Broger T 团队在 *J Clin Invest* 上发表一项关于 3 种 LAM 尿检在 HIV 阴性门诊患者中诊断结核病准确性的最新研究结果。

（1）目的：评估 FujiLAM 在 HIV 阴性成人疑似肺结核中的诊断准确性。

（2）方法：在该多中心诊断准确性的研究中，分别在南非和秘鲁的医疗保健中心连续纳入了大于等于 18 岁能提供痰样本的成人疑似肺结核患者。若患者仅为肺外结核或接受抗结核治疗时间大于 60 天则被排除。在入组时留取 3 份痰样本（2 份在当天留取 1 份在第 2 天留取），1 份血样本，2 份尿样本，在 2 个月的随访时再留取 1 份痰样本以便复测。痰样本行涂片镜检、Xpert 和培养。血样本用 BACTEC Myco/F Lytic 培养瓶进行血培养。对于泌尿系 Xpert 检测，30~40ml 尿液离心（3 000g，4℃，15 分钟）后弃上清，沉渣重悬于 1ml PBS 中用于 Xpert 检测。尿样本采集后立即置于冰上并在 4 小时内处理完。尿液离心（2 000g，4℃，10 分钟）后分装，并保存于 −80℃直至 LAM 检测。样本库中的尿样本融化至室温后同时进行批量 FujiLAM、AlereLAM 和 EclLAM 检测。患者被分为三组：①确诊结核病即微生物学检测结核分枝杆菌阳性（入组时培养或 Xpert 阳性）者；②非结核病即所有的涂片、培养和 Xpert 结果皆为阴性，未接受抗结核治疗，并在 2 个月的随访时仍存活或临床症状有改善；③可能结核病即不满足确诊结核病的标准但临床症状疑似结核病并开始了抗结核治疗。不符合上述 3 种分类的患者被定义为不可分类而从最终分析的病例中移除。以微生物学参考标准和复合参考标准为金标准评估 3 种方法的诊断准确性。

（3）结果：2017 年 2 月至 2017 年 10 月共筛查了 603 例患者，共有 408 例 HIV 阴性患者符合入组标准，372 例纳入最终分析。其中 30%（111/372）为确诊结核病，3%（10/372）为可能结核病，67%（251/372）为非结核病。秘鲁的确诊结核病率高于南非（43% vs 17%）。大多数入组者为年轻人（年龄中位数为 32 岁）并且 14% 具有结核病史。确诊结核病患者中 68%（76/111）具有至少一次痰涂片阳性结果。秘鲁结核病患者比南非的患者 MGIT 培养报阳时间更短、涂片和 Xpert 阳性率更高，说明秘鲁结核病患者痰样本中结核分枝杆菌的菌载量更高。确诊结核病患者血培养皆为阴性，仅有 4%（4/111）患者尿 Xpert 阳性，而这些尿 Xpert 阳性的患者痰样本的培养和 Xpert 也为阳性。LAM 检测的失败率非常低，仅有 1 例重复了 FujiLAM 检测，AlereLAM 无重复检测病例。以微生物学参考标准为金标准，AlereLAM、FujiLAM 和 EclLAM 的总灵敏度分别为 10.8%，53.2% 和 66.7%。尿 FujiLAM 和痰 Xpert 联合检测的灵敏度为 82.0%，尿 FujiLAM 和一次痰涂片联合检测的灵敏度为 70.3%，均比 Xpert 单独检测的灵敏度高。以微生物学参考标准为金标准时 FujiLAM、EclLAM 和 AlereLAM 的特异度分别为 98.9%、98.1% 和 92.3%。应用复合参考标准，3 种 LAM 的灵敏度均变化不显著，FujiLAM 的灵敏度为 48.8%，EclLAM 为 62.0%，AlereLAM 为 12.4%；特异度也变化不大，FujiLAM、EclLAM 和 AlereLAM 的特异度分别为 98.8%、98.4% 和 93.2%。以微生物学参考标准为金标准，流行率为 30% 时 AlereLAM、FujiLAM 和 EclLAM 的阳性预测值分别为 37.5%、95.2% 和 93.7%。当流行率为 20% 时 AlereLAM、FujiLAM 和 EclLAM 的阳性预测值分别为 26.1%、92.0% 和 89.7%。FujiLAM 的阳性似然比为 46.2，AlereLAM 的为 1.4。当流行率为 20% 时 AlereLAM、FujiLAM 和 EclLAM 的阴性预测值分别为 80.5%、89.4% 和 92.2%。FujiLAM 的阴性似然比为 0.47，AlereLAM 的为 0.97。应用 EclLAM 校正曲线进行转换，FujiLAM 的界值为 10~20pg/ml，至少比 AlereLAM 的界值低 10 倍。数据显示界值低于或在 5pg/ml 左右才能满足目标产品的灵敏度目标。亚组分析结果显示在秘鲁 FujiLAM 的灵敏度高于南非(64.6% vs 25.0%),AlereLAM 和 EclLAM 也呈同样的趋势。亚组分析 MGIT 培养报阳时间、痰涂片阳性状况、Xpert 半定量情况结果显示,在痰样本结核分枝杆菌载量升高的情况下,FujiLAM 的灵敏度也升高,AlereLAM 和 EclLAM 也呈同样的趋势。重要的是,当应用 3 份痰样本的涂片结果时,在痰涂片阳性的患者中 FujiLAM 阴性率为 31.6%(24/76),当应用 1 份痰样本的涂片结果时,在痰涂片阳性的患者中 FujiLAM 阴性率为 27.9%(19/68)。另一方面,确诊结核病 1 份痰样本涂片阴性的患者中,23.3%(10/43)FujiLAM 阳性。1 份痰样本涂片的灵敏度为 61.3%,而 1 份痰样本涂片与 FujiLAM 联合后阳性率提高至 70.3%。在 1 份痰样本涂片阳性的患者中,即使是比较敏感的 EclLAM 阴性率也达 16.2%(11/68),而在 1 份痰样本涂片阴性的结核病患者中,39.5%(17/43)EclLAM 阳性。在痰 Xpert 阳性的患者中,39%FujiLAM 阴性,同时在 Xpert 阴性的确诊结核病患者中,31.0%(9/29)FujiLAM 阳性。

(4)结论:在 HIV 阴性结核病中,FujiLAM 比 AlereLAM 多检测出 5 倍的患者,FujiLAM 的阳性预测值更高,有可能提高结核病的快速床旁诊断。EclLAM 可显示出额外的灵敏度增效,这突出了 LAM 作为生物标志物的潜力。仍需在更多的前瞻性队列中评估 FujiLAM 的诊断价值、成本效益以及在真实世界临床环境中的影响。

四、LAM 尿检对 HIV 阳性肺外结核的诊断价值

2020 年 2 月美国的 Kerkhoff AD 团队在 *Eur Respir J* 发表一项关于 FujiLAM 尿检对 HIV 阳性肺外结核诊断价值的最新研究结果。

(1)目的:评估 FujiLAM 对 HIV 阳性肺外结核的诊断价值。

(2)方法:入组患者需提供 2 份痰样本、1 份血样本和 1 份尿样本进行细菌学检查。痰样本行涂片镜检、MGIT 培养和 Xpert 检测,血样本用 BACTEC Myco/F Lytic 培养瓶进行细菌培养,30~40ml 尿样本经离心后沉淀物用于 Xpert 检测。样本库中保存的尿液进行 FujiLAM 和 AlereLAM 检测,结果判读采用盲法双重阅读。细菌学确诊结核病定义为任一样本经培养或 Xpert 检测阳性者。细菌学确诊结核病又分为三组:肺结核组(仅在痰样本中检测到了结核分枝杆菌)、肺外结核组(在肺外样本中检测到了结核分枝杆菌)、肺结核合并肺外结核组(在痰和至少一种肺外样本中均检测到了结核分枝杆菌)。计算了 FujiLAM 和 AlereLAM 检测每种结核病的灵敏度。

(3)结果:在 1 079 例合格的患者中,111 例的结核病类型无法确定、90 例缺失尿样本、6 例缺失尿样本检测结果,只有 872 例患者具有完成结果并被纳入分析。年龄中位数为 36 岁(IQR:30~43),54% 为女性,CD4 细胞数量中位数为 84 细胞 /μl(IQR:32~188),45% 具有抗结核治疗史。872 例患者中 553 例为细菌学确诊结核病,88 例为可能结核病,231 例为非结核病。在 553 例细菌学确诊结核病中,126 例(23%)为肺结核,156 例(28%)为肺外结核,271 例(49%)为肺结核合并肺外结核。LAM 检测率在肺结核合并肺外结核组最高,FujiLAM 为 91%,AlereLAM 为 61%。在肺结核组和肺外结核组,FujiLAM 的检测率分别为 60% 和 67%,AlereLAM 的检测率分别为 19% 和 41%。在不同类型的肺外结核病患者中 FujiLAM 的灵敏度在 47%~94% 之间。FujiLAM 的灵敏度在结核分枝杆菌血症患者中为 94%,在尿

Xpert 或培养阳性的患者中为 88%,在细菌学确诊的结核性胸膜炎患者中为 68%,结核性脑膜炎中为 47%。AlereLAM 的灵敏度在 16%~70% 之间,在结核分枝杆菌血症患者为 70%,在尿 Xpert 或培养阳性的患者中为 61%。总体上在 HIV 阳性住院患者中无论是肺结核还是肺外结核,FujiLAM 的灵敏度都显著高于 AlereLAM。该结果提示 FujiLAM 作为一线检测技术快速诊断 HIV 阳性患者合并结核病具有临床应用价值。有相当高比例的 HIV 合并结核病患者具有肺外结核,而肺外结核的诊断需要较难获取的非痰标本,FujiLAM 可显著缩短肺外结核的诊断时间。FujiLAM 可检测出 67% 无痰样本或无肺部疾病的结核病患者,这些患者占了整个队列研究的 28%。FujiLAM 在结核分枝杆菌血症患者以及痰和非痰样本培养阳性的患者中灵敏度最高,可检测出 >90% 的患者。在撒哈拉以南非洲地区的 HIV 阳性人群中结核分枝杆菌血症是最常见的血感染之一,这类疾病的死亡风险极高。FujiLAM 在结核分枝杆菌血症患者中灵敏度最高,提示疾病播散与泌尿系 LAM 之间可能有机械联系。作者已发表的其他研究也进一步支持了该发现,即结核病患者尿液与血清中的 LAM 是非常相关的,而与患者的 HIV 状态无关。在结核性胸膜炎和结核性脑膜炎患者中,FujiLAM 具有中等敏感度,对这类疾病将会带来非常大的受益。综合以上研究提示,除肾结核外 LAM 抗原血症可能提示肾小球可滤过循环 LAM。更多的研究应关注开发更加灵敏的 LAM 检测平台、解析尿中 LAM 的结构特征等,则会有利于了解 LAM 进入血液及尿液的机制。这将有助于完善基于尿液的诊断方法,并能促进基于血液检测方法的开发。由于 HIV 阳性患者的结核分枝杆菌细菌载量一般较高,所以本研究结果并不能推广至合并肺外结核的 HIV 阴性患者。另外由于缺乏系统的肺外结核患者采样,本研究未评估 FujiLAM 的特异度。在以往报道的队列特异性以及用贝叶斯双变量随机效应模型估计的特异度如下:以复合参考标准为金标准,FujiLAM 和 AlereLAM 的特异度分别为 95.7% 和 98.2%。

(4)结论:在晚期 HIV 患者中,床旁诊断技术 FujiLAM 在诊断肺结核和肺外结核中均具有非常好的灵敏度,这些患者中传统的诊断技术可能非常慢、需要基础设施和设备或者所需样本非常难获取。对于所有住院的 HIV 阳性人群,FujiLAM 可作为首选结核病微生物学诊断方法,以便于患者尽快开展抗结核治疗。

[专家点评]

儿童结核病的诊断非常困难,特别是小于 5 岁的幼儿。年龄小的儿童往往不会咳痰,对于这些儿童,为了能够确诊经常需要侵入性的获取标本。而幼儿结核病的死亡率又特别高,因此亟需快速、准确、无创的诊断方法。WHO 推荐使用商品化的 LAM 尿检技术 AlereLAM 诊断 HIV 阳性患者中儿童和青少年结核病。Nkereuwem E 团队 2020 年 12 月在一项横断面研究中比较了 2 种 LAM 尿检对非洲儿童肺结核的诊断准确性。应用微生物学参考标准,FujiLAM 和 AlereLAM 的灵敏度分别为 64.9%(40/63) 和 30.7%(19/63),特异度分别为 83.8%(95% CI:76.5%~89.4%) 和 87.8%(95% CI:79.0%~93.7%),95% CI 有重叠。应用复合参考标准,FujiLAM 的灵敏度为 32.9%(95% CI:24.6%~41.9%),AlereLAM 的灵敏度为 20.2%(95% CI:12.3%~29.4%),FujiLAM 的特异度下降至 83.3%(95% CI:70.3%~93.4%),AlereLAM 的特异度升高至 90.0%(95% CI:81.6%~95.6%),95% CI 也有重叠。与 AlereLAM 相比,FujiLAM 的灵敏度更高而特异度相似。FujiLAM 有潜力用于儿童结核病的快速诊断。Nicol MP 团队 2020 年 8 月评估了 FujiLAM 诊断儿童肺结核的准确性。以确诊结核病为阳性标准,以非确诊结核病和不太可能结核病为阴性标准,FujiLAM 和 AlereLAM 的灵敏度相似(42% vs 50%),然而 FujiLAM 的特异度显著高于 AlereLAM(92% vs 66%)。FujiLAM 的特异度较高,表明对于高度疑似的儿童结核病患者包括 HIV 感染和营养不良的住院儿童,FujiLAM 可作为一种"纳入"检测。由于 AlereLAM 在 HIV 阴性患者中灵敏度较低,目前 AlereLAM 仅被推荐用于 HIV 晚期患者中诊断活动性结核病。在 HIV 阳性患者中 FujiLAM 的灵敏度约是 AlereLAM 的 2 倍,而且 FujiLAM 诊断肺外结核的灵敏度也较高。Broger T 团队 2020 年 11 月评估了 3 种 LAM 尿检在 HIV 阴性门诊患者中诊断结核病的准确性。以微生物学参考标准为金标准,AlereLAM、FujiLAM 和 EclLAM 的灵敏度分别为 10.8%、53.2% 和 66.7%,特异度分别为 92.3%、98.9% 和 98.1%。在 HIV 阴性结核病中,FujiLAM 可比 AlereLAM 多检测出 5 倍的患者,FujiLAM 的阳性预测值更高,有可能提高结核病的快速床旁诊断。EclLAM 可显示出额外的灵敏度增效,这突出了 LAM 作为生物标志物的潜力。Kerkhoff AD 团队 2020 年 2 月评估了 FujiLAM 尿检对 HIV 阳性肺外结核的诊断价值。在不同类型的肺外结核病患者中 FujiLAM 的灵敏度在 47%~94% 之间,AlereLAM 的灵敏度在 16%~70% 之间。在晚期 HIV 患者中,FujiLAM 在诊断肺结核和肺外结核中均具有非常好的灵敏度。FujiLAM 比目前使用的 AlereLAM 的灵敏度更高而特异度相似,有可能提高结核病的快速床旁诊断。在晚期 HIV 患者中,FujiLAM 在诊断肺结核和肺外结核中均具有非常好的灵敏度。另外 EclLAM 的灵敏度比 FujiLAM 更高,进一步突出了 LAM 作为生物标志物的潜力。这些结果提示在大多数肺结核患者的尿液中含有 LAM,只是浓度比较低,可寄希望于研发更敏感的新 LAM 检测方法。FujiLAM 与常规的结核分枝杆菌细菌学或分子诊断技术联用,可提高诊断的准确性。若 FujiLAM 可以上市,则需要考虑是否以及如何将 FujiLAM 与当前的结核病诊断技术相结合,以实现结核病的快速床旁诊断。

点评专家:黄海荣。

第五章　特殊类型标本在结核病实验室诊断中的应用

目前针对结核病检测的样本主要是患者的痰液,痰液是结核病检测中最常用到和较易获得的标本,但痰液的质量、获得的难易程度以及检测的灵敏性都对临床检测的最终结果产生重要的影响,因此如能对痰样本外的更易获得的标本进行检测,或者进一步改进和简化痰液检测的方法,并提高其灵敏度,将对于结核病实验室诊断方法的改善大有裨益。

第一节　特殊部位采样检测

改进诊断、筛查和有效治疗是目前控制结核的关键,然后目前诊断肺部感染最常用的痰涂片和痰培养在样本的获得上面临重重阻碍,改进样本的采集部位和采集方式将会给结核病的预防控制带来重要帮助。因此如果能从口罩或者气溶胶中开展结核分枝杆菌的检测,将会大大提高采样的便利性。它操作简单,临床相容性较好,对早期结核病的检测似乎优于痰标本。

面罩取样为检测呼出的结核分枝杆菌提供一种高效、非侵入性的方法,与痰标本相比,面罩取样以更高的一致性和更早的疾病阶段告知活动性感染的存在。未来从口罩取样或简单的现场护理设备与更敏感的诊断测试(如分子检测)相结合的进一步发展,将为患者产生的气溶胶成为常规诊断样本提供机会。

一、面罩采样法检测呼气结核分枝杆菌输出量与亚临床疾病:前瞻性观察研究

2020 年 5 月来自英国的 Michael R Barer 团队在 *Lancet Infect Dis* 发表一项通过对面罩进行采样检测呼气中是否有结核分枝杆菌的前瞻性观察研究。

(1)目的:结核病仍然是一个全球性的健康挑战,早期诊断是减少结核病的关键。改进诊断、筛查和有效治疗是目前控制结核的关键。肺结核传播的数学模型显示,主动发现病例的效果取决于发现感染早期或亚临床阶段的疾病。研究表明痰分析作为诊断标本和评估病例的手段的局限性。面罩取样为检测呼出的结核分枝杆菌提供一种高效、非侵入性的方法,与痰标本相比,面罩取样以更高的一致性和更早的疾病阶段告知活动性感染的存在。采用

面罩取样检测呼出的结核分枝杆菌,该研究的目的是调查肺结核患者的细菌输出量,并评估面罩取样作为活动性病例发现诊断方法的潜力。

(2)方法:他们对南非比勒陀利亚 3 家医院的微生物确诊肺结核患者进行了 24 小时纵向研究。患者在 24 小时内接受 8 次面罩取样,每次 1 小时,同时进行痰液取样。采用定量 PCR 检测结核分枝杆菌。他们还对比勒陀利亚附近一个非正式定居点的居民进行了积极的案例调查试点研究。参与者提供了痰和面罩样本,并用 Xpert-MTB/RIF-Ultra 对这些样本进行检测。通过支气管镜、PET-CT 对痰阴性和面罩阳性患者进行前瞻性随访 20 周,并进一步进行痰分析以验证诊断。研究者们描述了两个离散但主题相关的观察研究。在第一项研究中,研究者们的主要目的是确定结核分枝杆菌输出量在患者内部和患者之间的纵向变异性,并将这些发现与 24 小时内采集的同期痰样本进行比较。在第二项研究中,研究者们做了一个试点活动的病例发现项目,以确定社区中基于面罩的检测与一个时间点的痰取样相比较,如何在有症状的参与者中发现结核分枝杆菌。

(3)结果:面罩取样在一个样本中检测肺疾病患者呼出的结核分枝杆菌。通过面罩取样的方法,研究者们初步了解了肺结核患者每天呼出的结核分枝杆菌数量。研究者们的发现显示了新的细菌输出模式,并强调了呼吸和痰中结核分枝杆菌输出之间的不一致性。研究者们已经证明,在一个 24 小时的采样期内,应用于已确诊的痰阳性疾病患者,用面罩检测结核分枝杆菌的频率至少是痰标本的四倍。这一增长的主要原因是在每个时间点都采集了面罩样本,而痰样本只有四分之一以上的采集时间。此外,在一项积极的病例发现试点研究中,研究者们也已证明了这种检测水平提高的临床效果。面罩取样可以在早期发现疾病,支持以社区为基础的大型研究的评估,作为影响感染传播和前瞻性结核病控制的手段。通过面罩取样促进肺结核的早期发现(和后续治疗),对于预防肺结核后的肺损伤可能是一大益处。

(4)结论:面罩取样为了解和诊断结核病提供了一种新方法,该研究虽是概念验证,但面罩取样检测有可能作为一种告知传播风险的方法,对早期结核病的检测似乎优于痰标本,特别是在社区筛查工作中显示了很好的应用潜力。

二、微生物气溶胶:肺部感染的新诊断标本

2020 年 3 月来自美国马里兰州的 Donald K Milton 团队在 *Chest* 上发表一项通过对气溶胶进行检测判断肺部感染情况的研究。

(1)目的:目前诊断肺部感染最常用的标本是咳痰。然而,不同的疾病产生的痰差异很大。对于患有肺结核或因囊性纤维化导致支气管扩张加重的艾滋病毒阴性成人,通常可以自发或通过吸入盐水诱导获得。相比之下,约 50% 的与结节性支气管扩张相关的非结核分枝杆菌感染患者不能产生痰,约三分之一的细菌性肺炎患者可能不能产生痰。

痰液标本用于社区获得性肺炎的诊断仍有争议。虽然针对特定病原体的治疗效果最好,但超过 95% 的门诊肺炎病例成功地用经验性抗生素治疗。一个关键问题是痰标本的质量,因为收集的许多痰是上呼吸道的唾液,不代表下呼吸道。儿童通常不会产生高质量的痰标本,因此病因通常是由临床表现、流行病学、实验室或影像学模式推断出来的。当无法获

得高质量的痰标本时,通常需要进行支气管镜检查,尤其是当患者病情严重时。

结核分枝杆菌必须存在于空气中的颗粒中或颗粒上,即存在于"气溶胶"中,这是一种分散在空气中的颗粒系统。尽管知道肺结核是由空气传播的杆菌而不是由痰传播的,但是肺结核患者的传染性仍然依赖于痰中的抗酸杆菌(acid-fast bacilli,AFB)表现,这是由于痰检测的简易性和检测空气传播的杆菌(即传染性气溶胶)的技术的缺乏。在过去的二十年里,在收集传染性气溶胶方面取得了一定进展,特别是在结核病和流感的研究方面,并验证患者产生的气溶胶是否可能在不久的将来成为诊断肺部感染的临床有用标本。

(2)方法和结果:在一项关于新型咳嗽气溶胶采样系统(cough aerosol sampling system,CASS)的初步概念验证研究中,12名住院结核病患者中只有4名(25%)从自愿咳嗽产生的气溶胶中产生可培养的结核分枝杆菌。随后对来自乌干达和巴西的涂片阳性培养证实的结核病患者进行的队列研究发现,100/233(43%)的患者产生了可培养的气溶胶,其中57个(24%)是高气溶胶产生者,其定义为通过气溶胶采样产生 ≥ 10个结核分枝杆菌菌落形成单位(colony-forming units,CFU)。另外两项来自南非的研究已经完成,一项使用了对CASS方法的微小修改,另一项使用了一个新型的固定呼吸空气采样室,整个患者都坐在该采样室中。已发现传染性气溶胶的产生仅与细菌负荷(以AFB涂片等级或液体培养基中的阳性时间来衡量)部分相关,并且在开始结核病治疗后,它似乎迅速减少。在来自巴西和乌干达的研究中,气溶胶产品比AFB痰涂片更能预测家庭接触者的结核病感染风险。此外,在气溶胶阳性结核病例的接触者中聚集了经微生物学证实的高致病性肺结核患者的继发性结核疾病。

从南非难治性广泛耐药患者中收集的咳嗽气溶胶培养物的发现表明,持续传播的可能性令人担忧。南非两个不同研究小组的咳嗽气溶胶培养结果与另一个小组在乌干达和巴西发现的结果相似。使用PCR分析,在比固体培养物中的CFU浓度更高的呼出气体中识别分子信号。一个来自英国的小组开发了一种新的方法,使用改进的面罩来收集结核分枝杆菌的气溶胶。他们还使用分子方法在结核病患者的呼出气体中发现了高浓度的结核分枝杆菌DNA。分子分析结果与基于培养的方法之间的不一致可能来源于气溶胶中杆菌生存力的差异。在暴露于气溶胶化、干燥和温度变化的压力后,杆菌可能处于存活但不可培养的状态,这可能发生在暴露于缺氧或抗生素后,但这需要进一步研究。

在对结核病的研究中观察到,当患者没有产生痰标本时,偶尔会出现阳性咳嗽气雾剂收集(未公布的数据)。这些观察和越来越敏感的分子标记的发展表明,咳嗽或呼吸气溶胶有可能被用作诊断疾病的标本。微生物气溶胶作为疾病的诊断测试,对于痰收集特别困难的人群,如儿童、感染人类免疫缺陷病毒(human immunodeficiency virus,HIV)的患者、其他免疫抑制患者和老年人,可能特别有用。如上所述,微生物气溶胶也可能更能代表下呼吸道疾病中的病毒性疾病,在这些疾病中,痰的产生并不常见。因为呼出的气溶胶采集是非侵入性的,所以与传统方法相比,重复采集样本应该更容易被患者接受。如果能够克服这些限制,呼出气气溶胶分析可以成为诊断呼吸道感染和监测疾病进程和治疗反应的有用工具。

(3)结论:患者产生的微生物气溶胶的主要优点是它们是以非侵入方式收集的,并且它们可能提供关于传染性的更具体的数据。口罩取样或简单的现场护理设备与更敏感的诊断测试(如分子检测)相结合的进一步发展,将为患者产生的气溶胶成为常规诊断样本提供机会。

[专家点评]

结核病仍然是一个全球性的健康挑战,早期诊断是减少结核病的关键。改进诊断、筛查和有效治疗是目前控制结核的关键,目前诊断肺部感染最常用的标本是咳痰。然而,不同的疾病产生的痰差异很大。将咳嗽或呼吸产生的气溶胶用作诊断疾病的标本不失为一种更直接和快速的检测方法,该方法尤其对于痰收集特别困难的人群,如儿童、HIV 患者、其他免疫抑制患者和老年人,可能会很有意义。

微生物气溶胶也可能更能代表下呼吸道疾病中的病毒性疾病,在这些疾病中,痰的产生并不常见。因为呼出的气溶胶采集是非侵入性的,所以与传统方法相比,重复采集样本应该更容易被患者接受。如果能够克服这些限制,呼出气气溶胶分析可以成为诊断呼吸道感染和监测疾病进程和治疗反应的有用工具。

未来能够从口罩取样或简单的现场护理设备与更敏感的诊断测试(如分子检测)相结合的进一步发展,将为患者产生的气溶胶成为常规诊断样本提供机会。面罩取样为检测呼出的结核分枝杆菌提供一种高效、非侵入性的方法,与痰标本相比,面罩取样以更高的一致性和更早的疾病阶段告知活动性感染的存在。

通过对面罩取样的研究,可以在早期发现疾病,支持以社区为基础的大型研究的评估,作为影响感染传播和前瞻性结核病控制的手段,也已证明了这种检测水平提高的临床效果,对促进肺结核的早期发现(和后续治疗),对预防肺结核后的肺损伤是一大益处。

通过面罩取样来进行检测,为了解和诊断结核病提供了一种新方法。它操作简单,临床相容性较好,对早期结核病的检测似乎优于痰标本,这种方法显示了诊断和筛查的潜力,特别是在社区。但应进行更大规模的以社区为基础的研究,以确定这种方法在加强结核病早期诊断和传播控制方面的潜力。同时这种方法也显示有可能作为一种发现传播风险的方法,但需要进一步研究以确定面罩样本和结核病传播之间的联系。

点评专家:逄宇。

第二节　特殊检测方法的应用

痰液作为结核病检测中最常用到和最易获得的标本,针对它开发更快速简便的检测方法对提升和普及结核病快速诊断具有很重要的意义。目前针对结核病的检测方法虽有多种,但都各有不同的问题。结核病的分子诊断方法显示了很大的优势,具有更快、更特异、更灵敏和准确的特性,然而它们具有相对较高的设备成本和试剂,使其在很大程度上不适合在资源匮乏的环境中使用。

根据 WHO 的建议,痰多重实时 PCR 可成为 HIV 感染住院患者的有用诊断工具,痰液诱导是一种低成本的干预措施,可在资源有限的环境中广泛实施,以便于识别呼吸道病原体,包括结核分枝杆菌。同时,运用生物传感器检测 Mtb 的研究中,快速、无 PCR 和可负担检测的发展使其成为一种可行的替代方法。该生物传感器能够直接使用患者样本提取DNA检测是否存在 Mtb,使无PCR设备用于痰液的检测成为可能,为未来会开发一种便携式检测设备带来希望。

一、痰多重实时聚合酶链式反应检测人免疫缺陷病毒感染住院患者肺部感染的病原学研究

2020年3月来自美国马里兰州的 Marc Mendelson 团队在 *Clin Infect Dis* 上发表一项通过多重实时聚合酶链式反应(multiplex real-time polymerase chain reaction,m'ultiplex RT-PCR)对住院患者肺部感染进行检测的研究。

(1)目的:研究发现人免疫缺陷病毒感染住院患者中呼吸道病毒的流行率很高,但目前尚不清楚这些病毒是否引起感染,因为没有公认的定量PCR临界值来诊断呼吸道病毒感染。在抗逆转录病毒治疗(antiretroviral therapy,ART)时代,肺部感染仍然是最常见的人类免疫缺陷病毒相关并发症。住院患者的死亡风险因延迟诊断而增高,结核病、肺结核性咽峡炎和肺结核性肺病的感染风险增加,但是由于其临床表现重叠很难区分。痰多重PCR可成为HIV感染住院患者呼吸道细菌感染的一种有用的诊断工具,因为只有少数细菌病原体的定量限值已建立,而且尚未在该患者群体中进行验证,因此本研究将继续深入开展痰多重PCR的应用研究。

(2)方法:该研究在一项前瞻性队列研究中对具有WHO危险体征和咳嗽的HIV感染住院患者的痰标本(自发或诱导)进行了定量多重实时PCR检测。对2例痰标本、血培养及相关肺外标本进行结核分枝杆菌培养。这项研究是在南非开普敦的两家地区医院进行的。纳入标准如下:成人(≥18岁),HIV感染,入院后24小时内筛查,咳嗽(任何持续时间),1个或1个以上WHO危险体征(呼吸频率>30次/分钟,心率>120次/分钟,体温>39℃,不能独立行走)。痰多重实时PCR检测是该研究的一个附加纳入标准。排除标准为抗结核治疗(当前、前一个月完成或在过去6个月中断)、充血性心力衰竭或慢性阻塞性肺疾病加重、无法产生自发性或诱导痰标本。用FTDResp33(fast-track diagnostics,Esch-sur-Alzet,Luxembourg)对痰标本进行定量多重实时PCR,以确定潜在的呼吸道病原体。使用制造商提供的质粒标准推导标准曲线,并从这些曲线推断基因组拷贝数。将两份痰样本进行金胺染色和液体分枝杆菌培养的图片显微镜检查,并对一份样本进行 Xpert MTB/RIF 分析。研究完成后进行痰多重PCR,但实时进行 Xpert MTB/RIF 和分枝杆菌培养。

(3)结果:该研究发现,在对具有WHO危险体征和咳嗽的HIV感染住院患者进行的痰多重实时PCR检测中,可能的细菌感染率很高(47%)。社区获得性肺炎(community-acquired pneumonia,CAP)患者的细菌感染比例,尤其是肺炎链球菌感染比例高于(pneumocystis jirovecii pneumonia,PJP)或结核病患者。根据WHO的建议,痰多重实时PCR可成为HIV感染住院患者的有用诊断工具,这些患者在住院前或者入院后立即接受抗生素治疗,它的价值目前有限,因为只有少数细菌病原体的定量界限已经确定,而且还没有在这个患者群体中进行验证。没发现呼吸道病毒检测的患病率更高(71%),但目前尚不清楚这些病毒是否引起感染,因为没有公认的定量PCR临界值来诊断呼吸道病毒感染。在PJP患

者中比在 CAP 或结核病患者中更常见地检测到病毒,但由于 PJP 患者人数相对较少,因此置信区间很宽。在研究中,研究者们发现非典型细菌在严重感染 HIV 的住院患者中并不常见,这一方法提供了非典型细菌的快速诊断,并且不像血清学那样受到免疫状态的影响。

(4)结论:痰液多重实时聚合酶链式反应是 HIV 感染者中一种有用的诊断呼吸道病原菌的工具,可在资源有限的环境中广泛实施,以便于识别呼吸道病原体,包括结核分枝杆菌。HIV 感染者中有 WHO 危险体征和咳嗽的患者,痰标本多重 PCR 结果显示细菌感染率较高。需要做更多的研究来确定感染和未感染 HIV 患者的细菌感染情况,特别是病毒感染的定量界限,并确定多重 PCR 是否可以安全地指导决策或改善结果。

二、针对痰样本中结核分枝杆菌特异性检测的床旁诊断

2020 年 3 月来自美国马里兰州的 J L Lima-Filho 团队在 *Tuberculosis*(*Edinb*)上发表一项关于对痰液样本开展特异性床旁诊断的研究。

(1)目的:由于参与有效诊断结核病的困难,目前的结核病诊断策略主要集中在通过 Ziehl-Neelsen 染色(显微镜法)检测抗酸杆菌、细菌生长、检测宿主对病原体的免疫反应和通过 PCR 方法检测杆菌核酸扩增。直接显微镜检查是一种快速且廉价的方法,然而,其灵敏度较差,无法区分分枝杆菌种属间。培养是 WHO 推荐的结核病诊断金标准技术,然而,由于其不仅耗时且灵敏度较低,使用受到限制。免疫测定是一种有吸引力的诊断方法,然而,由于结核病患者体液应答的巨大异质性以及与其他抗原的交叉反应,该检测的灵敏度和特异性较低。分子检测更快、特异度更高、更灵敏和准确,然而它们具有相对较高的设备和试剂成本,使其在很大程度上不适合在资源匮乏的环境中使用。因此,与目前的结核病诊断相比,快速、无 PCR 和可负担检测的发展成为一种可行的替代方法。

IS6110 基因被认为是 PCR 诊断 *Mtb* 的有用分子标志物。电化学核酸生物传感器是整合核酸序列(探针)作为生物识别元件的分析设备。这些生物传感器旨在通过杂交事件检测目标分析物和探针之间的相互作用。生物传感器显示出在时间、准确性和成本方面优于传统标准的提供床旁诊断的潜力。该研究旨在开发一种新的简单、廉价、稳定和无 PCR 的装置,以 IS6110 基因作为生物标志物,用于结核病诊断。

(2)方法:使用精氨酸膜(arginine film,ARGFILM)制备生物传感器平台。设计针对 *Mtb* 保守序列 IS6110 的特异探针,该基因是 *Mtb* 的极好生物标志物,将 *Mtb* 探针固定在该生物传感器平台上,用于鉴定 IS6110 基因。从巴西东北部伯南布哥州累西腓大都市地区结核病专业的卫生公共服务机构的活动性肺结核患者(阳性样本)和其他呼吸系统疾病患者(阴性样本)中采集痰样本用于检测。进行痰液样本的 DNA 提取。使用 ABI Prism 7500 序列检测系统(Applied Biosystems,CA,USA)和 TaqMan- 特异性探针(TAQM350-AGGCGAACCCTGCCCAG-30 和 TAQM450-GATCGCTGATCCGGCCA-30),从 IS6110 扩增 122bp 的靶片段。通过 L- 精氨酸的电聚合进行电极修饰,在电极表面形成薄膜。对于 ARGFILM 制备,在探针与合成靶标或从临床痰样本中提取 DNA 杂交前后,使用差分脉冲伏安法(differential pulse voltammetry,DPV)通过亚甲蓝还原信号测量进行电化学分析。统计学分析,通过 STATISTICA 8 软件分析实验数据。进行单因素 ANOVA,然后进行 Tukey

事后参数检验,以确定统计学显著性。认为 P 值 <0.05 具有显著性。

（3）结果：选择碳电极作为工作电极，15μM 浓度作为固定在 ARGFILM 修饰电极上的最佳浓度。通过固定在 ARGFILM 修饰电极上的 *Mtb* 探针与 *Mtb* 靶序列的杂交反应,分析了电化学 DNA 生物传感器的性能。Mtb 探针与互补靶标杂交显著降低了电流信号（1.79μA）。研究表明,由于杂交后与互补胞嘧啶碱基结合的鸟嘌呤碱基不可用,双链体形成（dsDNA）后亚甲蓝的电流信号降低,或者可能是由于体积较大的 dsDNA 之间聚集的亚甲蓝可还原基团的空间位阻抑制。因此,可以得出结论,亚甲蓝信号降低代表电极表面的杂交事件。当探针与非互补靶标相互作用时,亚甲蓝的电流信号没有显著降低。使用不同浓度合成 *Mtb* 靶序列（15、30、40、50、100、250 和 500nM）的生物传感器分析设置确定了 ARGFILM 修饰电极上探针和靶标的最佳杂交条件,并将非特异性相互作用降至最低。在 40nM 浓度的 *Mtb* 靶标中获得,表明检测方法具有显著的重现性。与用于诊断结核病感染的常规分子方法不同,该生物传感器使用从患者样本中提取的 DNA,直接提取到探针修饰的电极表面,而不需要通过 PCR 技术扩增样本,阳性（*Mtb*）和阴性（-MT）样本对结核分枝杆菌的 DPV 应答。当与 -Mtb 样品杂交后的亚甲蓝信号比较时,可能观察到与 -Mtb 样品杂交后的亚甲蓝信号增加；而在阳性（*Mtb*）样本中,亚甲蓝峰信号随着目标浓度（*Mtb* 样品）的升高而降低。同样结果也表明,证明当患者样本中存在 *Mtb* DNA 时,仅存在杂交事件,方法的特异度也很好。

（4）结论：该生物传感器能够直接使用患者样本提取的 DNA 检测是否存在结核分枝杆菌,具有较好的灵敏度和较好的选择性。这些结果表明,开发一种特异性、便携式和无 PCR 的 *Mtb* 诊断分析设备是可能的。

[专家点评]

目前针对结核病的检测方法虽有多种,但都各有不同的问题。结核病的分子诊断方法显示了很大的优势,具有更快、特异度更高、更灵敏和准确的特性,然而它们具有相对较高的设备和试剂成本,使其在很大程度上不适合在资源匮乏的环境中使用。因此,与目前的结核病诊断相比,快速、无 PCR 和可负担检测的发展成为一种可行的替代方法。

痰液诱导是一种低成本的干预措施,可在资源有限的环境中广泛实施,以便于识别呼吸道病原体,包括结核分枝杆菌。痰液作为结核病检测中最常用到和最易获得的标本,针对它开发更快速简便的检测方法对提升和普及结核病快速诊断具有很重要的意义。

根据 WHO 的建议,痰多重实时 PCR 可成为 HIV 感染住院患者的有用诊断工具,这一方法提供了非典型细菌的快速诊断,并且不像血清学那样受到免疫状态的影响。对痰进行多重 PCR 验证,已成为 HIV 感染住院患者呼吸道细菌感染的一种有用的诊断工具,但尚未在大规模群体中进行验证。因此对多重 PCR 方法的改进和完善显得很有必要。因此,未来仍需要做更多的研究来确定感染和未感染 HIV 患者的细菌感染情况,特别是病毒感染的定量界限,并确定多重 PCR 是否可以安全地指导决策或改善结果。

而如能开发新的无 PCR 设备的结核分枝杆菌检测方法将会更加便利,在这项开创性的运用生物传感器检测 *Mtb* 的研究中,使用 IS6110 基因作为 *Mtb* 标志物,使用 ARGFILM 制备生物传感器平台,将 *Mtb* 探针固定在该生物传感器平台上,鉴定痰液中 *Mtb* 的 IS6110 基因。结果表明,该生物传感器能够检测样品中的 *Mtb*,具有较高的灵敏度和较好的选择性。

与使用 PCR 产物的常规分子方法不同,该生物传感器能够直接使用患者样本提取的 DNA 检测是否存在 *Mtb*,使无 PCR 设备用于痰液的检测成为可能。因此,这些结果为未来开发一种便携式检测设备来有效诊断结核病提供了可能。

点评专家:黄海荣,逢宇。

第三节   血液诊断标志物的新检测方法

虽然 WHO 强烈建议不要使用血液检测,但一直缺乏快速、经济有效的基于痰液的诊断方法,同时又要面临未确诊病例患病率不断升高的挑战,人们对基于结核病血液的分诊检测的兴趣被重新引起。血液转录特征作为新的诊断标志物的方法未来有可能会应用于快速分诊试验,以对结核病风险进行分层,进而可以改善结核病预防和控制的形势。

一项基于珠子的免疫测定和机器学习算法确定了一组四种宿主血液蛋白,白细胞介素 -6(interleukin-6,IL-6)、IL-8、IL-18 和血管内皮生长因子(vascular endothelial growth factor,VEGF),这些蛋白可以将 ATB 与其他结核病样疾病区分开来。当结核抗原 Ag85B 的宿主抗体被加入时,性能提高到灵敏度 86%、特异度 69%,性能特征接近 WHO 的目标产品概况准确性要求,并可能为迫切需要的基于血液的概念验证结核病分类试验提供基础。

成人持续咳嗽患者活性肺结核的快速分诊试验

2019 年 10 月来自美国麻省理工学院的 Michael A Gillette 团队在 *Sci Transl Med* 上发表一项基于血液检测的对持续咳嗽患者活动性肺结核样本进行快速分诊的研究。

(1)目的:全球结核病的流行和传播状况,迫切需要改进诊断方法,以检测、治疗活动性结核病(active TB,ATB),从而减轻全球巨大的健康负担。在高负担、资源有限的环境中,使用当前基于痰液的诊断工具快速准确诊断 ATB 仍然具有挑战性。固体或液体培养系统耗时长,最先进的自动化核酸扩增 GeneXpert 检测技术,具有实验室基础设施要求,限制了在结核病负担最高而资源有限环境中的使用。改善结核病预防和控制主要取决于开发一种简单、易于获得的快速分诊试验,以对结核病风险进行分层。基于痰液的诊断的困境和未确诊病例惊人的患病率的挑战,重新引起了人们对基于血液的结核病分诊检测的兴趣。

(2)方法:该研究分两个阶段进行:生物标志物发现:前瞻性地招募了 406 例 ≥ 16 岁、持续咳嗽至少 2 周且症状提示肺结核的个体,对所有临床数据进行匿名处理,并使用唯一条形码识别患者血样。根据有经验的结核病临床医生开发的临床和微生物评估,将患者分配至 ATB 特异性诊断组(n=199)或结核病以外的诊断组(TB-like disease,OTD)(n=188)。招募了由 ATB 疑似患者组成的 3 个成人队列。采用市售人炎症 mapLuminex 检测试剂盒对 387 份发现队列血浆样本进行了 47 种特异性宿主蛋白的多重定量免疫测定。在无临床注释的情况下提交条形码和匿名所有血浆样本,以确保以盲法进行 Luminex 测量。使用市售 HD1 分析仪(Quanterix)在 Simoa 超灵敏免疫分析平台上配置了 4 种可在发现队列中最佳区分 ATB 和 OTD 的宿主生物标志物(IL-6、IL-8、IL-18 和 VEGF)组合,以提高其区分能力。在对发现队列样本进行优化后,在验证队列中评估了基于 4 种分析物超灵敏测量的诊断算法的性能。

(3) 结果：通过基于 Luminex 微珠的免疫测定法分析了发现队列组成的患者血浆样本中的 47 种宿主蛋白。IL-6、IL-8、IL-18 和 VEGF，可将 ATB 与 OTD 区分开来。通过对最少的 4 种蛋白（IL-6、IL-8、IL-18 和 VEGF）进行亚选择，得到受试者工作特征曲线下面积（area under the receiver operator characteristic curve，AUC）为 0.87、灵敏度为 86%、特异性为 65% 的 ATB 诊断算法。该性能范围与 WHO 目标产品特征（target product profile，TPP）建议的 90% 灵敏度和 70% 特异性一致。

在一个独立的多队列中对应用这四种血液蛋白作为检测 ATB 靶标的诊断算法进行了盲法验证，结果 AUC 为 0.80，灵敏度 80%、特异性 65%；而加入结核 Ag85B 蛋白的抗体时，检测灵敏度为 86%、特异性 69%。性能特征接近 WHO 的目标产品概况准确性要求，并可能为迫切需要的基于血液的概念验证结核病分类试验提供基础。

尽管算法在发现队列中的性能令人鼓舞，但 Luminex 检测平台形式的分析灵敏度有限，因此，在 Simoa（single-molecule array）平台上开发了针对这四种生物标志物的超灵敏免疫分析算法。使用应用于盲法验证集的 4 种蛋白 TreeNet 模型提供 AUC 为 0.80，灵敏度为 80%，特异性为 65%。而仅基于 3 种蛋白（IL-6、IL-8 和 IL-18）的算法产生的 AUC 为 0.80，灵敏度为 79%，特异性为 68%。结果显示 3 种和 4 种蛋白模型的 AUC=0.80，几乎相同的准确度表明，出于简单和 / 或成本目的，将未来的开发重点放在 3 种蛋白检测上是可行的。

(4) 结论：该研究开发一种简单的免疫测定法，最终确定了一组血液蛋白诊断标记物（IL-6、IL-8、IL-18 和 VEGF），可区分有或无 HIV 合并感染的 ATB 成人患者和无结核病但表现为结核病样症状（OTD）的成人患者。并且通过测定抗结核病抗原 Ag85B 的抗体，可以增强 4 种蛋白组合的诊断试验性能。该研究现有的结果接近 WHO 要求的准确性，并为开发和最终部署急需的基于血液的 ATB POC 分诊测试铺平了道路。

[专家点评]

全球结核病的流行和传播状况，迫切需要改进诊断方法，以检测、治疗 ATB，从而减轻全球巨大的健康负担。在高负担、资源有限的环境中，使用当前基于痰液的诊断工具快速准确诊断 ATB 仍然具有挑战性。虽然 WHO 强烈建议不要使用血液检测，但一直缺乏快速、经济有效的基于痰液的诊断方法，同时又要面临未确诊病例患病率不断升高的挑战，重新引起了人们对基于结核病血液的分诊检测的兴趣。

该研究旨在开发一种简单的免疫测定法，用作结核病高负担国家初级卫生保健水平的分诊检测，因此专门选择了处于相对较窄动态范围内的生物标志物，以支持适应快速免疫测定形式。该研究发现在持续咳嗽的成年患者中，基于血液蛋白的 ATB 宿主反应特征可以将其与其他 OTD 区分开来，从而为活动性结核病的即时分流试验提供基础。

研究中 3 组疑似 ATB 的成年队列被招募。一项基于珠子的免疫测定和机器学习算法确定了一组 4 种宿主血液蛋白，IL-6、IL-8、IL-18 和 VEGF，这些蛋白可以将 ATB 与其他结核病样疾病区分开来。当结核抗原 Ag85B 的宿主抗体被加入时，性能提高到灵敏度 86%、特异性 69%，性能特征接近 WHO 的目标产品概况准确性要求，并可能为迫切需要的基于血液的概念验证结核病分类试验提供基础。

　　结核病预防和控制的改进关键取决于开发一种简单、易于获得的快速分类试验来对结核病风险进行分层。新型诊断标志物的研究一直是结核病诊断中的迫切需要，尤其在鉴别活动性结核病和潜伏感染结核病方面更是有急切需求，近期在血液转录特征作为新的诊断标志物方面有不少进展，其诊断的敏感度和特异度虽未达到 WHO 对诊断的最低要求，但仍显示了具有进一步研究的潜力，需要更多基于对新标志物及其组合的研究以拓展其诊断效能。血液转录特征作为新的诊断标志物的方法未来有可能会应用于快速分诊试验，以对结核病风险进行分层，进而可以改善结核病预防和控制的形势。

　　点评专家：逢宇。

参考文献

［1］ GUPTA R K, TURNER C T, VENTURINI C, et al. Concise whole blood transcriptional signatures for incipient tuberculosis: a systematic review and patient-level pooled meta-analysis [J]. bioRxiv, 2019, DOI: 10. 1101/668137.

［2］ TURNER C T, GUPTA R K, TSALIKI E, et al. Blood transcriptional biomarkers for active pulmonary tuberculosis in a high-burden setting: a prospective, observational, diagnostic accuracy study [J]. Lancet Respir Med, 2020, 8 (4): 407-419.

［3］ LUO P, MAO K, XU J, et al. Metabolic characteristics of large and small extracellular vesicles from pleural effusion reveal biomarker candidates for the diagnosis of tuberculosis and malignancy [J]. J Extracell Vesicles, 2020, 9 (1): 1790158.

［4］ YANG Q, CHEN Q, ZHANG M, et al. Identification of eight-protein biosignature for diagnosis of tuberculosis [J]. Thorax, 202075: 576-583.

［5］ SILVEIRA-MATTOS P S, BARRETO-DUARTE B, VASCONCELOS B, et al. Differential expression of activation markers by Mycobacterium tuberculosis-specific CD4+T cell distinguishes extrapulmonary from pulmonary tuberculosis and latent infection [J]. Clin Infect Dis, 2020, 71 (8): 1905-1911.

［6］ OUYANG W, HAN J. One-step nucleic acid purification and noise-resistant polymerase chain reaction by electrokinetic concentration for ultralow-abundance nucleic acid detection [J]. Angew Chem Int Ed Engl, 2020, 59 (27): 10981-10988.

［7］ PEARLMAN S I, LEELAWONG M, RICHARDSON K A, et al. Low Resource Nucleic Acid Extraction Method Enabled by High-Gradient Magnetic Separation [J]. ACS Applied Materials & Interfaces, 2020, 12 (11): 12457-12467.

［8］ LEE S W, KANG Y A, JIN C E, et al. Gene-based diagnosis of tuberculosis with a new-generation pathogen enrichment technique [J]. European Respiratory Journal, 2019, 55 (3): 1901885.

［9］ VERMA R, SWIFT B, HANDLEY-HARTILL W, et al. A novel high sensitivity bacteriophage-based assay identifies low level M. tuberculosis bacteraemia in immunocompetent patients with active and incipient TB [J]. Clinical Infectious Diseases, 2019, 70 (5): 933-936.

［10］ SABIITI W, AZAM K, FARMER E C W, et al. Tuberculosis bacillary load, an early marker of disease severity: the utility of tuberculosis Molecular Bacterial Load Assay [J]. Thorax, 2020, 75 (7): 606-608.

［11］ MERKER M, KOHL T A, BARILAR I, et al. Phylogenetically informative mutations in genes implicated in antibiotic resistance in Mycobacterium tuberculosis complex [J]. Genome Med, 2020, 12: 27.

[12] DHAR B C, REED A J, MITRA S, et al. Cascade of deoxyribozymes for the colorimetric analysis of drug resistance in Mycobacterium tuberculosis [J]. Biosens Bioelectron, 2020, 165: 112385.

[13] SHAH M, PARADIS S, BETZ J, et al. Multicenter study of the accuracy of the BD MAX multidrug-resistant tuberculosis assay for detection of Mycobacterium tuberculosis complex and mutations associated with resistance to rifampin and isoniazid [J]. Clin Infect Dis, 2020, 71: 1161-1167.

[14] FEUERRIEGEL S, KOHL T A, UTPATEL C, et al. Rapid genomic first-and second-line drug resistance prediction from clinical Mycobacterium tuberculosis specimens using Deeplex-MycTB [J]. Eur Respir J, 2021, 57 (1): 2001796.

[15] CRESSWELL F V, TUGUME L, BAHR N C, et al. Xpert MTB/RIF Ultra for the diagnosis of HIV-associated tuberculous meningitis: a prospective validation study [J]. Lancet Infect Dis, 2020, 20 (3): 308-317.

[16] DONOVAN J, THU D D A, PHU N H, et al. Xpert MTB/RIF Ultra versus Xpert MTB/RIF for the diagnosis of tuberculous meningitis: a prospective, randomised, diagnostic accuracy study [J]. Lancet Infect Dis, 2020, 20 (3): 299-307.

[17] WANG G, WANG S, YANG X, et al. Accuracy of Xpert MTB/RIF Ultra for the diagnosis of pleural TB in a multicenter cohort study [J]. Chest, 2020; 157 (2): 268-275.

[18] MISHRA H, REEVE B W P, PALMER Z, et al. Xpert MTB/RIF Ultra and Xpert MTB/RIF for diagnosis of tuberculosis in an HIV-endemic setting with a high burden of previous tuberculosis: a two-cohort diagnostic accuracy study [J]. Lancet Respir Med, 2020, 8 (4): 368-382.

[19] NKEREUWEM E, TOGUN T, GOMEZ M P, et al. Comparing accuracy of lipoarabinomannan urine tests for diagnosis of pulmonary tuberculosis in children from four African countries: a cross-sectional study [J]. Lancet Infect Dis, 2020, 21 (3): 376-384.

[20] NICOL M P, SCHUMACHER S G, WORKMAN L, et al. Accuracy of a novel urine test, Fujifilm SILVAMP TB LAM, for the diagnosis of pulmonary tuberculosis in children [J]. Clin Infect Dis. 2020, 72 (9): e280-e288.

[21] BROGER T, NICOL M P, SIGAL G B, et al. Diagnostic accuracy of 3 urine lipoarabinomannan tuberculosis assays in HIV-negative outpatients [J]. J Clin Invest, 2020, 130 (11): 5756-5764.

[22] KERKHOFF A D, SOSSEN B, SCHUTZ C, et al. Diagnostic sensitivity of SILVAMP TB-LAM (FujiLAM) point-of-care urine assay for extra-pulmonary tuberculosis in people living with HIV [J]. Eur Respir J, 2020, 55 (2): 1901259.

[23] WILLIAMS C M, ABDULWHHAB M, BIRRING S S, et al. Exhaled Mycobacterium tuberculosis output and detection of subclinical disease by face-mask sampling: prospective observational studies [J]. Lancet Infect Dis, 2020, 20: 607-617.

[24] FENNELLY K P, ACUNA-VILLAORDUNA C, JONES-LOPEZ E, et al. Microbial aerosols: New diagnostic specimens for pulmonary infections [J]. Chest, 2020, 157: 540-546.

[25] MAARTENS G, GRIESEL R, DUBE F, et al. Etiology of pulmonary infections in human immunodeficiency virus-infected inpatients using sputum multiplex real-time polymerase chain reaction [J]. Clin Infect Dis, 2020, 70: 1147-1152.

[26] ELOI P, NASCIMENTO G A, CORDULA C, et al. Toward a point-of-care diagnostic for specific detection of Mycobacterium tuberculosis from sputum samples [J]. Tuberculosis (Edinb), 2020, 121: 101919.

[27] AHMAD R, XIE L, PYLE M, et al. A rapid triage test for active pulmonary tuberculosis in adult patients with persistent cough [J]. Sci Transl Med. 2019, 11 (515): e8287.

预防篇

　　结核病的预防措施主要包括三个方面：①给儿童接种卡介苗疫苗，预防结核分枝杆菌感染；②对结核潜伏感染者进行预防性治疗，阻止发展为活动性结核病，降低发病率；③通过预防和控制感染预防结核分枝杆菌的传播。这些措施可以预防个体①从易感状态进展为潜伏感染或活动性结核病状态或②从潜伏感染状态进展到活动性结核病状态。预防性治疗是减少结核感染发展为活动性结核病风险的主要干预措施，免疫预防接种及预防和控制结核分枝杆菌传播是减少潜伏感染和疾病发生的重要措施。本篇将从疫苗研发、结核潜伏感染诊断和预防性治疗及感染传播控制三方面介绍 2020 年的重磅研究进展。

第一章 疫苗的研发

疫苗预防接种是控制传染病最为经济有效的手段。但目前仍缺乏确实有效、保护效果持久的结核病疫苗。卡介苗（bacillus calmette-guerin vaccine）是目前全球唯一获得认证的结核病疫苗，但其免疫保护效果不尽如人意。目前研发中的结核病疫苗包括全菌体疫苗和亚单位疫苗两大类，亚单位疫苗又可进一步分为佐剂蛋白疫苗及重组病毒载体疫苗。按使用目的又可分为预防性疫苗和治疗性疫苗。目前在疫苗的开发上各国科学家进行了大量的研究。本章选取了 5 篇重磅研究论文，分 3 节，从卡介苗免疫效果评价及免疫机制研究、新型疫苗的临床评估和疫苗接种方式 3 个方面对疫苗研发的重磅研究进展进行介绍。

第一节 卡介苗免疫效果评价及免疫机制研究

卡介苗用于结核病的预防已有近 100 年的历史。20 世纪 60~70 年代，世界各国科学家对其保护效果进行了多项研究，其保护效果在 30%~75% 之间，目前被公认的是卡介苗对儿童粟粒型结核和结核性脑膜炎具有保护效果。50 多年时间过去，世界各国卡介苗菌株的遗传背景已发生不同程度改变，可能导致免疫保护效果也发生了变化，因此，Schaltz-Buchholzer 团队对不同遗传背景的卡介苗的免疫效果差异进行了观察研究，而 Netea 团队则对卡介苗的免疫机制开展了研究。这些最新的研究成果将为结核新疫苗的研发提供良好的借鉴。本节将对这两篇文章进行介绍。

一、几内亚 - 比绍健康新生儿早期接种卡介苗丹麦株、日本株或俄罗斯株的随机对照研究

目前累计约 40 亿人接种过卡介苗疫苗，现在每年接种量仍保持在一亿剂以上。卡介苗的来源有多种，根据来源分卡介苗日本株、俄罗斯株、丹麦株、法国株、巴西株和英国 Glaxo 株等。曾有研究报道卡介苗丹麦株可降低全死因死亡率，而另一项研究未发现卡介苗俄罗斯株对此有影响。不同来源的菌株经过多次的传代后，可能会发生遗传信息的变异，因此遗传背景不同的卡介苗菌株，其效果如不良事件发生率、诱导的瘢痕大小以及纯化蛋白衍生物（purified protein derivatives，PPD）反应能力可能不同。文献报道接种卡介苗后，与未出现瘢

痕 /PPD 反应的接种婴儿相比,出现瘢痕和 / 或 PPD 反应的接种婴儿总存活率增加。目前仅有少数随机对照试验比较现在已经不再使用的卡介苗菌株,而且系统综述未得到支持某一种菌株的证据。对此,Schaltz-Buchholzer 团队在几内亚 - 比绍的新生儿中进行 3 种卡介苗的随机对照研究,并于 2019 年 11 月将研究结果发表在 *Clinical infectious disease* 上。

（1）目的:探讨几内亚 - 比绍健康新生儿早期接种卡介苗日本株、丹麦株和俄罗斯株对结核病保护效果的差异。

（2）方法:该研究计划于 2014 年 12 月始,在几内亚 - 比绍西芒门德斯国家医院纳入 12 000 名新生儿并按 1∶1 比例分别随机接种卡介苗丹麦株和卡介苗俄罗斯株;2016 年 7 月后由于卡介苗丹麦株疫苗供应不上,用卡介苗日本株替代丹麦株与卡介苗俄罗斯株相比。所有新生儿均在出生后几天接种 0.05ml 复溶卡介苗。通过医院信息系统、问卷调查、电话和家庭访视等途径收集的信息包括新生儿母亲的社会经济信息如年龄、种族和居住地区等,新生儿母亲的中上臂围,新生儿的卡痕大小、出生体重、孪生状态、接种不良事件（如左侧腋下淋巴结病变）和 PPD 皮试反应结果,6 周龄内住院率和死亡率等信息。采用 Cox 模型评估 6 周龄死亡率和住院发生率。所有分析在 StataIC version 12 软件上进行。

（3）结果:研究对象按 1∶1 纳入后,第一阶段:卡介苗丹麦株组 2 840 人,卡介苗俄罗斯株组 2 837 人;第二阶段:卡介苗日本株组 3 184 人,卡介苗俄罗斯株组 3 160 人。和卡介苗俄罗斯株比,接种卡介苗日本株的新生儿纳入前在儿科病房接受治疗的比例和孪生的比例更高（P 值均为 0.02）。

6 周龄前幼儿的住院率接种卡介苗俄罗斯株组与丹麦株组和日本株组间均无统计学差异,6 周龄前各组之间的死亡率亦无差别。

受试婴儿 2 月龄时,接种卡介苗丹麦株组卡痕阳性率为 99.4%（532/535）,高于接种俄罗斯株组的 95.7%（491/513）;接种卡介苗日本株组卡痕阳性率为 97.5%（465/477）,高于接种俄罗斯株组的 95.8%（433/452）。6 月龄时,卡介苗丹麦株组 / 俄罗斯组卡痕阳性率比值比为 1.07（95% CI:1.04~1.10）;卡介苗日本株组 / 俄罗斯组卡痕阳性率比值比为 1.06（95% CI:1.02~1.09）。

在第一阶段研究中,进行 PPD 皮试时对不同婴儿分别注射 2 个或 10 个结核菌素单位,在注射 2 个单位结核菌素婴儿中,接种丹麦株组阳性率为 34.9%（23/66）,高于俄罗斯株组 10.9%（7/64）,阳性比值比为 3.19（95% CI:1.47~6.90）;在注射 10 个单位结核菌素婴儿中,接种丹麦株组阳性率为 64.3%（189/294）,高于俄罗斯株组 55.5%（172/310）,阳性比值比为 1.16（95% CI:1.02~1.32）。在注射 2 个单位结核菌素婴儿中,接种日本株组阳性率为 25.8%（85/329）,高于俄罗斯株组 14.1%（47/334）,阳性比值比为 1.84（95% CI:1.33~2.53）。不同组间不良事件发生率无差异。

（4）结论:该项研究表明不同卡介苗菌株对发病率的影响无差异,传统的反映免疫成功的方法也表明卡介苗丹麦株和日本株的免疫原性高于俄罗斯株。

二、卡介苗接种诱导人中性粒细胞长期功能重编程

卡介苗不仅可以预防结核分枝杆菌感染,还可以降低其他不相关的病原体引起的总发

病率和总死亡率。越来越多的证据表明,这些效应是由先天免疫细胞的能力介导的,人体在受到某种感染或接种疫苗后,通过一个被称为"训练免疫"的过程建立异源免疫记忆,从而在二次暴露于感染时提高先天免疫反应。以前的研究认为卡介苗可能通过诱导单核细胞和自然杀伤细胞的非特异性先天性免疫记忆,从而预防某些异源性感染。最近的研究表明,诱导训练免疫与骨髓造血前体细胞的粒细胞生成有关,但目前尚不清楚卡介苗接种是否也会导致成熟中性粒细胞的功能重编程。Netea 团队针对该问题于 2020 年 11 月在 *Cell Reports* 上发表了相关文章。

(1)目的:探讨人接种卡介苗是否会改变健康人体内成熟中性粒细胞的功能。

(2)方法:该研究共纳入 25 个健康欧洲人(男性:10 人,女性:15 人;年龄 20~70 周岁)。所有研究对象接受卡介苗接种,并于接种前(0 天)、接种后 14 天和 90 天抽取静脉血备用,均为早晨抽血并于 2 小时内进行细胞分离。用流式细胞仪对不同时间点分离的中性粒细胞进行免疫表型分析;将不同时间点分离的中性粒细胞分别和结核分枝杆菌、白色念珠菌、脂多糖(lipopolysaccharide,LPS)、12- 肉豆蔻酸酯 -13- 乙酸酯或 Roswell Park Memorial Institute(RPMI)培养基(对照)离体孵育 17 小时后,检测卡介苗接种对细胞表面活化标志物表达的影响;检测中性粒细胞对白色念珠菌的杀灭作用;检测中性粒细胞关键信号通路的激活情况;为说明卡介苗对中性粒细胞效应器功能的影响,通过染色质免疫沉淀(chromatin immunoprecipitation,ChIP)测序检测卡介苗接种前和接种 90 天后对中性粒细胞中组蛋白 3 赖氨酸 4 三甲基化(trimethylation of lysine 4 at histone 3,H3K4me3)的分布,并将 ChIP 测序读长与人全基因组进行比对。

(3)结果:研究人员发现卡介苗免疫可诱导中性粒细胞表型的长期改变,CD11b 和 CD66b 表达量增加,CD62L 下降。卡介苗诱导的中性粒细胞暴露于细菌和真菌的免疫表型增强,表现为中性粒细胞表达的 CD66b 和髓过氧化物酶表达量接种 90 天时均高于免疫前和接种 14 天,以及 90 天时 CD11b 和抗菌酶弹性蛋白酶的表达量均高于免疫前。

研究人员还发现卡介苗接种可以增加中性粒细胞的非特异性抗菌活性,表现为分别和结核分枝杆菌和 LPS 共培养的中性粒细胞 IL-8 表达量卡介苗接种 90 天时均高于免疫前;而且可以增加中性粒细胞的杀菌能力、活性氧类物质(reactive oxygen species,ROS)产量和增强吞噬能力(表现为 ROS 和乳酸产量均增加)。

关键信号通路激活研究中,研究人员发现卡介苗免疫可增强中性粒细胞丝裂原活化蛋白激酶(mitogen-activated protein kinase,MAPK)磷酸化,磷酸化 MAPK 活化蛋白激酶 2 的表达量卡介苗免疫 90 天组明显高于免疫前。在 3 种 Toll 样受体(Toll-like receptor,TLR)激动剂(LPS,R848 和 CpG)体外刺激试验中,中性粒细胞对 LPS 刺激的反应最强。LPS 刺激后,磷酸化 p38 的表达量免疫 90 天组明显高于免疫前。这些发现表明接种卡介苗后中性粒细胞 MAPK 信号通路激活增强,尤其是受 TLR4 激活之后。

在表观遗传修饰分析中,研究者发现中性粒细胞 H3K4me3 的分布在卡介苗接种前和接种 90 天后有显著差异。卡介苗接种可以导致 JAK-STAT 信号传导基因(含信号转导和转录激活因子 4)的启动子位点 H3K4me3 增加,导致编码促炎性细胞因子的各种基因启动子区域 H3K4me3 水平的显著升高。与接种前的水平相比,卡介苗接种后中性粒细胞中免疫启动非编码 RNA(IPLs)的转录增加,IPLs 可协调 H3K4me3 在炎症基因启动子处的积累。靶基因上 H3K4me3 水平可致训练的中性粒细胞中基因转录和抗菌功能增强。

(4)结论:以上结果表明人类中性粒细胞的功能增强现象在接种卡介苗后至少持续 3 个月,并且与 H3K4me3 的全基因组表观遗传修饰有关。诱导训练免疫可使中性粒细胞的功能重组,说明可通过调节中性粒细胞效应器的功能为临床提供新的治疗策略。

[专家点评]

卡介苗作为目前全球唯一通过认证的结核病疫苗,在世界各地被广泛使用,主要在新生儿上进行预防接种。Schaltz-Buchholzer 团队探讨了不同卡介苗株间免疫效果的差异,结果显示,不同卡介苗菌株对发病率的影响无差异。但如果能够提高卡介苗的免疫保护率,对于每年接种卡介苗的 1 亿以上的婴儿来说,其成效还是相当显著的。例如,据预测将卡介苗对结核病的保护率提高 1%,即可预防约 83 000 例结核病病例和 18 000 例结核死亡病例。另外,这项研究虽然未获得卡介苗对抗结核感染有效保护的结果数据,但也证明了卡介苗具有良好的免疫原性。Netea 团队通过研究卡介苗对人体中性粒细胞功能重建的影响,揭示了卡介苗的免疫机制,并提供了通过调节中性粒细胞效应器进行治疗的新思路。卡介苗在启发研究者们开发新疫苗上发挥了重要的作用。目前,在与卡介苗相关的研究上,国外研究者们在探索疫苗的免疫保护机制、改造卡介苗进而开发新的结核疫苗以及探索疫苗新的接种途径和预防策略等方面进行了卓有成效和应用前景的研究和临床试验。期待我国科学家在上述研究领域开展更多的创新性研究,获得更新的成果,为更有效地防控结核病、保护人民健康作出更大的贡献。

点评专家:万康林。

第二节　新型疫苗的临床评估

据统计,截至 2020 年 8 月,全球进入临床试验的候选疫苗共有 14 种,包括处于 Ⅰ 期 3 种,Ⅱ 期 9 种,Ⅲ 期 2 种,其中 7 种为全菌体疫苗、4 种佐剂蛋白疫苗和 3 种重组病毒载体疫苗。这些疫苗的临床评估结果是科技工作者、疾病控制官员、公卫医生和临床医生非常关注的问题。预防性疫苗 M72/AS01E 疫苗的 Ⅱb 期临床评估结果显示其对结核病的保护率为 50%,治疗性疫苗 ID93+GLA-SE 的 Ⅱa 期临床评估结果显示其具有较好的安全性和免疫原性。下文将分别对这两个疫苗的临床评估结果进行介绍。

一、M72/AS01E 疫苗预防结核病试验结果分析

M72/AS01$_E$ 为一种新型佐剂蛋白疫苗,含结核分枝杆菌 Mtb32A-Mtb39A 重组融合蛋白及佐剂 AS01$_E$。2018 年 *The New England Journal of Medicine* 刊登了该疫苗的 Ⅱb 期临床评估的初步结果(随访至少 2 年),数据表明该疫苗对菌阳活动性肺结核保护率为 54.0%,疫苗组注射部位的反应强度以及流感样症状发生率高于安慰剂组,但两组间严重不良事件、潜在免疫调节疾病发生率和死亡率相近,而且无死亡被认定与疫苗相关。2019 年 10 月 Francois

Roman 研究团队在 *The New England Journal of Medicine* 发表了该疫苗的 IIb 期终期评估成果,包括疫苗的保护性和安全性分析以及 M72 特异的体液和细胞免疫介导的免疫原性评价。

(1)目的:评估 M72/AS01E 疫苗预防结核病的 IIb 期临床试验结果。

(2)方法

1)保护效果评价:研究者 2014 年 8 月至 2015 年 11 月在肯尼亚、南非和赞比亚开展 IIb 期临床研究,纳入 18~50 岁、γ- 干扰素释放试验[(QuantiFERON-TB Gold In-Tube assay (QFT-TB,Qiagen)]阳性且人类免疫缺陷病毒(human immunodeficiency virus,HIV)阴性人群,参与者按 1:1 的比例随机分配到 M72/AS01E 试验组或安慰剂组,采用初免 - 加强免疫接种策略,免疫间隔为 1 个月,三角肌内注射剂 M72/AS01E 或安慰剂 0.5ml。通过访问、电话和短信等方式收集信息,记录①二次免疫 30 天至队列开始 36 个月期间与 HIV 无关的痰菌阳结核病病例,这是主要终点指标;②与 HIV 无关的痰菌聚合酶链反应(polymerase chain reaction,PCR)阳性结核病病例;③观察期间确诊患者治疗 4 周后仍确定为结核病病例的情况;④观察期间确诊患者(与 HIV 无关)治疗 4 周后的菌阳情况;⑤临床肺结核病例;⑥和 HIV 无关的临床肺结核病例。同时记录疫苗接种不良事件发生情况。

2)免疫原性评价:研究团队在肯尼亚医学研究中心和南非结核病疫苗倡议组织分别纳入 150 人,抽取免疫前,第二次免疫后 1 月,初次免疫后 12、24 和 36 个月血标本,用酶联免疫释放试验(ELISA)检测 M72 融合蛋白特异的总 IgG 抗体,抗 M72 的 IgG 抗体几何平均浓度 ≥ 2.8 ELISA 单位定义为血清阳性;用全血细胞内细胞因子染色法评估 M72 特异性 T 细胞反应,结果报告为每百万 $CD4^+$ 或 $CD8^+$T 细胞中表达至少两种免疫标记物(定义为多阳性 T 细胞)或表达任何标记物组合的 $CD4^+$ 或 $CD8^+$T 细胞数。免疫后单位多阳性 T 细胞数高于初免前的 95% 定义为对疫苗反应阳性。

(3)结果:研究团队共纳入试验组(M72/AS01$_E$)1 626 人,对照组(安慰剂)1 663 人,试验组平均观察时间为(2.7 ± 0.4)年,发现 13 例活动性肺结核病例;对照组平均观察时间为(2.7 ± 0.4)年,发现 26 例活动性肺结核病例。接种 M72/AS01$_E$ 疫苗 1 年、2 年、3 年和总的保护率分别为 27.4%(90% *CI*:−90.2%~72.3%;95% *CI*:−128.8%~77.0%),55.2% (90% *CI*:−20.2%~83.3%;95% *CI*:−45.3%~86.2%),60.2%(90% *CI*:−5.4%~84.9%;95% *CI*: −27.0%~87.5%)和 49.7%(90% *CI*:12%~71%;95% *CI*:2.1%~74.2%)。此外根据病例定义,M72/ AS01$_E$ 疫苗对 HIV 无关的痰菌 PCR 阳性结核病保护率最高,3 年总保护率为 61.7(90% *CI*: 24.1%~80.6%;95% *CI*:13.5%~83.0%)。且未发现两组在严重的不良事件、潜在的免疫介导疾病发生率以及死亡率间有差异。

参与免疫原性评价的试验对象共 244 人(疫苗组 120 人,安慰剂组 124 人),疫苗组均在免疫后 2 个月时总 IgG 抗体阳性且维持到第 36 个月,2 个月时疫苗组肯尼亚地区 IgG 抗体几何平均数高于南非(670.9 vs 440.4 ELISA 单位 /ml);M72 特异的多阳性 $CD4^+$ T 细胞免疫 2 个月时的比例低于 12 个月、24 个月和 36 个月时的比例,而且与仅表达 γ- 干扰素的 T 细胞峰值一致;免疫后 2 个月疫苗组肯尼亚地区的多阳性 T 细胞比例是南非的 5 倍(22636.0 vs 529.0/ 百万 $CD4^+$ T 细胞),然而仅表达 γ- 干扰素或至少表达 γ- 干扰素的 T 细胞数两个国家间无差异。安慰剂组未观察到各时间点上的差异。两组均未观察到 CD8$^+$ T 细胞应答。

（4）结论：研究结果显示 M72/AS01$_E$ 对肺结核具有一定的免疫保护效果，该疫苗诱导产生的免疫应答可维持 3 年，但还需要在更大的人群范围中开展时间更长的研究，比如不同的民族、不同的地区和不同年龄的人群中开展研究做进一步验证。

二、完成结核病治疗的成人接种辅助治疗性疫苗 ID93+GLA-SE 的安全性和免疫原性：一项随机、双盲、安慰剂对照、Ⅱa 期试验

现在的抗结核方案疗程较长、有一定的药物不良反应而且具有 2%~9% 的复发率，预防结核病的复发可以减少复治患者、卫生工作人员和国家结核病控制规划的临床、社会以及财政负担，减少耐药结核病的产生和利于开发疗程更短的化疗方案。开发一种有效的治疗性疫苗用于增强或改变宿主的免疫反应、控制体内持留的结核分枝杆菌激活，也许可以达到阻止结核病复发的目的。开发 ID93+GLA-SE 佐剂蛋白疫苗的目的是既可预防结核分枝杆菌感染人群结核病发病，又可改善治疗结局。ID93 是由结核分枝杆菌 Rv1813c、Rv2608、v3619c 和 Rv3620c 组成的多组分蛋白。ID93+GLA-SE 是 ID93 与佐剂（合成的 Toll 样受体 4 激动剂 GLA-SE）组成的稳定的水包油乳液。2020 年 8 月，Mark Hatherill 研究团队将 ID93+GLA-SE 的 Ⅱa 临床评估结果发表在 *Lancet Respir Med* 上。

（1）目的：评估治疗性疫苗 ID93+GLA-SE 的 Ⅱa 期临床试验结果，包括安全性和免疫原性评价。

（2）方法：

1）该研究在南非开普敦附近的 3 个临床中心开展：南非结核病疫苗倡议组织中心、TASK 临床研究中心和德斯蒙德 - 图图艾滋病毒中心，研究对象为曾经接种过卡介苗、HIV 阴性、接受 4 个月以上标准化疗方案的药物敏感性结核病人或已停药但未超过 28 天且符合一定条件的受试者。这些研究对象年龄在 18~60 岁之间，最终接受的抗结核疗程均在 6~7 个月。受试者随机分为 3 个队列进行肌肉接种：①队列 1：2μg ID93+2μg GLA-SE，分别于 0 和 56 天接种；②队列 2：10μg ID93+2μg GLA-SE，分别于 0 和 56 天接种；③队列 3：2μg ID93+5μg GLA-SE，分别于 0、28 和 56 天接种。队列 1 和 2 的安慰剂对照组采用生理盐水和相同接种时间间隔，且试验组和对照组人数比例均为 3：1。队列 3 的对照组①将第 28 天接种试剂改为生理盐水，0 和 56 天接种 2μg ID93+5μg GLA-SE，对照组②的 3 个时间点均接种生理盐水，3 组人数比例为 3：3：1。

2）免疫原性评价：收集所有研究对象于接种 0 天、14 天、28 天（42 天 - 队列 3）、56 天、70 天、84 天和 224 天的血液及相关标本。采用 ELISA 试剂盒检测血清中 ID93 特异性总 IgG 及其亚类（IgG1、IgG2、IgG3 和 IgG4）终点滴度。队列 1（2μg ID93+2μg GLA-SE）受试者血清还分别检测 4 种亚单位抗原 Rv1813c、Rv2608、Rv3619c 和 Rv3620c 诱导的特异性抗体应答。外周血单核细胞和全血细胞，均用 ID93 或抗原 Rv1813、Rv2608、Rv3619 和 Rv3620 各自多肽形成的肽库孵育 12 小时后，用细胞内细胞因子染色法和流式细胞术检测冻存细胞标本中抗原特异性 T 细胞反应。

3）安全性评价：受试者接种疫苗及安慰剂后，记录安全性结果，包括每次注射后 30 分

钟、第 3 天和第 7 天的安全性结果,0~84 天注射部位反应和全身不良事件,并监测最后一次注射后 6 个月内严重不良事件和特别关注的不良事件。用秩和检验和确切概率法比较组间结果。

(3)结果:2015 年 7 月至 2016 年 5 月共评估 177 人,最后纳入有效研究对象 61 人。队列 1 试验组和对照组分别为 15 人和 5 人,队列 2 试验组和对照组分别为 5 人和 2 人,队列 3 试验组和 2 个对照组分别为 14 人、15 人和 5 人。研究结果显示,所有接种 ID93+GLA-SE 的试验组均产生强烈的 ID93 特异的抗体应答,不同方案间总 IgG 平均终点滴度和应答率相似,二次免疫 2 个星期后所有试验组的应答率达 100%,6 个月后应答率仍为 100%,而安慰剂组均为 0%。

接种 2μg ID93+2μg GLA-SE 和 2μg ID93+5μg GLA-SE(0、56 天)的组在接种 70 天时,ID93 特异的 CD4 T 细胞应答率在外周血单核细胞和全血细胞中均高于对照组、在全血细胞中高于接种 10μg ID93+2μg GLA-SE 的组。所有试验组在二次免疫 6 个月后(接种 224 天)在外周血单核细胞和全血细胞中均检测到 ID93 特异的 CD4 T 细胞应答,2μg ID93+5μg GLA-SE(0、56 天)诱导的全血细胞抗原特异性 IgG 和 CD4 T 细胞应答显著高于安慰剂组。接种 3 次和 2 次相比,CD4 T 细胞应答未明显增加。

对外周血和全血细胞利用不同亚单位抗原诱导后,Rv2608 和 Rv3619 诱导的特异 CD4 T 细胞应答均最高,其次是 Rv3620,Rv1813 不诱导 CD4 T 细胞应答。用全血细胞进行研究,ID93 特异性细胞因子共表达谱在各比较组间无显著差异,224 天时的记忆反应主要由单独表达 IL-2 的 CD4 T 细胞,共同表达肿瘤坏死因子(TNF)和 IL-2 的 CD4 T 细胞或共同表达 TNF、IL-2 和 γ- 干扰素的多功能细胞组成。在(两次接种)2μg ID93+5μg GLA-SE 组用全血对每种 ID93 抗原的特异性细胞因子谱进行进一步分析。靶向 Rv2608 的 CD4 T 细胞应答的分化程度(主要是 IL-2$^+$ 单体和 IL-2$^+$TNF$^+$)低于靶向 Rv3619 和 Rv3620 的 CD4 T 细胞,后者还同时表达 IFNγ,并且主要为多功能细胞(IFNγ$^+$IL-2$^+$TNF$^+$)。以上结果是基于多个时间点的总结。

所有剂量组合的疫苗接种后均出现轻度至中度注射部位疼痛,2μg ID93+5μg GLA-SE 分两次或 3 次给药的患者出现硬结和红斑;一位参加者在注射部位有 3 级红斑和硬结;未观察到疫苗相关的严重不良事件。

(4)结论:以上结果表明辅助治疗性疫苗 ID93+GLA-SE 具有较好的安全性和免疫原性。支持进一步评估 ID93+GLA-SE 在治疗性接种策略中的作用,以改善结核病的治疗效果。

[专家点评]

世界卫生组织(World Health Organization,WHO)"遏制结核病策略"行动目标是,与 2015 年的水平相比,2035 年结核病死亡人数下降 95%,结核病发病率降低 90%,同时确保无家庭因结核病造成的灾难性巨额费用开支,达到一个无结核病流行的世界。要达到这一目标,除政府重视、全民动员,强化改进和实施更为有效的结核病综合防治措施外,更大程度上依赖于新的保护效果更佳的结核疫苗的出现。在结核病新疫苗研究中,研究者们将重点放在"研制替代卡介苗的初免疫苗、卡介苗接种后加强免疫用疫苗与潜伏感染人群预防干预用疫苗"这一总体策略上。目前已有多款新疫苗进入了临床评估。据最新研究报道,新型佐剂蛋白疫苗 M72/AS01E 可提供约 50% 的保护率,且已获准在部分低收入国家使用,未来 3~5 年将获得更大范围人群的数据,如果能维持现有的保护率水平,将极大地提高目前的结核病防控效果;而另一个研究结果显示,佐剂蛋白疫苗 ID93+GLA-SE 具有较好的安全性和免疫原性,期待未来有良好保护效果的临床试验数据报道。

结核疫苗的开发仍然面临一些关键技术有待探究明白,例如,对结核分枝杆菌引起人体特异高效和持续免疫保护的生物标志物认识不足,能反映疫苗真实保护效果的免疫应答的检测指标不够明确,且后者是阻碍结核疫苗开发的关键。新的保护率更高、保护效果更持久的结核疫苗的产生还需要长期的艰苦努力。我国结核病控制面临结核感染和发病人数多、耐药形势严峻的特点,迫切需要有效的抗结核新疫苗保护国民健康。我国王国治团队等多年进行结核疫苗的研究并取得了一定的成果,AEC/BC02 进入 Ia 期评估。未来期待更多的国内科技人员开展更多的创新研究并获得新成果。

点评专家:万康林。

第三节 疫苗接种方式的探讨

新的结核疫苗的研发,除通过选择特异有效的抗原组分、抗原的载体、佐剂类型以及抗原和佐剂配伍等多方面研制出特异有效的疫苗外,其接种策略,例如接种次数、接种时间间隔、接种的方式等,也是非常重要的。目前的结核候选疫苗的接种方式以皮内和肌内注射为主。然而,Robert A.Seder 团队的研究显示静脉接种卡介苗对感染结核分枝杆菌的猕猴具有显著的保护效果。本节将对该研究进行介绍。

静脉接种卡介苗对猕猴肺结核的预防效果

T 细胞免疫是控制和预防结核分枝杆菌感染和发病的重要手段。研制有效、持久的以 T 细胞为基础的肺结核疫苗的一个主要特征是能诱导和维持肺组织中的 T 细胞反应,以立即控制感染,同时诱导系统记忆细胞库补充肺组织。目前疫苗接种的两种主要途径——皮内和肌内接种——不能在肺中诱导大量的驻留记忆 T 细胞。50 年前的研究表明,通过雾化或静脉注射途径接种卡介苗可增强对接种后不久便用结核分枝杆菌攻毒的非人灵长类动物的保护作用。然而,对于卡介苗的剂量和这些接种途径对全身和组织特异性 T 细胞免疫的影响机制,以及优化这些变量是否能高效预防结核分枝杆菌感染和发病,目前仍知之甚少。Robert A.Seder 团队先是假设静脉注射足够高剂量的卡介苗可以诱导高度易感猕猴产生大量的全身和组织驻留 T 细胞,从而保护猕猴免于结核分枝杆菌感染和发病,然后进行了相关研究并将结果刊登在 2020 年 1 月的 *Nature* 上。

(1)目的:评价卡介苗接种途径和剂量对预防猕猴感染结核分枝杆菌和结核病发病的影响。

(2)方法:以猕猴作为研究对象,比较不同接种途径和剂量的差异,分别通过皮内、雾化或静脉接种,卡介苗的量均为 5×10^7 菌落形成单位(colony-forming units,CFUs,高剂量);以及同时用雾化和皮内方式(雾化／皮内)接种,卡介苗接种量分别为 5×10^7 和 5×10^5CFUs。对照组为皮内接种卡介苗 5×10^5CFUs(低剂量,正常人接种量),评价前 4 种接种方式的免疫应答和保护效果与该组相比。卡介苗接种后,在 4、8、16 和 24 周多次评估血液和支气管肺泡灌洗液中的免疫反应,在 1 个月和 6 个月分别处死部分猕猴进行组织免疫学分析。卡介苗接种 6~10 个月后,用 2ml 低剂量(含 4~36CFUs)结核分枝杆菌(Erdman)通过支气管镜攻击猕猴,利用 F18- 氟脱氧葡萄糖(^{18}F-fluorodeoxyglucose,FDG)- 正电子发射断层扫描 - 计算机断层扫描仪观察结核感染及发病情况,并在 0、4、6、8 周和 12 周检测免疫情况。

(3)结果:

1)支气管灌洗液和血液的细胞成分变化:4 种接种方式中,只有静脉接种方式引起支气管灌洗液细胞成分的显著改变:总细胞数增加 5~10 倍,大部分为常规 T 细胞,这种高 T 细胞比例可维持 6 个月;曾报道与保护结核有关的非常规 T 细胞[黏膜相关恒定 T 细胞(mucosal-associated invariant T cells,MAIT)和 Vγ9$^+$)]水平在接种后增加并维持 2~4 周。静脉接种猕猴外周血单核细胞中淋巴细胞的比例未发生改变。这些数据表明,与雾化或皮内接种相比,静脉接种卡介苗免疫可导致 T 细胞显著和持续地向气管聚集,并显著改变 T 细胞与巨噬细胞的比率。

2)抗原应答适应性免疫:在外周血单核细胞应答高峰(第 4 周)时,用高剂量皮内或静脉接种卡介苗的猕猴产生细胞因子的 CD4 T 细胞数量高于用低剂量皮内卡介苗免疫者,在第 24 周时虽然有所降低,但仍保持增加的趋势。静脉接种卡介苗的猕猴产生的 CD8 T 细胞应答 4 周和 24 周均高于用低剂量皮内免疫者。与皮内接种低剂量组相比,皮内接种高剂量组或雾化组支气管灌洗液中诱导产生的 PPD 特异性 CD4 T 细胞增加 10 倍,静脉接种组增加 100 倍,后者约占 40% 的细胞应答。此外,只有静脉接种组能诱导抗原应答性 CD8 T 细胞数量增加。尽管不同疫苗方案的 T 细胞反应程度不同,但外周血单核细胞和支气管灌洗液中 T 细胞应答的质量没有差异。CD4 T 细胞应答中 90% 以上为辅助性 T 细胞因子 1(TH1)。与其他接种途径相比,静脉注射卡介苗能在支气管灌洗液和血浆中引起更高的抗体反应。静脉注射卡介苗 4 周后支气管灌洗液中结核分枝杆菌特异性 IgG、IgA 和 IgM 达到高峰,24 周后恢复到基线水平。

3)结核分枝杆菌攻毒结果:接种卡介苗 6 个月后,用 10CFUs 的高致病性结核分枝杆菌 -Erdman 株进行攻毒,研究终点为攻毒 12 周后。采用 FDG- 正电子发射断层扫描 - 计算机断层扫描仪检测感染发病情况。肺部总 FDG 活性是反映胸部分枝杆菌总负荷相关的细胞代谢指标。皮内接种低剂量组和雾化接种组在 12 周内肺部的 FDG 活性均增加;皮内接种高剂量组和雾化／皮内接种组中的两只猕猴未检测到肺 FDG 活性;皮内接种高剂量组中两只猕猴在 8 周时发生炎症,12 周时恢复到基线水平。相比之下,10 只静脉接种卡介苗免疫的猕猴中有 9 只在攻毒后 12 周内未检测到肺 FDG 活性。

在感染 4 周至观察终点期间,未接种疫苗组、皮内注射高、低剂量组和雾化／皮内接种组均检测到肉芽肿。静脉接种组产生的肉芽肿明显低于皮内接种低剂量组,6/10 的猕猴未检测到肉芽肿。静脉接种组胸椎中结核分枝杆菌载量只有皮内低剂量接种组细菌载量的 1/10 000,6/10 的猕猴在任何组织中未检测到结核分枝杆菌。与所有其他组相比,静脉接种组在结核感染后检测到低至不可检测的原发性或记忆性 T 细胞和抗体反应,这表明攻毒后机体免疫系统快速消除结核分枝杆菌。

(4)结论:该研究表明静脉注射卡介苗可保护对结核分枝杆菌高度敏感的猕猴,为疫苗的接种途径和临床研发提供了新的思路,为揭示疫苗诱导的抗结核免疫相关因素和机制提供了一个模型。

[专家点评]

新型疫苗的研究是多方位的。Robert A.Seder 团队的研究给新疫苗的评估方法提供了参考,如使用的动物模型、接种途径、免疫应答的指标评价和用到的实验方法等,这对指导我国科技工作者开展相关研究具有一定的指导意义。并且,Robert A.Seder 团队通过静脉注射接种卡介苗免疫猕猴,取得了良好的免疫保护效果。这是一种大胆的尝试。目前,已用于人体预防接种的疫苗尚无通过静脉注射的疫苗,疫苗属于人体异源性蛋白,静脉注射容易引起严重的免疫反应,特别是活的微生物疫苗静脉注射接种,其安全隐患可能是最严峻的挑战。然而,疫苗接种首先要考虑、也是最重要的就是安全性。从安全性角度,静脉注射方式接种活疫苗的预防接种方式,还有待于慎重、严格和大数据的考量,真正用于临床还有很长远的路要走。但是,这个研究为科学家研制新疫苗提供了一个可以借鉴的新的接种方式,在结核疫苗的开发策略中可以提供一种参考。

点评专家:万康林。

第二章 结核潜伏感染诊断和预防性治疗

结核潜伏感染是结核分枝杆菌有效感染的状态之一。WHO 推荐对 HIV 感染者、菌阳患者家庭密切接触者以及其他高危人群(如接受抗肿瘤坏死因子治疗或透析、准备器官移植或造血干细胞移植、或硅沉着病患者的潜伏性结核感染者)进行预防性治疗。但是患者无身体上的不适、结核潜伏感染者发病不具确定性(多项系统综述和荟萃分析显示其一生中的发病概率约为 5%~10%)、服用抗结核药物可能有毒副作用、潜伏感染诊断方法可信度及伦理学问题等因素影响了临床医生和公卫医生及潜伏感染者进行预防性治疗的决定。如何找到最应该进行预防性治疗的潜伏感染者和选择合适的方案进行预防性治疗?各国科学家在这一领域进行了诸多探索。本章选取 12 篇文章,分 3 节,从结核潜伏感染实验室诊断方法的选择,结核潜伏感染、发病风险和预测,预防性治疗方案的评价三方面对过去一年的重磅研究进展进行介绍。

第一节 结核潜伏感染实验室诊断方法的选择

目前仍缺乏结核潜伏感染诊断的金标准。WHO 推荐 γ- 干扰素释放试验和结核菌素皮试为诊断结核潜伏感染的方法,但使用哪种方法来检测和管理结核潜伏感染者一直是有争议的问题。本节选择了 3 篇研究论文介绍不同研究者关于结核潜伏感染实验室诊断方法的评价,可为我国临床医生、公卫医生和科技工作者选择适当的方法提供参考。

一、γ- 干扰素释放试验或结核菌素皮试检测和管理结核潜伏感染:一项系统综述和荟萃分析

这是由 Fukai Bao 团队完成的一项荟萃分析和文献综述,2020 年 7 月发表在 *Lancet Infect Dis* 上。

(1)目的:评价 γ- 干扰素释放试验和结核菌素皮试在潜伏感染进展为活动性结核中的预测价值、进行预防性治疗的靶向价值以及双重检测的必要性。

(2)方法:2019 年 4 月 12 日至 10 月 18 日在 PubMed、Embase、Web of Science 和 the

Cochrane Library 上搜索与结核潜伏感染、γ- 干扰素和结核菌素皮试相关的文章,并按以下标准纳入:采用队列研究设计的原始研究论文;包括结核潜伏感染者(γ- 干扰素释放试验、结核菌素皮肤试验,或两者兼有)进展为活动性肺结核的信息;仅限于高危人群;报告了有关预防治疗的信息。并按一定的排除标准排除论文。两名作者独立筛选文献并采用手工方法提取以下信息:第一作者;出版年份;国家;研究设计;调查人群;评估总人数;接种卡介苗的人数;γ- 干扰素释放试验、结核菌素皮肤试验或两者的结果;随访期;治疗和未治疗的人数;进展为肺结核的潜伏感染者人数;以及微生物学(涂片、培养或两者阳性)证实的结核病例数。

从筛选合格的文章收集个体的基线信息、进展为活动性结核病的信息和进行预防性治疗的信息后,作者计算了相对危险度(relative risk,RR),每个方法的阳性预测值(positive predictive value,PPV)、阴性预测值和 95% CI。由于报告随访人年的研究较少,作者采用计算累积 RR_s 的方法。RR 值分两种,一种表示未治疗的阳性个体与阴性个体相比进展为结核病的比率,用 RR(预测)表示;另一种表示阳性个体中未治疗与治疗相比进展为结核病的比率,用 RR(治疗)表示。

(3)结果:研究人员从 2 779 个研究中筛选出 40 个符合条件的研究(41 个队列,50 592人,随访期至少一年)进行荟萃分析。

共有 33 个队列符合计算 γ- 干扰素释放试验的 RR(预测),含 4 130 个阳性和 22 082 个阴性个体,综合 RR(预测)为 9.35(95% CI:6.48~13.49)。共有 23 个队列符合计算结核菌素皮试的 RR(预测),含 5 719 个阳性和 18 582 个阴性个体,综合 RR(预测)为 4.24(95% CI:3.30~5.46)。γ- 干扰素释放试验的综合 RR(预测)明显高于结核菌素皮试(P=0.008)。

共有 38 个队列(含 4 212 个体)符合计算 γ- 干扰素释放试验的 PPV,为 4.5%(95% CI:3.3%~5.8%)。共有 26 个队列(含 6 019 个体)符合计算结核菌素皮试的 PPV,为 2.3%(95% CI:1.5%~3.1%)。γ- 干扰素释放试验的综合 PPV 明显高于结核菌素皮试(P=0.002)。

共有 40 个队列(含 23 607 个体)符合计算 γ- 干扰素释放试验的 NPV,为 99.7%(95% CI:99.5%~99.8%)。共有 28 个队列(含 19 638 个体)符合计算结核菌素皮试的 NPV,为 99.3%(95% CI:99.0%~99.5%)。γ- 干扰素释放试验的综合 NPV 明显高于结核菌素皮试(P=0.002)。

共有 20 个队列符合计算 γ- 干扰素释放试验的 RR(治疗),含 2 035 个未治疗和 2 528 个预防性治疗个体,综合 RR(治疗)为 3.09(95% CI:2.08~4.60)。共有 13 个队列符合计算结核菌素皮试的 RR(治疗),含 3 142 个未治疗和 1 633 个预防性治疗个体,综合 RR(治疗)为1.11(95% CI:0.69~1.79)。

共有 13 个队列的 518 个体提供 γ- 干扰素释放试验和结核菌素皮试双重检测数据,双重实验阳性率为 6.1%(95% CI:2.3%~11.5%),与 γ- 干扰素释放试验的 PPV 比无统计学差异。

共有 12 个研究的 387 个体为 γ- 干扰素释放试验阳性结核菌素皮试阴性,占 1.7%(95% CI:2.3%~11.5%)。共有 15 个研究的 1 779 个体为结核菌素皮试阳性 γ- 干扰素释放试验阴性,占 0.8%(95% CI:0.2%~1.6%)。

(4)结论:该研究认为 γ- 干扰素释放试验比结核菌素皮试预测能力更强,IFN-γ 释放试验阳性者可从预防性治疗中获益,而结核菌素皮试阳性者可能不会受益;双重测试可能会提高检测率,但还需要进一步确认。

二、结核潜伏感染诊断用 γ - 干扰素释放试验还是结核菌素皮肤试验——评论性文章

尽管 Fukai Bao 团队的研究结果支持 γ- 干扰素释放试验作为潜伏性结核感染检测和预测进展为活动性疾病的首选方法,γ- 干扰素释放试验的阳性预测值几乎是结核菌素皮肤试验的两倍,但乌干达马克雷雷大学教授 Mayanja-Kizza 团队在 *Lancet Infect Dis* 上发表评论认为 IFN-γ 释放试验可能不是许多结核病高负担国家的最佳选择。他们认为在中低收入国家,开展 γ- 干扰素释放试验需要抽血成本、进口设备和熟练的技术操作人员,这些成本加起来可能已经超过了 γ- 干扰素释放试验的获益。虽然卡介苗接种可能会影响结核菌素皮肤试验的准确性,但是婴儿期接种影响较小,只有 2 周岁后复种影响较大。而在中低收入国家,根据 WHO 推荐的免疫接种扩大计划已取消卡介苗复种,因此在这些国家用结核菌素皮试诊断获益更高。但是对高收入国家,从成本 - 效益分析的角度,γ- 干扰素释放试验优于结核菌素皮试,而且部分高收入国家在 6~14 岁少年儿童中实施卡介苗的复种,因此实施 γ- 干扰素释放试验特异度更高。

三、基于 γ - 干扰素释放试验诊断结果治疗异体基因干细胞移植受者的结核潜伏感染

对免疫功能低下人群如造血干细胞移植(hematopoietic stem cell transplant,HCT)受者,用 γ- 干扰素释放试验诊断潜伏感染的灵敏度比结核菌素皮试高,但是哪个试验能反应真正的感染状态还是个问题。错误的诊断可能会让更多的免疫抑制人群接受有肝肾损害毒性的抗结核药物的治疗,目前缺乏 HCT 受者群体基于 γ- 干扰素释放试验诊断结果进行预防性治疗的研究。Sung-Han Kim 团队进行了一项相关回顾性研究并将结果发表在 *Clin Infect Dis* 上。

(1)目的:评价 HCT 受者群体基于 γ- 干扰素释放试验诊断结果进行预防性治疗的效果。

(2)方法:回顾性纳入 2010 年 1 月至 2018 年 12 月在韩国峨山医疗中心接受同种异体 HCT 的患者,这些患者移植前均用 QFT-TB 诊断潜伏感染状态,其中部分诊断的潜伏感染者于 HCT 术后接受 6 或 9 个月异烟肼预防性治疗。所有患者观察至 HCT 术后 24 个月。活动性结核病的累积发病率用 Kaplan-Meier 生存分析进行估计。

(3)结果:研究期间共有 1 227 人接受异体 HCT,最后共纳入 1 162 例符合条件的异体 HCT 受者。研究队列随访时间为 1 550.4 人年,中位随访时间为 1.7 年。372 例(32.0%)患者发生慢性移植物抗宿主病,且在 QFT-TB 阳性的预防性治疗组中最常见。总死亡率为 40.4%。

1 162 例 HCT 受者中,181 例(16%)QFT-TB 结果阳性,981 例(84%)结果阴性(n=911)或不确定(n=70)。在 181 例 QFT-TB 结果阳性的患者中,51 例(28%)在 HCT 后接受 INH 治疗至少 6 个月;其余 130 例患者中,75 例(58%)未接受异烟肼治疗,55 例(42%)接受异烟肼治疗,但早期停用。

共有 21 名(1.8%)HCT 受者发展为活动性肺结核;QFT-TB 阳性但未接受异烟肼预防

性治疗组的结核病发病率(11.5%,15/130)明显高于 QFT-TB 不确定或阴性组(0.6%,6/981)(*P*=0.01),并有高于 QFT-TB 阳性且治疗组(0.0%,0/51)的趋势(*P*=0.09)。

（4）结论：这些研究表明，基于 γ- 干扰素释放试验结果对 HCT 受者进行结核病预防性治疗似乎可以降低一定数量的结核病例。

[专家点评]

γ- 干扰素释放试验和结核菌素皮肤试验诊断结核潜伏感染各有优缺点，γ- 干扰素释放试验的敏感性、特异性和诊断把握度均显著优于结核菌素皮肤试验，然而，前者的价格远远高于后者。Fukai Bao 团队和 Mayanja-Kizza 团队分别从两者的应用价值和应用定位上做了很好的阐释。关于卡介苗接种对结核菌素皮肤试验的影响，Farhat 等认为婴儿期接种卡介苗影响较小，只有 2 周岁后复种影响较大；Gao 等的研究也支持卡介苗复种可增加结核菌素皮肤试验的假阳性率。我国于 1977—1997 年实施卡介苗复种策略，对这些年份出生的人群，在做潜伏感染筛查时，需考虑其卡介苗接种史，以利于选择合适的检查方法。除了经济因素和卡介苗复种史，在选择方法时也应考虑患者的免疫状况，例如，免疫力低下人群采用 γ- 干扰素释放试验可能会出现假阴性结果，Sung-Han Kim 团队的研究证明在 HCT 人群中使用 γ- 干扰素释放试验结果具有一定的可靠性。在其他免疫力低下人群中的应用情况如何，还有待于更多的研究。γ- 干扰素释放试验和结核菌素皮肤试验均可作为结核感染（包括潜伏感染）非常重要的诊断指标，也可作为诊断活动性结核病的参考依据。由于结核病的诊断难度大，在一些病例中使用这两种方法可能给患者的诊断带来方向，是重要的参考依据。我国医防人员在实际应用中可综合考虑上述因素进行适当的选择。

2020 年 8 月中国防痨协会发布了《重组结核分枝杆菌融合蛋白（EC）临床应用专家共识》，重组结核分枝杆菌融合蛋白（EC）皮试方法已通过国家药品监督管理局药品审批而准予上市，是一种新的诊断结核感染的方法，该法采用重组融合蛋白"结核分枝杆菌早期分泌性抗原靶 6（ESAT-6）和培养滤液蛋白 10（CFP-10）"作为刺激抗原代替结核菌素进行皮试。

点评专家：万康林。

第二节　结核潜伏感染、发病风险和预测

结核分枝杆菌潜伏感染的个体一生中发展为活动性结核病的概率平均约为 5%~10%，这一概率在结核病高危人群中更高，尤其是在 ≤ 5 岁确诊潜伏感染的儿童家庭密接人群中（儿童 2 年内发病率高达 19%）。结核病的高危人群包括艾滋病毒感染者、成人和儿童结核病接触者、接受抗肿瘤坏死因子治疗的患者、透析患者、器官或血液移植手术前患者、硅沉着病患者、囚犯、医护人员、来自肺结核高负担国家的移民、无家可归的人和非法药物使用者等。不同人群结核感染或发病风险可能不同，评估其风险大小可以更好地对该人群制定预防控制措施。本节将会介绍一篇关于免疫抑制人群结核潜伏感染和发病风险的文章。

此外，γ- 干扰素释放试验和结核菌素皮肤试验虽然能诊断潜伏感染，但是对个体而言其发病风险未知，本节将介绍两篇采用模型预测和调查等方法进行个体风险估计的文章，为结

核病防控人员和个体是否采用预防性治疗提供依据。

一、接受 ixekizumab 治疗的潜伏结核感染患者无结核发病病例:来自银屑病或银屑病关节炎患者的 16 项临床研究报告

结核感染或结核病发病可能与银屑病或银屑病关节炎的免疫疗法有关。ixekizumab 是一种高亲和力的抗白细胞介素(interleukin,IL)-17A 单克隆抗体,应用于银屑病或银屑病关节炎的治疗安全且有效,但缺乏该药关于结核病感染风险的数据。2020 年 11 月 *J AM ACAD DERMATOL* 刊登了 Elisabeth Riedl 团队关于 ixekizumab 治疗银屑病或银屑病关节炎对结核感染或结核病发病影响的结果。

(1)目的:评价采用 ixekizumab 治疗银屑病或银屑病关节炎对结核感染或结核病发病的影响。

(2)方法:研究人员对 13 项银屑病和 3 项银屑病关节炎的临床治疗数据进行事后安全性分析,评价治疗过程中结核潜伏感染出现的比例。PPD 皮试或 QFT-TB 为潜伏感染筛查方法,其中要求结核感染监测对象在实验开始前 3 个月内诊断为非结核患者且上述结果阴性,要求结核病发病监测对象为潜伏感染者且接受预防性治疗,所有研究对象均接受 ixekizumab 治疗。

(3)结果:研究结果显示,5 898 名银屑病患者和 1 118 名银屑病关节炎患者服用 ixekizumab,平均服药时间分别为 1010 和 596 天,分别有 101 名(1.7%)和 32 名(2.9%)发展为结核潜伏感染者,未发现结核病发病病例。

(4)结论:该研究为 IL-17A 靶向药在结核潜伏感染者中的安全使用提供了证据,但是该研究由于没有对照组,而且观察期较短未真实反映结核潜伏感染或结核病发病的风险,还需要更多的研究证据。

二、低传播环境下肺结核发病风险预测指标的发现与验证

结核潜伏感染者的发病风险在不同个体身上可能有差异,目前缺乏对个体发病风险进行估计的方法。因此,Ibrahim Abubakar 团队建立了一个个体发病风险预测的模型,并把结果于 2020 年 10 月发表在 *Nature Medicine* 上。研究人员先利用个体荟萃分析方法(individual participant data meta-analysis)在预防性治疗潜在人群中确定群体发病风险的特征数据。然后,为了使模型能更准确地评估个体从潜伏感染状态进展到结核病的准确性,选择结核病低流行区(年发病率 ≤ 20/10 000 人)来源数据,以降低随访期间再次感染的风险。最后,他们开发并验证了一个直接数据驱动的个体化结核病发病风险预测模型(PERISKOPE-TB),该模型结合了定量 T 细胞反应指数和关键临床协变量。

(1)目的:探讨适用于低传播环境下肺结核发病风险预测的指标并对其进行验证。

(2)方法:研究人员在 Medline 和 Embase 上用关键字"TB""IGRA""TST""latent TB"和"predictive value"搜索 2002 年 1 月 1 日至 2018 年 12 月 31 日发表的文章,选择来源于结核病低流行区(年发病率 ≤ 20/10 000 人)数据评估结核潜伏感染者进展为结核病患者的风险。确定合格的研究后,与通讯作者联系,收集个体的相关数据。

群体分析：①第一步：利用随机参数生存模型检验群体水平的结核病发病风险。对收集到的数据按不同的变量分层，分析不同人群中发生结核病的风险，如按潜伏感染筛查结果（阳性与阴性）和预防性治疗（开始与未开始）进行分层，进一步研究未经治疗的潜伏感染患者的进展风险，并根据筛查指征（近期儿童接触者（<15 岁）、成人接触者、移民和免疫抑制）进行分层，对每个风险组分别建立随机效应的参数生存模型。儿童接触者按年龄进一步分层（<5 岁与 5~14 岁）。②第二步：根据潜伏感染筛查结果、潜伏感染治疗情形的提供和筛查指征分层，计算随访 0~2 年、2~5 年和总的结核病发病率（每 1 000 人年）。

预测模型分析：①确定感兴趣的变量，包括年龄、性别、定量潜伏感染检测结果、既往卡介苗接种情况、近期接触情况（包括指征病例的亲近度和传染性）、从结核病高发地迁入、迁入后时间、接受实体器官或血液移植、HIV 状况和结核病预防治疗开始；②变量转化：如对结核菌素皮试、QFT-TB 和 T-SPOT 结果按一定的标准换算成百分位数；③多重插补分析：对零星和系统的缺失数据进行多重插补处理，一共产生了 10 个多重插补数据值；④变量选择和模型开发：纳入那些插补数据集中选择次数≥50% 的变量。为了便于在整个随访期间估计基线风险，利用 rstpm2 软件包建立灵活参数生存模型，并使用比例风险和优势量表检查基线风险的自由度范围，然后根据插补数据集的最小赤池信息准则（Akaike Information Criteria）选最终模型参数；⑤对建立的模型进行验证；⑥决策曲线分析：评估预测模型的潜在临床效用，是模型的补充。

（3）结果：共收到 20 个国家 18 项队列研究的个体病案数据，共纳入 80 468 名研究对象（79 665 名具有潜伏感染诊断结果，结核病患者 803 名）。

1）群体分析结果：未接受预防性治疗的潜伏感染者 2 年内发生结核病的累积风险估计为 4.0%（95% CI：2.6%~6.3%），进行预防性治疗的潜伏感染者 2 年累积发病风险为 0.7%（0.4%~1.3%），未感染患者的 2 年累积发病风险为 0.2%（0.1%~0.4%）。这些人群的 5 年累积发病风险分别为 5.4%（95% CI：3.5%~8.5%）、1.1%（0.6%~2.0%）和 0.3%（0.2%~0.5%）。

在未经治疗的结核潜伏感染患者中，儿童（<15 岁）近期密接者的 2 年结核病发病风险为 14.6%（95% CI：7.5%~27.4%），成人接触者为 3.7%（2.3%~6%），移民者为 4.1%（1.3%~12%），因免疫抑制（无暴露指征）筛查者为 2.4%（0.8%~6.8%）。这些人群的 5 年累积发病风险分别为 15.6%（95% CI：8.0%~29.2%）、4.8%（3.0%~7.7%）、5.0%（1.6%~14.5%）和 4.8%（1.5%~14.3%）。近期密接者≤5 岁儿童的 2 年结核病发病风险明显高于 5~14 岁儿童［26.0%（9.4%~60.1%）vs 12.4%（5.7%~25.6%）］。

2）预测模型的建立：收集到的个体病案中选择来自 15 个研究队列的 31 721 名研究对象（含 528 结核患者），利用他们的信息建立个体风险预测模型（PERISKOPE-TB），纳入的变量有年龄、一个复合的"结核病暴露"变量（考虑非比例风险，用时变协变量建模）、来自结核病高发国家的移民自移民以来的时间、艾滋病毒状况、接受实体器官或血液移植、转化后的潜伏感染检测结果和预防性治疗服用情况。对潜伏感染未治疗受试者用四个四分位数的预测风险来检验肺结核发病风险，Kaplan-Meier 图显示这四个组中观察到的风险明显分离。在决策曲线分析中，与治疗全部潜伏感染者和不治疗任何潜伏感染者相比，该模型的临界概率在 0%~20% 时对是否采取预防性治疗的决策具有临床实用性，临床医生和受试者可根据临界概率和发病风险预测值了解预防性治疗的收益,从而进行正确的判断。

(4)结论:该模型在是否进行针对性预防性治疗的决策中具有临床实用性,既体现了循证的思路,又以患者为中心,为结核病预防性治疗的实施提供了一个新的思路。

三、提高结核病接触者调查效果的两个临床预测工具

肺结核病例确诊前常常有 1~6 个月的症状暴露期,使他周围多人暴露于结核分枝杆菌的感染风险中。因此,从确诊结核病例的密切接触者中尽快筛查关联现患病例和潜伏感染者是控制结核病的关键,然而在逐层的筛检、检查和治疗中,会因为各种原因丢失大量的接触者。为了有效进行接触者调查从而达到尽早诊断指征病例关联现患病例和潜伏感染者的目的,Megan B.Murray 团队设计了两个结核病接触者筛查的工具,研究于 2020 年 1 月发表在 *Clinical infectious disease* 上。

(1)目的:开发两个能提高接触者调查效果的预测模型,以达到尽早诊断与指征病例关联现患病例和潜伏感染者的目的。

(2)方法:研究人员于 2009 年 9 月—2012 年 8 月在秘鲁利马进行一项前瞻性队列研究,调查年龄 ≥ 16 岁的结核病家庭密切接触者,同时收集指征病例和接触者的社会人口学和临床信息;利用结核菌素皮试检测潜伏感染状态,具有结核病临床症状的接触者建议他们去当地临床机构检查。所有接触者随访 12 个月。通过家访或参与研究的临床结构的临床记录获得结核病发病情况。

拟开发的两个多变量模型主要用于预测:①指征病例确诊 14 天内接触者中的结核病例(关联现患结核病例);②预测接触者(除关联现患病例)1 年内的结核病例(继发结核病例)。

关联现患结核病预测模型开发过程:首先利用来源于利马北部和东部及里马克地区的队列数据建立训练模型,共纳入 24 个候选因子,这些信息均能通过对指征病例调查获得,包括指征病例个人的信息、家庭环境信息、接触者的信息(指征病例告知),利用 R(3.5.0)的 glmnet 数据包,通过 10 倍交叉验证程序拟合多变量最小绝对收缩和选择算子(Lasso)Logistic 回归模型,通过计算受试者工作特性曲线下的面积(AUC)和 Hosmer-Lemeshow 检验来评估最终模型的拟合优度。训练模型建立后,利用每个预测因子的 Lasso 系数除以最大的系数,乘以 10 后四舍五入取整数得到风险分数。比较上述 3 个地方来源的数据中观察到和预测到的风险,评估风险分数预测患者的能力。然后计算风险分数的灵敏度和特异度,并利用来源于利马中部的数据验证模型。

继发结核病预测模型开发过程:研究对象为年龄 ≥ 20 岁且没有进行预防性治疗的接触者。考虑的变量除了关联现患病预测模型的候选变量,还包括接触者特有的信息,包括社会经济状况、体质指数、糖尿病和卡介苗免疫后可见瘢痕的存在 / 数量。建立预测模型后,将预测因子的 Lasso 系数除以体质指数系数的绝对值,并四舍五入到最接近的整数,然后加上 30,最终得到风险分数。

在继发结核病预测模型的基础上,研究者通过加入结核菌素皮试结果变量,又建立了一个继发结核病 - 结核菌素皮试预测模型。

最后,研究者比较了以下 5 种类型的效用曲线:①继发结核病预测模型;②继发结核

病 - 结核菌素皮试预测模型；③桑德斯风险评分；④仅基于结核菌素皮试的潜伏感染鉴定结果；⑤ WHO 目前关于预防性治疗的建议，并计算出继发结核病预测模型和继发结核病 - 结核菌素皮试预测模型效用差异的风险阈值。

（3）结果：跟踪调查 14 044 名肺结核接触者，结果在队列中共发现 296 名（2.1%）关联现患病例和 145 名（1.9%）成年接触者 1 年内发病病例。

1）关联现患结核病预测模型风险评分：训练模型的建立共纳入了 10 062 名结核病接触者（192 例为关联现患病例），拟合的最优 Lasso Logistic 回归模型最后纳入了 17 个变量，AUC 为 0.86（95% CI：0.83~0.89），Hosmer-Lemeshow 检验 P=0.72，计算风险评分时纳入其中的 12 个变量，如指征病例的 HIV 暴露、吸烟、诊断延迟等。风险评分呈双峰分布，可分为 <6 分、6~10 分和 ≥ 11 分 3 组，当将评分 ≥ 6 分视为关联现患病的高危险组时，灵敏度、特异度、阳性预测值和阴性预测值分别为 65%、96%、22.4% 和 99.3%。

进一步用验证数据（来自利马中部地区的数据）验证以上模型，AUC 为 0.83（95% CI：0.83~0.89），Hosmer-Lemeshow 检验 P=0.002，进一步分析显示该模型低估了 6~10 分评分组发生关联现患结核病的风险，但高于 WHO 关于接触者调查建议的收益。当取 5% 的风险阈值时，该模型的实际收益比 WHO 的建议高 20%。

2）继发结核病预测模型风险评分：共纳入 5 298 名接触者，其中 97（1%）名在纳入研究 1 年内确诊结核病。拟合的最优 Lasso logistic 回归模型从 27 个候选变量中选择了 11 个，AUC 为 0.72（95% CI：0.67~0.77），Hosmer-Lemeshow 检验 P=0.65。从 11 个变量中选择 7 个变量如是否为指征病例的配偶、结核病史等计算风险评分。风险评分呈正态分布。当将评分分别按 ≥ 1 分、≥ 6 分和 ≥ 11 分视为继发病例的高危险组时，灵敏度 94%、69%、28%，特异度分别为 27%、62% 和 91%。

进一步用验证数据（来自利马中部地区的数据）验证以上模型，AUC 为 0.75（95% CI：0.68~0.81），Hosmer-Lemeshow 检验 P=0.06，进一步分析显示该模型高估了 <6 分组和低估了 ≥ 11 分组发生继发结核病的风险。

在模型中插入结核菌皮试结果变量后，训练模型和验证模型的 AUC 发生轻微改变，分别为 0.76（95% CI：0.71~0.80）和 0.75（95% CI：0.68~0.82）。

桑德斯风险评分 AUC 0.65（95% CI：0.60~0.69），高估了 ≥ 11 分、6~10 分组和低估了 <6 分组发生继发结核病的风险。和桑德斯风险评分相比，继发结核病预测模型风险评分对继发结核病病例可以产生 13.1% 的收益，对未发病受试者产生 4.6% 的收益，总收益率为 17.7%。

假设一个个体在一年内有 1%~5% 甚至更高的发病风险就要接受预防性治疗，那么和别的方法相比，继发结核病预测模型提高 5%~10% 的相对实用性。

（4）结论：研究团队认为开发的两款预测工具能根据患者和接触者报告的信息确定结核病高危家庭接触者，这些工具的性能可与生物标记物相媲美，比后者成本更低，可行性更高。

[专家点评]

不同人群感染结核分枝杆菌或结核潜伏感染人群继发结核病的可能性不一样，在免疫抑制人群中可能会更高。Elisabeth Riedl 团队证明了 IL-17A 靶向药（ixekizumab）在银屑病、银屑病关节炎 / 结核潜伏感染者中使用的安全性，但观察期较短，还需要更多的研究。

Ibrahim Abubakar 团队和 Megan B.Murray 团队均设计了潜伏感染者或密切接触者发病风险的预测模型,这些模型有助于医生或患者作出有关预防性治疗的决策,或许可减少非必要预防性治疗给患者带来的负担。这两个团队的研究为结核病防治工作提供了新的思路,在探索疾病的危险因素时,不能止于危险因素的确认,而是要转化成防控疾病的实用防控手段。无论是 γ- 干扰素释放试验、结核菌素皮试还是上述预测工具,在诊断指征病例接触者的结核病发病尚缺乏精准性,还需要开展更多的研究。

点评专家:万康林。

第三节　预防性治疗方案的评价

预防性治疗是阻止个人从结核潜伏感染状态进展到疾病状态的重要干预手段。WHO已将预防性治疗从对重点易感人群的保护手段上升为结核病防控的手段。2020 年 WHO 推荐的结核病预防性治疗方案有 5 种①利福喷丁＋异烟肼,每周 1 次,3 个月;②利福平＋异烟肼,每天一次,3 个月;③利福喷丁＋异烟肼,每天 1 次,1 个月;④单用利福平,每天 1 次,4 个月;⑤单用异烟肼,每天 1 次,6 个月及以上。此外,2020 年 WHO 还推出了结核病预防性治疗综合指南和操作手册,建议各国根据自己国家的实际情况制定适合自己国家的结核病预防性治疗政策和策略。我国《中国结核病预防控制工作技术规范(2020 年版)》明确规定逐步对结核分枝杆菌潜伏感染者中的结核病发病高危人群开展预防性治疗;特别是艾滋病病毒感染者 / 患者和与病原学阳性肺结核患者有密切接触的 5 岁以下儿童。各国研究者在结核病预防性治疗的实施中积攒了不少的可供借鉴的经验。本节选择了 6 篇文章进行介绍。

一、成人结核潜伏感染者每日服用利福平或异烟肼的不良事件:两项随机对照试验的事后安全性分析

异烟肼 9 个月每日服药的预防性治疗方案在很多地方被广泛应用,然而药物不良反应是影响异烟肼预防性治疗方案实施的障碍之一。还有研究证明利福平 4 个月每日服用方案安全、有效,因此使用该方案的医生可能会增加。为让医生作出更合适的选择,需要对这两个方案的安全性进行更详细的评估。Dick Menzies 团队开展了相关研究,并于 2019 年 12月将结果发表在 *Lancet Infect Dis*。

(1)目的:探讨结核潜伏感染者采用异烟肼或利福平进行预防性治疗期间不良事件出现的频率、出现的时间及其危险因素。

(2)方法:该研究是在两项平行、开放标签、随机对照试验基础上做的事后安全性分析。研究对象为来自澳大利亚、贝宁、巴西、加拿大(9 个中心)、加纳、几内亚、印度尼西亚、沙特阿拉伯和韩国等 9 个国家的 17 个医疗机构、年龄 ≥ 18 岁并书面授权同意的潜伏感染者。患者在治疗前接受临床评估,然后是治疗的前 4 个月每月一次,之后每 8 周一次(如果随机分为每天服用异烟肼 9 个月)进行临床评估。在治疗前和治疗 1 个月后进行全血细胞计数和

肝转氨酶检测,随后由临床医生决定是否进行检测。血液测试的正常值根据每个地点的临床实验室提供的范围确定。

研究对象按 1:1 随机分配到利福平组(4 个月,每日剂量为 10mg/kg,最大 600mg/d)和异烟肼组(9 个月,每日剂量为 5mg/kg,最大 300mg/d)。

记录的不良事件分为以下 10 种类型:药物相互作用、皮疹、肝毒性、胃肠道反应、血液学、妊娠、头晕、药物性胰腺炎、癫痫和其他。对不良事件按其严重程度分成 1~5 级(其中死亡为 5 级)。

本研究的主要终点指标为 1~2 级皮疹或 3~5 级不良事件。将 1~2 级皮疹作为主要终点指标是由于医生通常会因为受试者出现皮疹而不愿支持患者继续用药,而对于其他轻微不良事件,如 1~2 级肝毒性,这些反应通常是暂时的,指南鼓励继续治疗。次要终点指标包括 1~4 级皮疹、3~4 级肝毒性、3~4 级血液学事件和 3~5 级非肝毒性或非皮疹不良事件。

统计学分析:分别对每个治疗组,用 R 数据包 logistf(version 1.23)通过 Firth's bias-reduced(penalised likelihood)logistic 回归模型,分析影响主要终点指标 1~2 级皮疹或任何 3~5 级不良事件的可能因素。此外,还分别评估了以下常见不良事件的影响因素:3~4 级肝毒性、1~4 级皮疹和 3~4 级血液学事件。多变量模型包括了年龄和单变量分析中 $P < 0.1$ 的变量。

(3)结果:研究对象分两期纳入,第一期为 2004 年 4 月 27 日至 2007 年 1 月 31 日,第二期为 2009 年 10 月 1 日至 2014 年 12 月 31 日。单用异烟肼组[5mg/(kg·d),9 个月]3 205 人,单用利福平[10mg/(kg·d),4 个月]3 280 人,两组的平均用药天数分别为 273 天和 123 天。两组的平均年龄均为 38 岁,HIV 共感染率均为 4%。利福平组更能坚持每天服药。

利福平比异烟肼更安全。1~2 级皮疹和 3~5 级不良事件发生率利福平组为 1.5%(50/3 280),低于异烟肼组的 2.7%(86/3 205)。异烟肼组不良反应的发生与年龄有关,年龄越大发生不良反应的危险性越高,而利福平组未发现与年龄相关。在异烟肼组出现一例 34 岁女性死亡病例,2 名专家组成员认为与异烟肼治疗有关,另 1 名认为无关。

3~4 级肝毒性是异烟肼最常见的不良反应(2.0%,65/3 205),其中 75% 发生在前 4 个月。治疗 1 个月后,两个治疗组的丙氨酸转氨酶浓度均发生较大的变化。异烟肼组 56.5%(1 558/2 757)的患者丙氨酸转氨酶升高,利福平组 49.1%(1 397/2 808)的患者丙氨酸转氨酶升高,二组差异有统计学意义($P < 0.000\ 1$)。多变量分析显示年龄 ≥ 35 岁与肝毒性有关。

利福平组 0.8%(25/3 125)的受试者出现 1~4 级皮疹,其中 64% 的事件发生在第 1 个月结束之前,除 1 例外,其他所有事件都发生在第 2 个月结束之前。多变量分析显示年龄在 65~90 岁[校正比之比(adjusted odds ratio,aOR)为 4.4,95% CI 为 1.1~16.2]和联合用药(2.9,1.2~7.1)与服用利福平患者的 1~4 级皮疹相关。异烟肼组 0.4%(13/3 205)的受试者出现 1~4 级皮疹,85% 的皮疹发生在第 2 个月结束前。多变量分析显示显示,服用异烟肼少于 90%(共 270 天)的天数与皮疹相关。

3 280 例接受利福平治疗的患者中有 6 例(0.2%)因 3~4 级血液学不良事件而停止治疗。接受异烟肼治疗的患者没有出现这种不良事件。两个治疗组 1 个月后白细胞计数均下降。

只有接受利福平治疗的患者血小板计数减少。

（4）结论：结核潜伏感染的预防性治疗,利福平 4 个月方案比异烟肼 9 个月方案更安全,不良事件与年龄无关。基于利福平的安全性,利福平应该是现有潜在结核感染治疗的主要选择。

二、异烟肼预防性治疗对感染人类免疫缺陷病毒的孕妇抗逆转录病毒治疗的安全性和有效性：一项使用相关人群数据的观察性研究

异烟肼是广泛用于人类免疫缺陷病毒（HIV）感染者进行结核病预防性治疗的药物,然而关于异烟肼预防性疗法（isoniazid preventive treatment,IPT）对 HIV 感染孕妇（pregnant women living with HIV,PWLHIV）的安全性和有效性的数据不一。Emma Kalk 团队进行了相关研究,并将结果发表在 2020 年 1 月的 *Clinical infectious disease* 上。

（1）目的：评价产前 IPT 暴露与 PWLHIV 不良妊娠结局、母亲结核病、全因死亡率和妊娠期至妊娠后 12 个月内肝脏损伤之间的关系。

（2）方法：该团队利用了在南非西开普省公共部门产生的常规电子健康数据,纳入于 2015 年 1 月 1 日至 2017 年 12 月 31 日,接受抗逆转录病毒治疗的 PWLHIV,随访期至妊娠后 12 个月,评估的事件包括妊娠结局、IPT 的实施、母体肝损伤的实验室证据、结核病发病和孕产妇全因死亡率。不良妊娠结局包括以下任何一种：流产（妊娠 27 周前失去受孕胎儿）；死胎（妊娠 27 周后分娩无生命迹象的胎儿）；新生儿死亡（婴儿在出生后 28 天内死亡）；或低出生体重（<2 500g）。

数据分析采用 Stata 软件（version15.0）,连续变量根据数据分布形式采用两样本 t 检验或 Wilcoxon 秩和检验,分类变量采用 χ^2 检验或确切概率法。

采用 Cox 比例风险模型来确定 IPT 暴露与结核病风险（以及肝损伤和死亡）之间的关系。IPT 暴露史作为一个时变 - 暴露变量。提前确定好协变量,并根据以下变量调整模型：年龄、CD4 细胞计数、HIV 病毒抑制状态、孕前抗逆转录病毒治疗状态、结核病史、首次产前检查和分娩地点（如初级保健或医院）以及是否为首次妊娠。不良妊娠结局与协变量之间的关系采用 logistic 回归进行估计。进行敏感度分析时,选择 IPT 暴露起点在妊娠 14~34 周之间的人群,并把 IPT 暴露时间分为：0 月、0~5.9 个月、6~12 个月、>12 个月。

（3）结果：研究期间共纳入 43 971 例符合条件的 PWLHIV,平均年龄为 29.8 岁。在妊娠期间接受 IPT 的人数为 7 310 例（16.6%）,未接受 IPT 的为 36 661 例。IPT 的中位持续时间为 168 天；产前暴露的中位持续时间为 124 天。分娩时无 IPT 暴露但接受抗逆转录病毒治疗的中位持续时间为 17.2 个月,IPT 暴露组产前接受抗逆转录病毒治疗的中位持续时间为 9.0 个月。IPT 暴露组没有增加肝损伤的证据、孕产妇死亡率总体上较低、发生的不良事件较少、发生不良妊娠结局和妊娠 12 个月内结核病发病的概率较低。

与非 IPT 组比,IPT 可以减少结核病发病率 1 518/10 万（95% *CI*：1 238/10 万 ~1 799/10 万）,而且随着 IPT 时间延长,保护结核病发病效果更好。Cox 数据模型显示 IPT 降低了大约 30% 的结核病风险［校正危险比（adjusted hazard ratio,aHR）为 0.71,95% *CI*：0.63~0.81］。结核病史和低 CD4 细胞计数（与 >500 细胞 /μl 比）可以增加 IPT 组结核病发病风险,按 CD4 细胞数分层后,IPT 暴露可减少 CD4 ≤ 350 细胞 /μl 的 PWLHIV 患结核病的风险,但是 CD4 细胞数更高的组未表现出保护效果。

IPT 暴露组大多数结核病在妊娠结束前后确诊[75.7%(759/1 002)],其中 35.6%(270/759)发生在妊娠结束后的 3 个月内。

校正生存分析显示 IPT 与孕产妇死亡率无关(aHR:0.75,95% *CI*:0.46~1.22);IPT 组中只有 127 例 PWLHIV 发生严重肝损伤事件,尽管例数较少,但分析显示 IPT 与严重肝损伤事件的增加有关(aHR:1.51,95% *CI*:1.18~1.93)。

与非 IPT 组比,接受 IPT 的孕妇发生不良妊娠结局的可能性较低,aOR 为 0.83(95% *CI*:0.78~0.87),而且保护效果随着 IPT 持续时间延长而增加,主要表现为流产和死胎减少。在妊娠 14 周后开始接受 IPT 与未接受 IPT 和孕早期接受 IPT 的 PWLHIV 相比,发生不良妊娠结局的风险降低,aOR 分别为 0.71(95% *CI*:0.65~0.79)和 0.64(95% *CI*:0.55~0.75),主要表现为流产减少。

不同 IPT 暴露时间的产妇死亡率和严重肝损伤的风险无差异。与非 IPT 组相比,在妊娠 14 周后开始 IPT 肺结核的发病风险降低(aHR:0.63,95% *CI*:0.54~0.74)。

(4)结论:本研究展示了妊娠期接受 IPT 对母婴产生不良反应的影响。妊娠期接受 IPT 可降低妊娠期间和妊娠后 12 个月内,尤其是 CD4 ≤ 350 个细胞 /μl 的 PWLHIV,发生结核病的风险。妊娠期接受 IPT 发生不良妊娠事件的风险较小,尤其是将 IPT 推迟到 14 周后,风险会更低。

三、接受异烟肼 - 利福喷丁治疗结核分枝杆菌潜伏感染的患者报告的严重不良事件分析——美国,2012—2016

2011 年起,美国 CDC 推荐在 ≥ 12 岁潜伏感染人群中实施利福喷丁 + 异烟肼(次 / 周、12 周)的结核预防性治疗方案。2018 年,美国 CDC 更新了方案,建议年龄 ≥ 2 岁的人群和部分 HIV 感染人群采用该方案进行预防性治疗。2020 年 3 月 *Clinical infectious disease* 刊登了 Kristine M.Schmit 团队关于该方案的不良事件的分析结果。

(1)目的:总结并评价 2012—2016 年间向美国 CDC 报告的与使用异烟肼 - 利福喷丁治疗结核潜伏感染相关的严重不良事件。

(2)方法:出于监测目的,将接受 ≥ 1 剂异烟肼 - 利福喷丁进行结核潜伏感染治疗后住院或死亡定义为严重不良事件。2011 年开始启动异烟肼 - 利福喷丁的方案后,美国 CDC 通过 16 个美国结核病控制项目发起了一个结核潜伏感染患者的观察队列,由项目调查人员向国家 CDC 的严重不良事件监测系统和卫生部门上报死亡或住院患者。由于向 CDC 监测系统报告的信息质量和数量各不相同,为了更好地发现患者和不良事件的特征,报告辖区会邀请 CDC 进行现场调查,包括病历审查和与患者或其代理人以及参与其护理的临床医生进行面谈。受邀的 CDC 护理流行病学专家和 / 或医务人员现场收集有关患者人口学、治疗过程、临床症状、住院日期、临床检测结果和临床结局的信息。

(3)结果:CDC 未收到死亡报告,但收到了 24 例患者的住院报告;其中 22 例患者得到了各自项目人员的内部认可,CDC 对其中 20 例患者进行了现场调查。在进行现场调查的 20 例重度不良事件中,临床治疗团队或 CDC 研究人员认为其中 5 例与异烟肼 - 利福喷丁方案无关。其余 15 例患者年龄分布在 20~79 岁之间,8 例为男性。10 例已知出生国的患者 2 例出生在美国以外地区。近半的受试者出于管理目的(例如,就业、长期从事护理工作)检测结核潜伏感染状态。1 例感染 HIV,1 例丙肝,3 例糖尿病。在预防性治疗开始时,有 7 名患者服用超过 3 种药物治疗其他健康状况。

10 例患者在住院前接受 ≤ 4 剂异烟肼 - 利福喷丁治疗。在 12 名已知最后一次服药到症状出现时间间隔的患者中,6 名 ≤ 6 小时,4 名 >48 小时。超过半数(n=8)患者在住院前出现症状升级,自觉发热或恶心是最常见的表现,其中三分之二的患者报告了这两种症状;在医院评估期间,7 名报告自觉发热的患者体温测量值均 >38.3℃。9 名患者在入院时收缩压 <90mmHg,其中 5 名患者在病历中记录为接受了静脉补液;无患者需要血管升压药支持。在报告的 13 例血清转氨酶和肌酐水平的患者中,5 例患者的血清转氨酶水平 ≥ 正常上限的两倍,其中 2 例 ≥ 正常上限的 5 倍;3 例患者出现急性肾损伤(即血清肌酐增加 ≥ 0.3mg/dl 或血清肌酐增加 >50%)。共有 8 名患者住院时间 >48 小时。3 名患者再次尝试用异烟肼 - 利福喷丁治疗;其中 1 名患者完成治疗,另 2 名患者不耐受该方案但完成了替代方案的治疗(1 名患者接受利福平治疗,1 名患者接受异烟肼治疗)。截至调查时,所有患者均存活至出院,恢复正常,无后遗症。

(4)结论:该研究强调了用异烟肼 - 利福喷丁治疗结核潜伏感染期间进行不良事件监测的重要性。

四、年龄对每周利福喷丁方案治疗结核潜伏感染结局的影响

异烟肼 + 利福喷丁的方案疗程短(仅 12 周),可接受度高,因而完成率也高,因此该方案越来越受到临床医生及结核潜伏感染者的欢迎。这是一篇 Jann-Yuan Wang 团队完成的关于年龄对每周利福喷丁方案治疗结核潜伏感染结局的影响的文章,2020 年发表在 *Clinical infectious disease*。

(1)目的:评估异烟肼 + 利福喷丁方案在全年龄人群中的各种治疗结局,特别是评估年龄对该方案实施的影响,为进一步广泛使用该方案提供证据和指导。

(2)方法:2014 年 9 月至 2019 年 12 月,研究人员从两家医疗中心及其三家附属医院和两家区级医院前瞻性招募该研究的合格参与者。随访期间从开始治疗到提前终止、发生活动性结核病或治疗完成后 1 周。

研究人群:要求年龄 ≥ 18 岁。包括:与抗酸杆菌涂片或培养阳性肺结核患者密切接触的个体;WHO 定义的高危人群(如医疗机构工作人员);入组前 1 年内糖化血红蛋白水平 >9.0% 的 ≥ 1 次结果控制不佳的糖尿病患者。均经 QFT-TB(Cellestis/Qiagen,Carnegie,Australia)诊断为结核潜伏感染阳性,并接受 ≥ 1 剂异烟肼 + 利福喷丁治疗。将研究人群分为 3 个年龄组(老年组: ≥ 65 岁;中年组:35~65 岁;年轻组: ≤ 35 岁)。

预防性治疗过程和不良事件的管理:受试者在政府直接面视下疗法(directly observed therapy,DOT)服务人员的监督下接受异烟肼 + 利福喷丁治疗。每次服药后 2 天内和报告不良事件时,由医院结核病病例管理人员和社区 DOT 服务人员通过电话访谈(首选)或在线 APP 评估不良事件。住在医疗护理机构的残疾人则由护理人员在每次服药 48 小时内监测

生命体征和记录全身表现。

分别于治疗前、治疗后的每月和当严重不良事件发生时进行血液检查。一旦公共卫生或医务人员发现或受试者自我报告任何不良事件，病例管理者、DOT 服务人员或护理人员将报告并与初级保健医生讨论，然后初级保健医生将使用 Naranjo 评分确定不良事件与治疗方案之间的因果关系，仅分析 Naranjo 评分 ≥ 5 分的可能的和明确的不良事件。根据不良事件的严重程度提供医疗建议，包括密切监测、对症治疗，必要时安排医院访视。药物不良事件定义为药物正常使用时产生的非预期有害事件。以下反应被认为是严重不良事件：①低血压（收缩压 <90mmHg）、荨麻疹、血管性水肿、急性支气管痉挛或结膜炎；②同时发生以下 >4 种流感样症状（其中 >1 种为 2 级或 2 级以上）：无力、疲乏、恶心、呕吐、头痛、发热、疼痛、出汗、头晕、呼吸短促、潮红和寒战。有临床意义的肝脏毒性指天门冬氨酸氨基转移酶和 / 或丙氨酸氨基转移酶 ≥ 3 倍正常上限或总胆红素 ≥ 2 倍正常上限。

终点指标：主要指标是比较不同年龄组的治疗结局，包括治疗完成率和产生严重不良事件的风险。

统计学分析：分类变量采用卡方检验或 Fisher 检验分析组间差异，连续变量（取决于正态性）采用单因素 ANOVA、Kruskal-Wallis 检验或 Mann-Whitney U 检验分析组间差异。采用多变量 logistic 回归计算潜在危险因素的 aOR、95% CI 和 P 值。使用 SPSS 20.0 版（SPSS Inc.，Chicago，IL，USA）进行所有分析。

（3）结果：在研究期间，共有 1 021 例 QFT-TB 阳性病例接受了预防性治疗，其中 579 名接受异烟肼 + 利福喷丁方案治疗。579 名受试者中，年轻组 165 名（28.5%）、中年组 280 名（48.4%）、老年组 134 名（23.1%）。

1）治疗过程和结局：共有 481 例（83.1%）受试者完成了异烟肼 + 利福喷丁方案治疗。年轻组治疗完成率最高（94.5%），老年组最低（73.9%）。在所有受试者中，38 例（6.6%）发生了不良事件需要暂时中断治疗。与其他组相比，年轻组发生更多的不良事件，但未导致治疗中断（$P<0.001$）。在暂时中断治疗的受试者中，中年组发生严重不良事件的比例最高（$P=0.015$）。总的永久停药率为 16.9%，老年组最高（26.1%），年轻组最低（5.5%）。停用前的给药次数为（4.3 ± 2.2）次，3 个年龄组间无显著差异。严重不良事件是中年组最常见的停药原因（9.6% vs 年轻组 2.4% 和老年组 4.5%，$P=0.014$）。

老年组（4.5%）和中年组（4.3%）因肝脏毒性永久停药的发生率高于年轻组（0%，$P=0.025$）。尽管老年组发生药物不良事件的风险显著高于严重不良事件和肝毒性（$P=0.004$），但 85%（46/54）的不良事件具有自限性或耐受性良好（1 级和 2 级）。老年组中 2 例（1.5%）被确诊为活动性结核病，其他两组均无（$P=0.036$）。

2）药物不良事件详情：在 579 例受试者中，362 例（62.5%）在治疗期间报告了至少 1 起药物不良事件。严重不良事件的总体风险为 11.2%，该风险在中年组中最高（17.1%）。在发生严重不良事件的个体症状方面，中年组患流感样综合征和荨麻疹的风险最高。低血压总发生率为 1.7%，在中年组中更常见（2.5%），然而三组间无统计学差异。肝功能损害总发生率为 5.5%，三组之间无显著性差异。只有 7 名（1.2%）受试者出现具有临床意义的肝脏毒性。老年组发生严重不良事件和肝脏毒性以外的 ≥ 3 级药物不良事件的风险高于其他组

(6.0% vs 年轻组 1.2%，中年组 1.8%，P=0.018)，这些药物不良事件主要为高血压事件(50%)。治疗期间，22 例受试者(3.8%)发生了高血压事件并伴有流感相关症状，在老年组中最显著(11.2%，P <0.001)。

有基础高血压的受试者中高血压事件的风险均显著高于无基础高血压的受试者。大多数高血压事件发生在第三次给药后 8 小时，血压平均升高 26mmHg(四分位距：20~37mmHg)，中位持续时间为 1 天。所有产生高血压的 22 例受试者在下一次服药时还会再次发生高血压事件。其中 3 例因此停药，其余均在每次服药后临时服用降压药完成治疗。

老年组中上消化道症状发生率高于其他组(41.8%，P=0.012)。未观察到死亡或长期后遗症。

3)年龄对严重不良事件的影响：多重 logistic 回归分析显示，在全人群和有结核病接触史的人群中，与老年组相比，中年组治疗期间发生严重不良事件的风险显著增加，aOR 分别为 3.04(95% CI：1.15~8.03)和 6.48(95% CI：1.29~32.68)。

4)年龄对停用异烟肼＋利福喷丁方案的影响：多重 logistic 回归分析显示，中年组和老年组终止治疗的风险相似(总人群中 aOR：1.02，95% CI：0.51~2.03，P=0.963；有结核病接触史的人群中 aOR：1.02，95% CI：0.40~2.60，P=0.963)。与老年组相比，年轻组中止治疗的风险略低，但不显著。

(4)结论：本研究提供了关于异烟肼＋利福喷丁方案在不同年龄组和临床条件下的安全性信息。在一定的医疗支持和项目管理下，即使是老年患者完成率也较高。在异烟肼＋利福喷丁方案治疗期间，中年组发生严重不良事件和老年人发生高血压事件的风险较高，应谨慎。

五、耐多药结核病接触者进行异烟肼预防性治疗

WHO 推荐异烟肼单独或联合利福喷丁治疗潜伏性结核感染。近年来耐药结核病的增多使结核潜伏感染的治疗方案的选择复杂化。2020 年 6 月 *American Journal of Respiratory and Critical Care Medicine* 刊登了 Megan Murray 团队的相关研究结果。

(1)目的：评估异烟肼预防性治疗对耐多药肺结核患者接触者的影响。

(2)方法

1)研究对象的纳入：先对 2009 年 9 月到 2012 年 8 月在秘鲁利马的 106 个地区医疗中心新诊断的、年龄 ≥ 15 岁的结核病患者进行筛选，然后筛选出涂片和培养阳性的结核病患者，将他们的家庭接触者纳入一个前瞻性研究队列中。

2)指征患者和家庭接触者的基线和随访评估：对指征病例收集的信息包括：诊断前症状持续时间、胸片上是否存在空洞、痰涂片状况和分枝杆菌培养结果等。对培养阳性患者的分离株进行药敏试验。指征病例和家庭接触者纳入时收集的信息包括：年龄、身高、体重、性别、职业、肺结核病史、饮酒、教育程度、住房类型、公共交通使用频率、吸烟史、肺结核症状、卡介苗接种、娱乐性药物使用以及艾滋病和糖尿病的并发情况。所有登记的家庭接触者在基线检查、6 个月和 12 个月随访时均被评估是否存在结核病，并接受结核菌素皮肤试验以确定感染状况。

3) 家庭接触者的异烟肼预防性治疗: 2006 年秘鲁国家结核病项目指南建议 19 岁或以下的家庭接触者和患有特定疾病的成年人接受一个疗程的异烟肼预防治疗。如果随后发现指征病例感染的是对异烟肼耐药的菌株,医疗人员有时会要求家庭接触者停止异烟肼预防性治疗,但许多此类家庭接触者接受了全程异烟肼预防性治疗。研究者们使用参与医院和诊所的医疗记录来确定家庭接触者是否接受了异烟肼预防性治疗及其疗程。

4) 结核病的发生: 在研究对象登记后 2 个月、6 个月和 12 个月的定期家访和通过查阅参与卫生诊所的肺结核登记记录确定家庭接触者中发生的结核病例,以确保在一年的随访中获得了所有发生的肺结核病例。如果家庭接触者在指征病例诊断的两周内被诊断为肺结核则定义为关联现患病例,否则为二代病例(继发病例)。在 18 岁以下的接触者中结核病的定义依据共识指南中的儿童结核病分类。使用 Illumina-HiSeq 4 000 平台对所有培养阳性的结核病关联现患病例、继发病例及其指征病例(如果指征病例也是培养阳性)的分离株进行双末端全基因组测序。

5) 分析: 由于年龄较大的人群只有在患有其他疾病致结核病风险增加时,才愿意接受异烟肼预防性治疗,因此本研究只分析 19 岁以下的家庭接触者。考虑到家庭聚集因素,采用 Cox 比例风险 frailty 模型来评估继发结核病的危险因素。首先进行单变量分析,以检查异烟肼预防治疗对结核病发病率的影响,然后采用多变量模型调整潜在的混杂因素: 指征病例的年龄、性别、酒精使用、烟草使用、娱乐性药物使用和就业状况;家庭接触者的年龄、性别、酒精使用、烟草使用、就业状况,公共交通使用、卡介苗接种史、结核病史;家庭社会经济状况、监禁史、居住区和家庭教育水平。采用 α=0.2 的后向逐步回归标准对多变量进行分析。评价异烟肼疗法是否因指征病例的耐药情况效果不同时,根据指征病例的耐药情况分成三类: 异烟肼敏感型、单耐异烟肼型、耐多药型。同时根据治疗时间的长短进行分层。研究者对建立的模型进行了两次敏感性分析,一次基于 ≤ 6 岁的家庭密接者(一般认为该年龄组人群主要从家庭指征病例获得感染);一次基于基线调查被确诊感染的接触者。同时还对登记有异烟肼耐药定量结果的指征病例的家庭接触者进行风险分析。所有检验采用 R 程序。

(3) 结果: 研究人员共找到 4 500 名结核病患者和 14 839 名家庭接触者,追踪到的年龄 ≤ 19 岁的密切接触者为 4 216 名,其中 2 096(50%)名接受异烟肼预防性治疗。异烟肼预防性治疗的持续时间分别为: 耐多药接触者 115 天,单耐异烟肼接触者 148 天,异烟肼敏感接触者 142 天。在指征病例确诊后的 12 个月内,共有 146 名接触者被确诊结核病。通过分离的结核分枝杆菌全基因组测序结果,研究人员选择了 ≤ 10 个的单核苷酸位点用于评估二代继发病例是否从指征病例获得感染。在 52 例培养阳性的继发病例中,有 38 例(73%)的分离株与指征病例的分离株相匹配。

单变量和多变量模型结果显示,接受异烟肼预防性治疗的家庭接触者被诊断为结核病的可能性是未接受治疗组的 1/3 [单变量分析: 风险比(hazard ratio, HR)=0.33, 95% CI: 0.22~0.48;多变量分析,aHR=0.31, 95% CI: 0.20~0.47]。异烟肼对异烟肼敏感和耐多药家庭接触者的保护效果高于异烟肼耐药家庭接触者。在异烟肼敏感接触者中,接受异烟肼治疗与不治疗相比,发生结核病的 HR 为 0.30(95% CI: 0.18~0.48);在耐多药接触者中,两者相比 HR 为 0.19(95% CI: 0.05~0.66);在异烟肼耐药接触者中,两者相比 HR 为 0.80(95% CI:

0.23~2.80)。在 3 种不同类型的接触者中,均随着预防性治疗时间的延长,保护效果更佳。未发现接受 ≥ 3 个月异烟肼预防性治疗的 ≤ 5 岁的受试者在随访期间被确诊肺结核。当研究者仅分析基线调查时被确诊感染的亚群时,异烟肼预防性治疗对耐多药接触者的保护作用仍然很强(aHR=0.14,95% CI:0.02~1.07)。在 1 276 名指征病例报告异烟肼最小抑制浓度(minimum inhibitory concentration,MIC)的家庭接触者中,异烟肼预防性治疗的保护效果不因异烟肼 MIC 而改变;在 92 名接触的指征病例的 MIC>5μg/ml 且接受异烟肼预防性治疗的家庭接触者中,无一例发生(0/92)活动性肺结核,而 4%(14/368)未接受异烟肼预防治疗的患者发生结核病。

(4)结论:研究者认为异烟肼预防性治疗对耐多药结核病接触者的结核病发病有保护作用。鉴于异烟肼的安全性及其在全球的广泛应用,异烟肼可能在耐多药结核潜伏感染的管理中发挥作用。

六、补充维生素 D 预防结核感染和发病的效果

维生素 D 在机体对结核感染的免疫应答反应中具有一定的作用,然而缺乏关于维生素 D 可以预防结核感染的来自Ⅲ期、随机对照临床试验的证据。哈佛大学陈曾熙公共卫生学院 D.Ganmaa 团队先假设在维生素 D 缺乏和结核病流行的人群中,补充维生素 D 可以降低结核病感染和结核病的风险,然后在蒙古国小学生中建立补充维生素 D 的Ⅲ期双盲、随机、安慰剂对照试验进行验证。2020 年 7 月,D.Ganmaa 团队在 The New England Journal of Medicine 上发表了该研究成果。

(1)目的:评价补充维生素 D 预防结核感染和发病的效果。

(2)方法:研究现场是蒙古乌兰巴托的 18 所公立学校,主要纳入 QFT-TB 试验检测阴性、未确诊佝偻病、6~13 岁的儿童。对条件合格者,按 1∶1 随机原则分为两组,分别每周口服一次 14 000IU 维生素 D_3 和安慰剂,服用 3 年。

在校期间,项目现场人员与受试对象在面对面情况下,让受试对象服用维生素 D/ 安慰剂,并询问和记录结核病和急性呼吸道感染发病等不良事件。3 年随访期结束前最后一次访视以及研究对象基线调查时均抽取 5ml 血液进行 QFT-TB 检测和血清 25- 羟基维生素 D〔25(OH)D〕水平测定。在 3 年随访中发现 QFT-TB 阳性的儿童被送往蒙古国家传染病中心进行结核病的临床和影像学筛查。所有接受抗结核治疗的儿童的临床和放射学资料均由试验终点委员会的成员进行审查并根据标准将结核病的可能性分为确诊、很可能、可能或不太可能。

终点指标:主要指标是 QFT-TB 阳性结果(以儿童阳性比例表示)。次要指标是根据试验结束时 γ- 干扰素水平比标准阳性阈值(0.3IU/ml)高出 4.0IU/ml 得出的 QFT-TB 阳性结果(以相应结果的儿童所占比例表示);平均抗原刺激 γ- 干扰素水平;临床医生诊断并由试验终点委员会确诊的结核病;至少一次因急性呼吸道感染而住院治疗;至少一次急性呼吸道感染症状发作;至少接受一个疗程的抗感染药物治疗急性呼吸道感染;试验结束时平均血清 25(OH)D 水平、血清 25(OH)D 水平超过 20ng/ml(50nmol/L)的儿童比例。安全性结果包括死亡、严重不良事件、导致试验方案中止的不良事件以及其他监测到的安全性情况,包括

高钙血症［血清校正钙水平 >2.55mmol/L（10.2mg/dl），两个样本证实］、高浓度维生素 D 水平［25（OH）D 水平，>80ng/ml（200nM/L）］和肾结石。

根据学校分层使用 Mantel-Haenszel 风险比评估二分法结果的治疗效果，报告风险比的 95% CI，并根据学校出勤情况进行调整。

（3）结果

1）受试者基本特征：2015 年 9 月至 2017 年 3 年共纳入 8 851 名儿童 QFT-TB 阴性儿童，维生素 D₃ 组 4 418 名，安慰剂组 4 433 名。8 851 名儿童的平均基线血清 25（OH）D 水平为 11.9ng/ml（30nmol/L）；95.6% 的儿童 25（OH）D 水平低于 20ng/ml，31.8% 的儿童 25（OH）D 水平低于 10ng/ml（25nmol/L）。随访结束时维生素 D 组的平均 25（OH）D 水平高于安慰剂组［31.0 vs 10.7ng/ml（75nmol/L vs 25nmol/L）］。试验结束时，维生素 D 组 89.8% 的儿童和安慰剂组 5.6% 的儿童的 25（OH）D 水平 ≥ 20ng/ml。

2）主要和次要终点指标：两组的 QFT-TB 阳性率相似，维生素 D 组为 3.6%（147/4074），安慰剂组为 3.3%（134/4043），aRR 为 1.10（95% CI：0.87~1.38）；两组间 γ- 干扰素水平变化超过 4IU/ml 的比例无统计学差异，aRR 为 0.67（95% CI：0.39~1.12）。

3）事后分析：对基线 25（OH）D 水平 <10ng/ml 和 ≥ 10ng/ml 的儿童，比较他们的 QFT-TB 阳转率，发现两组间无差异。然而在 γ- 干扰素水平变化 ≥ 4IU/ml 的儿童中，25（OH）D 基线水平低于 10ng/ml 的儿童，接受维生素 D 治疗者 QFT-TB 阳转风险低于接受安慰剂治疗的儿童（aRR，0.41；95% CI：0.17~0.99）；25（OH）D 基线水平 ≥ 10ng 的儿童未发现差异（aRR，0.90；95% CI：0.46~1.77）。由于该结果没有进行多重比较而且属于事后比较，对结果应慎重。

4）结核病：共有 46 名儿童被当地医生确诊结核病，两组间无统计学差异，维生素 D 组为 0.5%（21/4418），安慰剂为 0.6%（25/4433），aRR 为 1.10（95% CI：0.87~1.38）；两组间 γ- 干扰素水平变化超过 4IU/ml 的比例无统计学差异，aRR 为 0.87（95% CI：0.49~1.55）。经试验终点委员会确认后，只有 26 名确诊结核病，每组各有 13 名，aRR 为 1.05（95% CI：0.49~2.27）。

5）急性呼吸道感染：共有 63 名儿童有急性呼吸道感染导致的住院史，维生素 D 组 29 人，安慰剂组 44 人，未发现两组间有统计学差异，aRR 为 0.86（95% CI：0.52~1.40）。至少一次急性呼吸道感染症状发作和至少接受一个疗程的抗感染药物治疗急性呼吸道感染的比例在两组间均无统计学差异。

6）不良事件：共有 10 名儿童死亡，维生素 D 组 4 名，安慰剂组 6 名。共有 324 名儿童患有 1 件或多件非致死性严重不良事件，维生素 D 组 142 名，安慰剂组 182 名。这些事件均被认定与维生素 D 或安慰剂无关。维生素 D 组 1 名儿童出现症状性高钙血症，其校正血钙水平为 2.70mmol/L（10.8mg/dl）。高钙血症表现为恶心和上腹部不适，停止服用维生素 D 后，高钙血症和症状均消失。3 名儿童的血清 25（OH）D 水平在 3 年的随访中高于 80ng/ml，无孩子有症状。共有 15 例非致命性不良事件导致试验方案中止（维生 D 组 10 例，安慰剂组 5 例）

（4）结论：在蒙古维生素 D 缺乏的大量学龄儿童中，每周口服 14 000IU 维生素 D₃，持续 3 年，可以安全地提高 25（OH）D 水平。然而，这种干预并未降低原发性结核病感染（用 QFT-TB 阳转率表示，干扰素 -γ 水平阈值为 0.35IU/ml）以及结核病发病和呼吸道感染的风险。

[专家点评]

在目前缺乏有效抗结核疫苗的现状下,预防性治疗无疑是预防结核发病、降低发病率的主要手段。潜伏感染诊断方法虽然敏感,但是不能诊断出未来转化为活动性结核病者。在发病目标不明确的人群中使用抗结核药进行预防干预,其安全性问题至关重要。因此,国外研究者们从不同的角度开展了一些卓有成效的研究。例如,研究发现利福平 4 个月方案比异烟肼 9 个月方案更安全,不良事件与年龄无关,并且基于利福平的安全性,利福平应该是现有结核潜伏感染治疗的主要选择。异烟肼预防性治疗感染人类免疫缺陷病毒而接受抗逆转录病毒治疗的孕妇,妊娠期接受异烟肼预防性治疗可降低结核病发病风险,而且妊娠 14 周后进行预防性治疗发生不良妊娠事件的风险会更低。美国 2012—2016 年接受异烟肼 - 利福喷丁治疗结核潜伏感染的患者报告的严重不良事件的分析证实了进行不良事件监测的重要性。异烟肼 + 利福喷丁方案治疗结核潜伏感染者,中年组发生严重不良事件和老年人发生高血压事件的风险较高。异烟肼可能在耐多药接触 - 结核潜伏感染者的管理中发挥作用。在蒙古维生素 D 缺乏的学龄儿童补充维生素 D,并未降低原发性结核病感染的风险。这些结核病预防性治疗方案的预防效果和不良事件,具有良好的参考价值。

我国结核病潜伏感染人数多(约占总人口的 20%~29%),同时也是全球 30 个耐多药 / 利福平耐药结核病高负担国家之一,在推进结核病预防性治疗过程中应探索不同预防治疗方案对耐药结核病暴露潜伏感染者的预防效果和药物不良反应,总结经验和教训,避免加重耐药结核病负担。正确推进结核病预防性治疗,对我国快速降低发病率、减少感染传播、终止结核病流行具有重要意义。

点评专家:万康林。

第三章　感染传播控制

2019 年 WHO 发布了最新的《结核病感染预防与控制指南》,该指南主要强调医疗卫生机构及其他结核分枝杆菌传播高风险场所的感染预防与控制,包括管理控制、环境控制措施和呼吸保护三方面的建议,希望通过减少空气中的传染性飞沫核、减少易感人群对于传染性气溶胶的暴露降低结核分枝杆菌传播风险。我国《中国结核病预防控制工作技术规范(2020 年版)》对上面三项建议也做了相关规定。不同于以上指南和手册,本章主要从学术研究的角度探索引起结核分枝杆菌传播、感染的影响因素和机制,以促进结核分枝杆菌的感染传播控制工作。

第一节　关注亚临床结核病

WHO "终止结核病策略"的第一个目标是:与 2015 年比,2020 年结核病发病率下降 20%。根据 WHO 报告,全球结核病发病率 2015 年约为 142/10 万(绝对数为 1 040 万例),2019 年 130/10 万(绝对数为 1 000 万例),可见结核病发病率下降速度相当缓慢,要达到 WHO "终止结核病策略"的目标有一定难度,必须从多个角度考虑结核病防治策略。结核病患者在症状出现前通常有一个无症状期,也叫亚临床期。无症状不代表没有传染性,亚临床结核病一直以来未受到足够的重视。Emily A Kendall 团队的文章详细地阐述了亚临床结核病的流行病学重要性,本节将对其进行介绍。

亚临床结核病的流行病学重要性:一次重要的再评价

结核患者确诊前除了有 1~6 个月的症状表现期,大部分患者在症状出现前还有亚临床期,这一时期是指通过放射或微生物检验可检测到但不会引起可识别症状的疾病形式。目前人们对结核病亚临床期研究较少,尚未引起重视。Emily A Kendall 团队于 2020 年在 *Am J Respir Crit Care Med* 上发表相关文章,有助于人们对这一时期的重新审视。

文章提出,当前终止结核病策略的工作重点放在早期诊断和治疗具有可识别临床症状的结核患者和结核潜伏感染者的预防性治疗上,具备传染性的亚临床期结核患者未被引起重视。历史上结核病只分潜伏感染(无症状,不传染)和活动性(有症状,传染)结核病。有研究者发现这种分法把疾病谱中的疾病初期和亚临床阶段给掩盖了。亚临床期通常被认为由非传染性早期和导致可识别症状出现的"疾病进展期"中的前期。虽然早期诊断有症状的患者可以减少大量的传播,但也忽视了大量没有临床症状的疾病早期的患者,这部分人引起的传播是不可忽视的,对这部分人进行诊断和治疗可能是 WHO "遏制结核病"策略的必要手段。

(1)亚临床结核病概念框架:"亚临床结核病"是指"由活的结核分枝杆菌引起、不表现结核病相关临床症状、但会引起用放射学或微生物学分析方法检测到的其他异常的疾病"。亚临床结核病与潜伏感染结核病(短期内不会进展成疾病)和早期结核病(可能会进展但不会引起可检测的异常)不同。亚临床结核病的概念侧重于可引起培养或胸片等检测出来的异常但结核病患者在被询问时否认具有结核相关症状(咳嗽,胸痛,咳痰,发热等)。亚临床结核患者可能有轻微或断断续续的(包括其他呼吸道疾病引起的症状)症状,但是在问诊时可能被患者本身忽略。亚临床结核病不能反映结核病的严重程度,大部分人会很快进展成"活动性"的结核病,有的可能多年后才进展成活动性结核病或终身处在亚临床期。

亚临床期的概念意味着那些可能有传染性的结核病患者在社区中等待数年才会出现结核相关症状导致确诊。实际上,肺结核疾病的自发消退是有规律的,因此许多亚临床肺结核患者根本不会被诊断出来。目前结核病防控的注意力主要放在有症状的结核患者身上,而症状信息主要通过问诊获得。根据报道 2018 年比 2000 年结核病登记率提高了 >70%,但死亡率下降了仅 35%,发病率下降的比例比死亡率还低。这说明目前的手段在阻断结核病传播上效果有限。原因之一有可能是亚临床期结核患者是引起结核分枝杆菌传播的大量来源。因此,作者分别从正反两个角度对这一假设进行举例论证,并讨论对疾病控制策略和未来数据收集工作的影响。

(2)亚临床结核病的巨大负担:在过去的 15 年有 20 多个结核病高负担国家开展过结核病流行病学调查,几乎每次调查的患病率都超过了当年的结核病报告率——在大多数情况下,超过了两倍或更多。另一项关于 28 个国家和地区患病率调查的系统综述提示,确诊病例的 50%(四分位间距 40%~62%)仅 X 线检查提示结核,7%(范围 0.7%~22%)症状提示阳性,其余 43% 症状和影像学均异常提示结核。在确诊的结核病中仅有 30%~68% 涂片阳性,这些涂阳患者 35%~65% 症状筛查结果为阴性。这些数据强调了全球亚临床结核病的巨大负担:每年向 WHO 通报的结核病例为 700 万例,平均患病率与通报率之比为 2:1,表明结核病患者数约为 1 400 万。如果现患病例中有一半缺乏可识别的症状,那么估计有数百万人患有亚临床结核病。此外,胸片的敏感性(取决于放射科医生)可能使患病率调查中亚临床结核病的负担低估至少 10%。因此,目前至少有 700 万 ~1 000 万人患有通过症状筛查无法发现的结核病。

(3)亚临床结核病和传播:为了传播,结核分枝杆菌必须从肺部排出到环境中。通过咳嗽产生传染性的飞沫通常被认为是主要的途径。然而,呼吸飞沫也可以在没有咳嗽的情况下排出,如唱歌、说话和潮气呼吸。

不可否认,咳嗽能提高结核分枝杆菌的传播效率,但是亚临床结核病对人群传播的贡献仍然很大。首先,人们花在呼吸(和说话)上的时间远远多于咳嗽。其次,一些无症状肺结核患者会由于偶然原因(例如,病毒性上呼吸道感染)轻微咳嗽未在意。第三,亚临床结核病患者排出的含少量活菌的飞沫在有限空间(家庭或工作场所)中停留,时间长以后,会造成接触者传播。第四,这种非咳嗽的方式产生的呼吸飞沫更小,导致其在空气中长期停留,在适当环境下(如大合唱)会造成大量人群感染。

　　总而言之,咳嗽不是传播的必要条件,亚临床结核病由于高发病率和持续时间长,有可能在人口水平上推动相当一部分的传播。

　　(4)亚临床结核病自然史:结核病流行病学调查显示,每个病例在确诊前平均有 2 人年的培养阳性的时间。这个时间被认为是有传染的,而且约一半时间可能没有可识别的结核相关症状。这个时间代表的是最终确诊的患者的诊断延迟时间,还有大部分可能从未被确诊的人也有同样的经历。在临床中,患者通常报告的症状平均时间为 1 个月。平衡流调数据和患者报告数据的时间差的最简单办法是从两个不同的阶段和疾病进展的不同(异质性)重新定义结核病的自然史,这样可以将具有传染性的人年时间最多的人群和结核病登记人群区分开来。

　　不同人群的结核病自然史表明,某些人的结核病持续时间很长,而另一些人进展迅速。那些最有可能发展为严重结核病患者(包括那些免疫功能低下或处于特定年龄的人)可能在亚临床阶段花费的时间相对较少。相比之下,结核病进展较慢的人(如患有轻度和间歇性症状疾病的人)只有在感染数年后才能得到诊断和登记。病情较轻和进展较慢的人可能有更多机会产生结核分枝杆菌传播,这为将病例发现工作扩大到疾病快速进展风险最高的人群(如 HIV 阳性人群)之外提供了流行病学依据。

　　结核病的自然史还有一种可能,就是有的患者在没有治愈的情况下症状改善或者治愈。这种情况在现代较难衡量,因为确诊的患者症状较典型而且得到治疗。然而对前抗生素时代的疗养院登记的队列进行的系统回顾发现,大约 50% 病情严重到需要入院的患者数年后仍然存活(能存活到登记点),且明显治愈。考虑到这种症状严重的结核病可以不经治疗而有好转倾向,亚临床结核病的自发治愈不仅可能,而且可能很常见。因此,那些未产生明显症状的人可能占流行病学调查发现的培阳病人的大部分(也是引起传播的大部分)。但是目前尚没有针对这部分人的病例发现方法,这些人可能没有被诊断和治疗的机会。

　　对亚临床结核病的异质性、流行性和非进展性的认识对理解结核分枝杆菌在人群中的传播具有重要意义:病情较轻和进展较慢的病例可能只占登记病例的小部分,但占大部分的感染人年时间;同时也有助于理解其他的流行病学数据,例如,如果结核病在未被确认的传染期后自愈,那么那些因接触这种无症状结核病家人导致的其他家庭成员的结核病病例可能被错误地归因于家庭外传播。

　　目前一个关键的需要解决的问题是,亚临床结核病患者优先进行检测和治疗的程度大概占多少。其流行病学影响和成本效益取决于亚临床结核病患者对传播的累积贡献的大小、使用现有工具诊断和治疗他们的能力以及确定那些最有可能传播或临床进展的患者的能力。

　　(5)该优先检测亚临床结核病吗:如果大多数结核分枝杆菌的传播源于有可识别症状的

人,那么防治重点自然放在加强现有的诊断程序上。但如果阻断结核病的传播需要检测和治疗亚临床结核病患者,那么必须优先考虑主动发现该类病例。如果第二种假设正确,应考虑以下方面的工作:①加强检测方法的研究,如转录组技术;②实施非症状检测方法,建立筛选方案;③解决实施过程中可能遇到的问题:如完成率较低和假阳性的问题。如果通过以上方法,还有相当一部分传播产生,则应该把注意力彻底转移到预防疾病上。了解疫苗接种和预防性治疗等干预措施在帮助解决早期或亚临床结核病方面可能发挥非常重要的作用。

根据结核病的进展情况可以把结核病的自然史分为三种类型:①疾病进展迅速型:如HIV 感染人群;②疾病进展缓慢,偶尔出现明显症状型;③在亚临床结核病阶段自愈未出现明显症状型。因此,发现、诊断和治疗亚临床疾病个体的相对流行病学重要性取决于在群体水平上此类患者占的相对比例,以及每个亚临床疾病的症状、传播和诊断之间的对应关系。

(6)展望:确定针对亚临床结核病防治战略的优先次序,首先要研究亚临床结核病的传播潜力、亚临床结核病现患病例的可能临床轨迹以及诊断和治疗亚临床结核病患者所需的资源。然而,开展上述研究面临以下问题:①亚临床病例的鉴定需要高灵敏度的检测方法,而现有的检测方法大多数对于活动病例的发现尚且不够敏感和快速以及负担过重;②对未经治疗的亚临床结核病自然史进行研究面临伦理学问题;③理想的研究需要对封闭的人群进行全面和反复的测试,但成本高昂,逻辑复杂,此类研究很少;④识别传播事件需要对传播链及其方向性进行推断,而结核分枝杆菌传播间隔时间长、潜伏感染和空气传播的特性使研究尤其具有挑战性。

虽然面临了诸多挑战,但是增加相应的研究设备可以解决大部分问题。例如提高那些具有高灵敏度检测方法的利用率,如 Xpert MTB/RIF Ultra 和放射照相工具(如便携式 X 线计算机辅助解释设备)。同时,通过前瞻性地鉴别和跟踪痰培养阴性但早期疾病标志物阳性的无症状个体,建立家庭接触者队列或特定人群如监狱关押人员队列等,观察并了解哪些特征与临床或细菌学进展的高风险相关,以进一步了解结核病的自然史。这种大规模干预措施通常需要长期的时间,记录结核病发病率和传播程度,才能了解亚临床结核病对传播的影响。最后将全基因组测序技术和流行病学数据相结合进行传播地点和时间点的确定。

总之,越来越多的证据(尽管是间接证据)表明,结核分枝杆菌的传播很大一部分来源于亚临床结核患者。这些患者的疾病过程具有异质性,其特点是在未经确诊的情况下疾病频繁消退或长期持续。鉴于这些现实和发现非症状性活动性结核病病例面临的挑战,有必要开展大量的研究以更好地量化亚临床结核病对人群传播的贡献。现有的工具如诊断方法、早期结核病的标志物、群体性研究和推断传播的生物学工具等可以帮助研究者们更好地开展研究。仅仅关注症状驱动的结核病诊断不足以实现降低发病率的目标,社区中流行的亚临床结核病患者需要得到更多的关注。检测和治疗这些人可能是阻断结核分枝杆菌传播的关键;研究者们忽视了亚临床结核病的潜在流行病学重要性,研究者们自己也要承担风险。

[专家点评]

"亚临床结核病"概念的提出可以让研究者们更科学地理解结核病的自然史,并认识到当前结核病控制中存在的漏洞,加强其流行病学重要性的研究有助于提出针对性的防治措施。Emily A Kendall 团队的研究提示检测和治疗亚临床结核病可能是阻断结核分枝杆菌传播的关键,研究者们忽视了亚临床结核病的潜在流行病学重要性,研究者们自己也要承担风险。利用亚临床结核病的概念研究者们可以更好地解释工作中遇到的问题,例如我国第五次全国结核病流行病学调查显示,43.1%(561/1301)的无症状患者通过主动调查发现,这部分患者中绝大部分应属于结核病亚临床期的患者,且这些"无症状"患者中46%为痰菌阳性,为典型的传染源。这说明我国的亚临床结核病的发现负担还较重。我国结核病防治工作者和科研人员应更多地重视对该期患者的发现和管理,不仅要分析因症状就诊患者的诊断延迟和就诊延迟带来的传播负担,还需要分析亚临床结核病患者带来的传播负担,从而更有效地降低我国结核病的感染率、发病率和病死率,为达到终止结核病的流行和保护人民健康作出更大的贡献。

点评专家:万康林。

第二节　咳嗽和结核病传播

结核病主要通过呼吸道传播。咳嗽是肺结核患者的主要和首发症状,伴随着咳嗽,患者会排出大量含有病菌的飞沫气溶胶,造成直接有效的感染传播。控制咳嗽,阻断传播,可达到预防结核病的目的。Michael U.Shiloh 团队的研究介绍了结核病患者咳嗽气溶胶结核分枝杆菌培养阳性的影响因素,可以帮助研究者们采取针对性的防治措施。Keertan Dheda 团队的研究探讨了结核分枝杆菌诱导人体咳嗽的机制,有助于找对应对咳嗽的办法。本节将逐一进行介绍。

一、耐药与敏感结核病患者咳嗽气溶胶培养阳性的细菌和宿主决定因素

耐药结核病主要由外源性感染引起,而非内源性复发或获得性耐药。动物、流行病学和模型研究表明,少数感染性患者导致了结核病流行。了解和识别这些"超级传播者",并使其不具传染性,这对流行病控制至关重要。人们普遍认为耐药菌株的传染性比敏感菌株小。但关于耐药和敏感结核病患者感染性差异的资料却很少。反映传染性的一个重要指标是指征病例和病原体产生感染量的综合能力,这可用可呼吸性咳嗽气溶胶中的结核分枝杆菌菌落形成单位(CFU)来代替。Michael U.Shiloh 团队假设,与药物敏感结核病患者相比,耐药结核病患者咳嗽产生的可吸入飞沫气溶胶结核分枝杆菌培养阳性的比例更低,并且包括分枝杆菌基因组变异在内的多种因素能够用于预测咳嗽气溶胶培养阳性。该团队进行了相关研究,并把他们的成果于 2020 年 4 月发表在 Cell 上。

(1)目的:探讨耐药与敏感结核病患者咳嗽气溶胶培养阳性的细菌和宿主决定因素。

(2)方法:共纳入 500 名肺结核耐药和敏感患者。使用咳嗽气溶胶取样系统(cough aerosol sampling system,CASS)对含有可培养结核分枝杆菌的咳嗽气溶胶颗粒进行计数和大小分类。收集的临床资料包括症状评分、HIV 状况、肺功能、胸片和治疗史;收集的痰微生物信息包括 Xpert MTB/RIF(Xpert)、休眠相关结核分枝杆菌胞内脂肪酸尼罗红染色、涂片

镜检、MGIT 960 培养,以及痰分离培养物的间隔区寡核苷酸分型(spoligotyping)、全基因组测序[谱系,分离株间单核苷酸多态性(single nucleotide polymorphism,SNP)距离、全基因组关联分析和基因型药物敏感结果]和表型药物敏感试验相关结果。根据菌株的敏感性,将结核患者分成 3 组,第 1 组:非利福平耐药组,227 人;第 2 组:利福平耐药组(不耐氟喹诺酮和二类注射药),162 人;第 3 组:耐多药组(耐利福平、氟喹诺酮和二类注射药),109 人。"CASS 阳性患者"定义:某次结核分枝杆菌气溶胶检测 CFU 阳性的患者。如果患者没有耐药性记录,则将其药敏结果定义为"可能敏感"。采用单变量和多变量模型分析各种因素与 CASS 阳性的关系。

(3)结果:与第 1 组相比,第 2 组和第 3 组的患者胸片病灶和结核病发作(包括耐药性发作)次数更多,肺功能[最大呼气流量(peak expiratory flow,PEF)、用力呼气量]更差,在 CASS 前接受至少 48 小时的治疗的比例更大,并且尽管治疗用的药物种类较多,但药物的有效性可能较少。

452 例 CASS 结果可靠(无污染)的患者中,142 例(31%)CASS 阳性,其中 42 例(30%)的气溶胶 CFU ≥ 10 个;60% 患者平均 CFU 呈 ≤ 4.7μm 的液滴状(因此可能沉积在最小的气道中)。第 2 组的 34 例中有 24 例(70%)、第 3 组的 23 例中有 9 例(40%)为门诊患者,提示社区中存在结核病传播的风险。在 137 例涂片阴性患者中 9 例 CASS 阳性(7%),因气溶胶 CFU 与痰菌量呈正相关,进一步说明 CASS 不同阳性标记物的诊断准确性。

在考虑治疗时间之前,第 1 组患者的 CASS 阳性率高于第 2 组和第 3 组[201 例患者中有 82 例(41%)vs 249 例患者中有 60 例(24%);P<0.001]。在未接受治疗或治疗时间 ≤ 48 小时的患者中,第 1 组患者与第 2 组和第 3 组患者的 CASS 阳性率相似[[73 例患者中有 38 例(52%)vs 48 例患者中有 18 例(38%);P=0.116]。治疗持续时间较短的患者 CASS 阳性率较高(例如,第 1 组:73 例 ≤ 48 小时的患者中有 38 例(52%),128 例 >48 小时的患者中有 44 例(34%),P=0.014)。气溶胶的 CFU 数量表现出类似的形势。然而,根据记录,尽管一些患者坚持治疗而且可能是有效的治疗,仍存在传播的风险,例如,在第 1 组患者中,在 CASS 前接受 3 天、4 天、5 天和 6 天治疗的患者中,26 人中有 9 人(35%)、31 人中有 11 人(35%)、37 人中有 12 人(32%)和 26 人中有 7 人(27%)CASS 阳性。

多变量分析结果显示,较低的症状评分、较强的 PEF(表示咳嗽强度大)、治疗状况(治疗 ≤ 48 小时)和痰菌量增加可独立预测 CASS 阳性。与 HIV 阴性患者相比,HIV 阳性患者的 CASS 阳性的可能性较小,发病率更高(症状评分更高),痰细菌负荷、肺部病变、空洞和黏滞液痰更少。在多变量模型中,第 1 组患者与 CASS 状态显著相关,这可能是由于第 2 组和第 3 组的治疗时间比第 1 组长。

未发现 CASS 阳性与基因组变异[非同义 rpoB 和 pks1 突变、家系(lineage)、适应性或代偿性突变、株间 SNP 距离]、结核病史和休眠状态(痰菌尼罗红染色)相关。

多变量分析发现氟喹诺酮类药物为基础的方案与 CASS 阳性负相关(aOR:0.34,95% CI:0.17~0.65)。按治疗时间分层后,仍呈负相关。

第 1 组、第 2 组和第 3 组基线 CASS 阳性的部分患者[80 例中有 66 例(83%)、34 例中有 29 例(85%)和 23 例中有 18 例(78%)]进行了至少一次的重复取样。第 1 组有 3 例(5%)

尽管依从性好和治疗可能有效但 CASS 反复阳性;第 2 组有 1 例不依从的患者 CASS 反复阳性;第 3 组有 7 例(40%)CASS 持续阳性。

(4)结论:耐药结核病患者在可呼吸咳嗽气溶胶中有大量可培养结核分枝杆菌。分枝杆菌基因组变异和生理状态(尼罗红染色)与可培养阳性的气溶胶无关。可能有效治疗 6 天或没有接受大量有效药物治疗的患者其咳嗽气溶胶仍能分离出结核分枝杆菌。CASS 阳性症状评分较低的患者可呼吸气溶胶可培养结核分枝杆菌的风险增加,支持迫切需要针对此类患者采取干预措施。

二、结核分枝杆菌硫脂 -1 激活伤害感受神经元诱导咳嗽

活动性肺结核的主要标志和引起传播的主要机制是持续性的咳嗽。以前的研究提出肺部"伤害感受神经元"是促发肺部咳嗽的一个原因,细菌能产生一些以"伤害感受神经元"为靶标的分子促发咳嗽。Keertan Dheda 团队先假设结核分枝杆菌通过激活呼吸伤害感受神经元产生刺激咳嗽的分子,从而促进细菌从受感染个体向未受感染个体的传播。为了验证假设,研究人员首先证实了患有肺结核的豚鼠咳嗽和结核分枝杆菌有机相提取物(主要由其细胞壁的脂质成分和脂溶性分子组成)能诱发咳嗽的事实;在体外将伤害性神经元暴露于结核分枝杆菌提取物发现能引起细胞内钙的快速增加;进一步确定提取物中的活性分子是结核分枝杆菌细胞壁的重要成分——分枝杆菌硫脂 -1(sulfolipid-1,SL-1);最后,研究者发现感染缺乏 SL-1 合成的结核分枝杆菌提取物突变体的豚鼠不能咳嗽。2020 年 6 月南非开普敦大学医学部 Keertan Dheda 团队将他们的研究成果发表在 *Nature Medicine* 上。

(1)目的:探索结核分枝杆菌与伤害感受神经元相互作用诱导咳嗽的机制。

(2)方法:建立了结核分枝杆菌感染和结核分枝杆菌有机提取物引起咳嗽的动物模型:取大约 200 个 CFUs 的结核分枝杆菌 Erdman 毒株通过雾化方式感染远交 Hartley 豚鼠,每 2 周将单个动物置于全身体积描记系统(whole body plethysmograph system,WBP)中 24 小时,记录 24 小时内的咳嗽事件。设置感染组和未感染组。

1)提取结核分枝杆菌有机提取物并诱导豚鼠咳嗽:采用液体培养基培养结核分枝杆菌后,采用 Folch 提取法提取其有机相。对每只豚鼠按以下顺序诱导咳嗽:①有机提取物的溶剂[二甲基亚砜(dimethyl sulfoxide,DMSO)];②有机提取物(20mg/ml);③柠檬酸(咳嗽激动剂,0.4M);每次诱导间隔一天,在 WBP 系统通过雾化方式诱导,记录刺激 20 分钟内的咳嗽次数。

2)结核分枝杆菌提取物激活体外培养细胞中的伤害感受神经元:选择永生化小鼠胚胎背根神经节(dorsal root ganglion,DRG)细胞系 MED17.11,用荧光半定量 Ca^{2+} 染料 Fluo-4 或定量比率染料 Fura-2 标记 MED17.11 细胞,并将其暴露于溶剂对照、结核分枝杆菌提取物或辣椒素[已知的瞬时受体电位阳离子通道亚家族 V 成员 1(transient receptor potential cation channel subfamily V member 1,TRPV1)激动剂]后,使用活细胞成像监测荧光,比较不同刺激物间荧光值的差异,推测对细胞内钙浓度的影响。为了确定神经元激活是否只对有机提取物特异性,还检测了其他结核分枝杆菌成分,包括细胞膜提取物、细胞质组分、细胞壁可溶性蛋白、Triton X-114 可溶性蛋白或分泌蛋白。

为进一步验证,获取小鼠伤害感受神经元细胞系、原代小鼠 DRG 神经元和原代小鼠结节 / 颈静脉神经节神经元和从死亡供体获取原代人类 DRG 神经元,检测结核分枝杆菌提取物对这些神经元的激活效果。

3)伤害感受神经元激活分子为 SL-1 的鉴定:首先确定伤害感受神经元激活的菌种特异性:比较以下细菌的有机提取物激活 MED17.11 神经元的差异:结核分枝杆菌(Erdman,HN878,CDC1 551,H37Rv,H37Ra),*M.avium*,*M.marinum*,*M.smegmatis*(mc^{2}155),*M.bovis*,*M.canettii* 和 *E.coli*(MACH1)。根据基因差异,确定可能由 SL-1 激活伤害感受神经元。

4)确定 SL-1 是否为神经元激活所必需:由于 *stf0* 可以催化 SL-1 的合成,因此 *stf0* 基因缺失会导致结核分枝杆菌无法合成 SL-1,研究人员先构建 Erdman Δ*stf0* 和 Erdman Δ*stf0*::*stf0*,然后比较这两株菌株和 Erdman 野生株的有机提取物刺激神经元的反应。

5)SL-1 激活小鼠和人的原代神经元验证实验:分别准备 MED17.11 神经元、原代小鼠 DRG 神经元、原代小鼠结节 / 颈静脉神经节神经元和原代人类 DRG 神经元,经 Fura-2(MED17.11 或小鼠)或 Fluo-8AM(人类)标记后,暴露于 DMSO 或 SL-1 中,检测细胞内 Ca^{2+}变化。

6)SL-1 诱导豚鼠咳嗽验证实验:首先取有机提取物的溶剂,Erdman 野生型、Erdman Δ*stf0* 和 Erdman Δ*stf0*::*stf0* 的有机提取物(各 20mg/ml)和柠檬酸(0.4M)于 WBP 系统内按先后顺序雾化刺激健康豚鼠,并监测 20 分钟记录咳嗽次数。然后将健康豚鼠暴露于雾化的纯 SL-1(250mg/ml)中,观察咳嗽反应。

7)阻断 SL-1 合成对预防结核分枝杆菌感染的豚鼠咳嗽的作用研究:用低剂量 Erdman 野生型、Erdman Δ*stf0* 或 Erdman Δ*stf0*::*stf0* 雾化感染豚鼠并监测咳嗽,以未感染组作为对照。于 0 天和 6 周检测肺部细菌载量和病理学变化。

(3)结果

1)结核分枝杆菌感染引起豚鼠咳嗽:未感染的对照组和结核分枝杆菌感染的豚鼠在感染后 2 周或 4 周的咳嗽次数没有显著的统计学差异。然而,在感染后 6 周,结核分枝杆菌感染的豚鼠咳嗽的次数是对照豚鼠的两倍(平均 12∶6)。因此,在低剂量感染 6 周后,即在肺 CFU 数量最大的时候,感染的豚鼠比未感染的动物咳嗽次数更多。

2)结核分枝杆菌的有机提取物足以诱发豚鼠咳嗽:结核分枝杆菌的有机提取物比溶剂诱导更多的咳嗽(8 次 vs 0.5 次)。柠檬酸在 20 分钟内导致平均 12 次的咳嗽。

3)结核分枝杆菌有机提取物对体外伤害感受神经元的激活作用:利用半定量和定量方法对细胞内[Ca^{2+}]进行测定,在用阳性对照辣椒素或结核分枝杆菌有机提取物刺激后,与溶剂对照组(DMSO)相比,提取物和辣椒素均引起细胞内[Ca^{2+}]的显著增加,Ca^{2+}主要来自细胞内的 Ca^{2+}储存。这种反应主要发生在辣椒素敏感的神经元上。在多种结核分枝杆菌成分中,只有有机提取物能激活神经元。

此外,有机提取物还能在体外激活小鼠伤害感受神经元细胞系、原代小鼠 DRG 神经元和原代小鼠结节 / 颈静脉神经节神经元。也可在体外激活人的伤害感受神经元,包括辣椒素敏感和非敏感的神经元。

4)伤害感受神经元激活分子为 SL-1 的鉴定:在测试的多种细菌提取物中,结核分枝杆菌复合群多株细菌能激活 MED17.11 神经元。然而 H37Rv 菌株虽然能激活神经元,其减毒株 H37Ra 却未能激活神经元,因为 H37Ra 在 PhoP 转录因子中有一个突变阻止其产生细胞壁糖脂 SL-1。研究者获得纯 SL-1 后发现其能在体外激活 MED17.11 细胞神经元。

研究人员发现 Erdman Δ*stf0* 菌株的有机提取物未能激活神经元,但 Erdman 野生型和 Erdman Δ*stf0*：:*stf0* 提取物均触发神经元激活,进一步验证发现 SL-1 存在于野生型和 Erdman Δ*stf0*：:*stf0* 提取物中,但不存在于 Erdman Δ*stf0* 提取物中。

研究者还发现体外有机合成的 SL-1 可激活伤害感受神经元。

5)SL-1 可激活小鼠和人的原代神经元:和结核分枝杆菌有机提取物类似,SL-1 是小鼠和人类辣椒素反应性 TRPV1+ 神经元的有效激动剂。辣椒素无反应细胞群对 SL-1 没有特异性反应。因此,仅 SL-1 就足以激活小鼠和人类的伤害感受神经元。

6)SL-1 可诱导豚鼠咳嗽:Erdman 野生型和 Erdman Δ*stf0*：:*stf0* 有机提取物诱导的咳嗽次数与柠檬酸相似,而 SL-1 缺乏的 Erdman Δ*stf0* 有机提取物不诱导咳嗽。将健康豚鼠暴露于雾化的纯 SL-1(250mg/ml)中,可观察到显著的咳嗽反应。该实验说明 Erdman 提取物中存在 SL-1 的合成;纯 SL-1 单独使用足以诱导健康豚鼠咳嗽。

7)阻断 SL-1 合成可预防结核分枝杆菌感染的豚鼠的咳嗽次数:在第 0 天,菌株之间的肺部细菌 CFU 无差异。在第 6 周,当动物开始出现疾病迹象时,肺部 CFU、组织病理学和炎症定量百分比亦无差异;但是,Erdman 野生型感染组和 Erdman Δ*stf0*：:*stf0* 组的咳嗽增加。因此,研究者得出结论,在结核分枝杆菌感染的豚鼠中观察到的咳嗽是由于存在 SL-1 的合成引起的。

(4)结论:这项研究揭示了分枝杆菌糖脂 SL-1 在神经元激活和诱导咳嗽中的作用。这些发现不仅为研究结核分枝杆菌的发病机制和传播提供了新的方向,而且为研究通过空气传播途径传播的其他呼吸道病原体提供了一个框架,并提示找到一种独特的、诱发咳嗽的、病原体产生的分子及其宿主受体,有助于开发缓解疾病传播的新疗法。

[专家点评]

飞沫气溶胶是结核分枝杆菌传播的主要载体。耐药菌株和敏感菌株哪种传染性和致病力更强是结核病防治相关人员关心的问题。Michael U.Shiloh 团队的研究发现在未治疗或治疗少于 48 小时的患者中,约一半的敏感或耐药患者气溶胶培养阳性,两者间阳性率无差异。但是关于两者之间传染性的差异一直有争议。Michael U.Shiloh 团队还发现结核患者痰中细菌负荷和临床特征(包括较低的症状评分和更强烈的咳嗽)和飞沫气溶胶菌培养阳性密切相关,提示可以对这些因素进行针对性的传播干预,该研究为公共卫生策略的制定提供了依据。

Keertan Dheda 团队发现硫脂 -1 是结核分枝杆菌引起人体咳嗽的机制,这个发现具有重要的意义,并提示需要将与结核病传播相关的研究工作重新转向宿主与病原体之间的相互作用。近年来研究者发现通过控制咳嗽比有效治疗更能快速阻断结核病的传播,并提出通过控制咳嗽减少传播的建议。但需要注意的是,在确诊结核病并开始有效治疗后患者的咳嗽症状会很快消失,但痰菌消失较慢,此时使用控制咳嗽的药物的优越性已不大,患者还会因为排痰行为和以说话、唱歌产生飞沫等方式引起结核分枝杆菌的传播。抗结核治疗前使用控制咳嗽药物可能会起延误诊断、延长传染期的作用。这种控制结核病咳嗽的药物最好是特异的、能起到预诊断作用的药物,避免结核病患者因咳嗽症状消失导致就诊延迟而导致进一步的结核病传播。因此,怎样选择更为合适的控制咳嗽手段达到有效阻断结核传播,尚待更多的研究。

点评专家:万康林。

参考文献

[1] BIERING-SØRENSEN S, AABY P, LUND N, et al. Early BCG-Denmark and neonatal mortality among infants weighing <2500 g: a randomized controlled trial [J]. Clin Infect Dis, 2017, 65 (7): 1183-1190.

[2] JAYARAMAN K, ADHISIVAM B, NALLASIVAN S, et al. Two randomized trials of the effect of the russian strain of bacillus calmette-guerin alone or with oral polio vaccine on neonatal mortality in infants weighing <2000 g in India [J]. Pediatr Infect Dis J, 2019, 38 (2): 198-202.

[3] GARLY M L, MARTINS C L, BALE C, et al. BCG scar and positive tuberculin reaction associated with reduced child mortality in West Africa. A non-specific beneficial effect of BCG ? [J]. Vaccine, 2003, 21 (21-22): 2782-2790.

[4] TIMMERMANN C A, BIERING-SØRENSEN S, AABY P, et al. Tuberculin reaction and BCG scar: association with infant mortality [J]. Trop Med Int Health, 2015, 20 (12): 1733-1744.

[5] BERENDSEN M L T, ØLAND C B, BLES P, et al. Maternal priming: Bacillus calmette-guérin (BCG) vaccine scarring in mothers enhances the survival of their child with a BCG vaccine scar [J]. J Pediatric Infect Dis Soc, 2020, 9 (2): 166-172.

[6] MANGTANI P, ABUBAKAR I, ARITI C, et al. Protection by BCG vaccine against tuberculosis: a systematic review of randomized controlled trials [J]. Clin Infect Dis, 2014, 58 (4): 470-480.

[7] SCHALTZ-BUCHHOLZER F, BJERREGAARD-ANDERSEN M, ØLAND C B, et al. Early vaccination with bacille calmette-guérin-Denmark or BCG-Japan versus BCG-Russia to healthy newborns in Guinea-Bissau: a randomized controlled trial [J]. Clin Infect Dis, 2020, 71 (8): 1883-1893.

[8] RITZ N, HANEKOM W A, ROBINS-BROWNE R, et al. Influence of BCG vaccine strain on the immune response and protection against tuberculosis [J]. FEMS Microbiol Rev, 2008, 32 (5): 821-841.

[9] BIERING-SØRENSEN S, AABY P, NAPIRNA B M, et al. Small randomized trial among low-birth-weight children receiving Bacillus Calmette-Guérin vaccination at first health center contact [J]. Pediatr Infect Dis J, 2012, 31 (3): 306-308.

[10] ROTH A, GUSTAFSON P, NHAGA A, et al. BCG vaccination scar associated with better childhood survival in Guinea-Bissau [J]. Int J Epidemiol, 2005, 34 (3): 540-547.

[11] KLEINNIJENHUIS J, QUINTIN J, PREIJERS F, et al. Bacille Calmette-Guerin induces NOD2-dependent nonspecific protection from reinfection via epigenetic reprogramming of monocytes [J]. PNAS, 2012, 109 (43): 17537-17542.

[12] KLEINNIJENHUIS J, QUINTIN J, PREIJERS F, et al. BCG-induced trained immunity in NK cells: Role

for non-specific protection to infection [J]. Clin Immunol, 2014, 155 (2): 213-219.

［13］ MOORLAG S J C F M, RODRIGUEZ-ROSALES Y A, GILLARD J, et al. BCG vaccination induces long-term functional reprogramming of human neutrophils [J]. Cell Rep, 2020, 33 (7): 108387.

［14］ World Health Organization. Global tuberculosis report 2020 [R]. Geneva, World Health Organization, 2020.

［15］ VAN DER MEEREN O, HATHERILL M, NDUBA V, et al. Phase 2b controlled trial of M72/AS01E vaccine to prevent tuberculosis [J]. N Engl J Med, 2018, 379 (17): 1621-1634.

［16］ TAIT D R, HATHERILL M, VAN DER MEEREN O, et al. Final analysis of a trial of M72/AS01E vaccine to prevent tuberculosis [J]. N Engl J Med, 2019, 381 (25): 2429-2439.

［17］ DAY T A, PENN-NICHOLSON A, LUABEYA A K K, et al. Safety and immunogenicity of the adjunct therapeutic vaccine ID93 + GLA-SE in adults who have completed treatment for tuberculosis: a randomised, double-blind, placebo-controlled, phase 2a trial [J]. Lancet Respir Med, 2021, 9 (4): 373-386.

［18］ BARCLAY W R, ANACKER R L, BREHMER W, et al. Aerosol-induced tuberculosis in subhuman Primates and the course of the disease after intravenous BCG vaccination [J]. Infect Immun, 1970, 2 (5): 574-582.

［19］ RIBI E, ANACKER R L, BARCLAY W R, et al. Efficacy of mycobacterial cell walls as a vaccine against airborne tuberculosis in the Rheusus monkey [J]. J Infect Dis, 1971, 123 (5): 527-538.

［20］ ANACKER R L, BREHMER W, BARCLAY W R, et al. Superiority of intravenously administered BCG and BCG cell walls in protecting rhesus monkeys (Macaca mulatta) against airborne tuberculosis [J]. Zeitschrift Fur Immunitatsforschung Exp Und Klinische Immunol, 1972, 143 (4): 363-376.

［21］ BARCLAY W R, BUSEY W M, DALGARD D W, et al. Protection of monkeys against airborne tuberculosis by aerosol vaccination with Bacillus Calmette-Guerin [J]. Am Rev Respir Dis, 1973, 107 (3): 351-358.

［22］ Darrah P A, Zeppa J J, Maiello P, et al. Prevention of tuberculosis in macaques after intravenous BCG immunization [J]. Nature, 2020, 577 (7788): 95-102.

［23］ ZHOU, G,. LUO Q, LUO S, et al. Interferon-gamma release assays or tuberculin skin test for detection and management of latent tuberculosis infection: a systematic review and meta-analysis [J]. Lancet Infect Dis, 2020, 20 (12): 1457-1469.

［24］ MAYANJA-KIZZA H, KATAMBA A. Interferon-gamma release assays or tuberculin skin test for latent tuberculosis infection？ [J]. Lancet Infect Dis, 2020, 20 (12): 1359-1360.

［25］ FARHAT M, GREENAWAY C, PAI M, et al. False-positive tuberculin skin tests: what is the absolute effect of BCG and non-tuberculous mycobacteria？ [J]. Int J Tuberc Lung Dis, 2006, 10 (11): 1192-1204.

［26］ PARK J H, CHOI E J, PARK H S, et al. Treatment of latent tuberculosis infection based on the interferon-γ release assay in allogeneic stem cell transplant recipients [J]. Clin Infect Dis, 2020, 71 (8): 1977-1979.

［27］ GAO L, LU W, BAI L, et al. Latent tuberculosis infection in rural China: baseline results of a population-based, multicentre, prospective cohort study [J]. Lancet Infect Dis, 2015, 15 (3): 310-319.

［28］ GAO L, JIN Q. Differences in BCG vaccination and tuberculin skin-test positivity——Authors' reply [J]. Lancet Infect Dis, 2015, 15 (9): 1003-1005.

［29］ GETAHUN H, MATTEELLI A, CHAISSON R E, et al. Latent Mycobacterium tuberculosis infection [J]. N Engl J Med, 2015, 372 (22): 2127-2135.

［30］ GUPTA R K, CALDERWOOD C J, YAVLINSKY A, et al. Discovery and validation of a personalized risk predictor for incident tuberculosis in low transmission settings [J]. Nat Med, 2020, 26 (12): 1941-1949.

［31］ World Health Organization. Guidelines on the management of latent tuberculosis infection [R]. Geneva: World Health Organization, 2015.

［32］ MROWIETZ U, RIEDL E, WINKLER S, et al. No reactivation of tuberculosis in patients with latent tuberculosis infection receiving ixekizumab: a report from 16 clinical studies of patients with psoriasis or psoriatic arthritis [J]. J Am Acad Dermatol, 2020, 83 (5): 1436-1439.

［33］ LI R, NORDIO F, HUANG C C, et al. Two clinical prediction tools to improve tuberculosis contact investigation [J]. Clin Infect Dis, 2020, 71 (8): e338-e350.

［34］ SAUNDERS M J, WINGFIELD T, TOVAR M A, et al. A score to predict and stratify risk of tuberculosis in adult contacts of tuberculosis index cases: a prospective derivation and external validation cohort study [J]. Lancet Infect Dis, 2017, 17 (11): 1190-1199.

［35］ World Health Organization. Latent TB infection: updated and consolidated guidelines for programmatic management [Z]. 2018.

［36］ World Health Organization. Recommendations for investigating contacts of persons with infectious tuberculosis in low-and middle-income countries [R]. Geneva: WHO, 2012.

［37］ MENZIES D, LONG R, TRAJMAN A, et al. Adverse events with 4 months of rifampin therapy or 9 months of isoniazid therapy for latent tuberculosis infection: a randomized trial [J]. Ann Intern Med, 2008, 149 (10): 689-697.

［38］ MENZIES D, ADJOBIMEY M, RUSLAMI R, et al. Four months of rifampin or nine months of isoniazid for latent tuberculosis in adults [J]. N Engl J Med, 2018, 379 (5): 440-453.

［39］ CAMPBELL J R, TRAJMAN A, COOK V J, et al. Adverse events in adults with latent tuberculosis infection receiving daily rifampicin or isoniazid: post-hoc safety analysis of two randomised controlled trials [J]. Lancet Infect Dis, 2020, 20 (3): 318-329.

［40］ KALK E, HEEKES A, MEHTA U, et al. Safety and effectiveness of isoniazid preventive therapy in pregnant women living with human immunodeficiency virus on antiretroviral therapy: an observational study using linked population data [J]. Clin Infect Dis, 2020, 71 (8): e351-e358.

［41］ SCHMIT K M, WORTHAM J M, HO C S, et al. Analysis of severe adverse events reported among patients receiving isoniazid-rifapentine treatment for latent Mycobacterium tuberculosis infection—United States, 2012-2016 [J]. Clin Infect Dis, 2020, 71 (9): 2502-2505.

［42］ HUANG H L, LEE M R, CHENG M H, et al. Impact of age on outcome of rifapentine-based weekly therapy for latent tuberculosis infection [J]. Clin Infect Dis.

［43］ HUANG C C, BECERRA M C, CALDERON R, et al. Isoniazid preventive therapy in contacts of multi-drug-resistant tuberculosis [J]. Am J Respir Crit Care Med, 2020, 202 (8): 1159-1168.

［44］ Graham S M, Ahmed T, Amanullah F, et al. Evaluation of tuberculosis diagnostics in children: 1. Proposed clinical case definitions for classification of intrathoracic tuberculosis disease. Consensus from an expert panel [J]. J Infect Dis, 2012, 205: s199-s208.

［45］ GANMAA D, UYANGA B, ZHOU X, et al. Vitamin D supplements for prevention of tuberculosis infection and disease [J]. N Engl J Med, 2020, 383 (4): 359-368.

［46］ World health organization. WHO Guidelines on tuberculosis infection prevention and control [Z], 2019.

［47］ World Health Organization. Global tuberculosis report 2015. Geneva: World Health Organization, 2015.

［48］ KENDALL E A, SHRESTHA S, DOWDY D W. The epidemiological importance of subclinical tuberculosis. A critical reappraisal [J]. Am J Respir Crit Care Med, 2021, 203 (2): 168-174.

［49］ Drain P K, Bajema K L, Dowdy D, et al. Incipient and subclinical tuberculosis: a clinical review of early stages and progression of infection [J]. Clin Microbiol Rev, 2018, 31 (4): e21.

［50］ World Health Organization. Global tuberculosis report 2019 [Z]. 2019.

［51］ FRASCELLA B, RICHARDS A S, SOSSEN B, et al. Subclinical tuberculosis disease—A review and analysis of prevalence surveys to inform definitions, burden, associations, and screening methodology [J]. Clin Infect Dis.

[52] ONOZAKI I, LAW I, SISMANIDIS C, et al. National tuberculosis prevalence surveys in Asia, 1990-2012: an overview of results and lessons learned [J]. Trop Med Int Health, 2015, 20 (9): 1128-1145.

[53] Loudon R G, Roberts R M. Singing and the dissemination of tuberculosis [J].. Am Rev Respir Dis, 1968, 98 (2): 297-300.

[54] Loudon R G, Roberts R M. Droplet expulsion from the respiratory tract [J]. Am Rev Respir Dis, 1967, 95 (3): 435-442.

[55] SREERAMAREDDY C T, PANDURU K V, MENTEN J, et al. Time delays in diagnosis of pulmonary tuberculosis: a systematic review of literature [J]. BMC Infect Dis, 2009, 9: 91.

[56] GETNET F, DEMISSIE M, ASSEFA N, et al. Delay in diagnosis of pulmonary tuberculosis in low-and middle-income settings: systematic review and meta-analysis [J]. BMC Pulm Med, 2017, 17 (1): 202.

[57] TIEMERSMA E W, VAN DER WERF M J, BORGDORFF M W, et al. Natural history of tuberculosis: duration and fatality of untreated pulmonary tuberculosis in HIV negative patients: a systematic review [J]. PLoS One, 2011, 6 (4): e17601.

[58] MARTINEZ L, LO N C, CORDS O, et al. Paediatric tuberculosis transmission outside the household: challenging historical paradigms to inform future public health strategies [J]. Lancet Respir Med, 2019, 7 (6): 544-552.

[59] GUPTA R K, TURNER C T, VENTURINI C, et al. Concise whole blood transcriptional signatures for incipient tuberculosis: a systematic review and patient-level pooled meta-analysis [J]. Bio Rxiv, 2020, 8 (4): 395-406.

[60] ROBERTSON B D, ALTMANN D, BARRY C, et al. Detection and treatment of subclinical tuberculosis [J]. Tuberculosis: Edinb, 2012, 92 (6): 447-452.

[61] MARKS G B, NGUYEN N V, NGUYEN P T B, et al. Community-wide screening for tuberculosis in a high-prevalence setting [J]. N Engl J Med, 2019, 381 (14): 1347-1357.

[62] THERON G, LIMBERIS J, VENTER R, et al. Bacterial and host determinants of cough aerosol culture positivity in patients with drug-resistant versus drug-susceptible tuberculosis [J]. Nat Med, 2020, 26 (9): 1435-1443.

[63] RUHL C R, PASKO B L, KHAN H S, et al. Mycobacterium tuberculosis sulfolipid-1 activates nociceptive neurons and induces cough [J]. Cell, 2020, 181 (2): 293-305. e11.

[64] FOLCH J, LEES M, SLOANESTANLEY G H. A simple method for the isolation and purification of total lipides from animal tissues [J]. J Biol Chem, 1957, 226 (1): 497-509.

[65] KODAMA C, LANGE B, OLARU I D, et al. Mycobacterium tuberculosis transmission from patients with drug-resistant compared to drug-susceptible TB: a systematic review and meta-analysis [J]. Eur Respir J, 2017, 50 (4): 1701044.

治疗篇

　　结核病治疗周期长,耐药结核病治疗成功率低,现有抗结核药物不能满足临床治疗需求,迫切需要抗结核新药。以下内容汇总了尚处于开发过程中的抗结核新药,以及已经上市的抗结核药物最新研究结果。研究包含对药物的临床试验,也包含对诊断观念、药物检测手段和治疗管理方法的最新研究。

第一章 抗结核新药的研发

开发新型抗结核药物是一项长期且极具挑战性的任务,抗结核新药的研发曾经处于滞缓的阶段,但近年随着全球的重视,抗结核药物研发管线极其丰富,抗结核新药研究的最新进展是令人鼓舞的。抗结核新化合物大多具有新的骨架结构或者是新的作用机制,全新的药物靶标、新机制和新骨架抗结核药物研发是解决结核病治疗困境的关键。新的抗结核药物和治疗方案正在如火如荼研发之中,并取得了重要进展,为早日终止结核病流行带来了希望。

一、Telacebec(Q203),一种新型抗结核药物

Q203 属于咪唑并吡啶酰胺类化合物,是一种作用于结核分枝杆菌氧化呼吸链的新型抗结核药物。Q203 抑制结核分枝杆菌 H37Rv 的最低抑菌浓度(minimum inhibitory concentration,MIC)MIC50 值为 2.7μg/ml,对多药耐药和广泛耐药结核分枝杆菌同样表现出较强的抑制活性,在小鼠急性感染模型中,以 10mg/kg 剂量单次给药,Q203 能够使肺组织中荷菌数下降 90%;在小鼠慢性感染模型中与贝达喹啉具有良好的协同作用。临床前数据显示其安全性和耐受性良好。Q203 在美国 IND 进行 I 期研究,目前已经完成了 II 期临床试验,南非 Andreas H.Diacon 团队在 2020 年 3 月 *The New England Journal of Medicine* 发表了抗结核新药 Telacebec(Q203)的 II 期临床试验结果。

该文报道了 2019 年完成的 Q203 II 期前瞻性、随机、开放性临床试验结果。研究纳入 61 名新诊断的异烟肼和利福平敏感肺结核患者,患者接受为期 14 天的口服 Q203,剂量分别为 100mg、200mg 或 300mg,每日一次,与异烟肼、利福平、吡嗪酰胺和乙胺丁醇联合治疗对照。每天 16 小时连续采集痰样本,以小时为单位测量液体培养中结核分枝杆菌培养阳性的时间(BACTEC-MGIT 960 系统,Becton-Dickinson),并通过细菌菌落数(CFU)计数来评价早期杀菌活性。结果显示,Q203 痰菌量下降与剂量增加有关,Q203 在 100mg、200mg 和 300mg 剂量下,log10 阳性时间分别为 0.003 6(95% *CI*:0.001 3~0.006 0)、0.008 7(95% *CI*:0.006 4~0.011 0)和 0.013 5(95% *CI*:0.011 2~0.015 8)。联合治疗组验证了定量培养方法,并增加 log10 阳性时间至 0.020 7(95% *CI*:0.017 6~0.028 4)。Telacebec 与可接受的不良反应发生率相关,不良反应发生情况在不同剂量组中的发生率无明显差异,没有严重药物不良反应

发生,也没有因发生不良反应导致退组。

[专家点评]

Q203 的发现始于对多个商业化合物库的表型高内涵筛选,从 121 156 个化合物中得到有活性的苗头化合物,之后经过一系列改造最终得到 Q203。它主要作用于细胞色素 bc1 复合物,细胞色素 bc1 复合物是电子传递链的一部分,电子传递是合成 ATP 所必需的。即 Q203 通过作用于细胞色素 bc1 复合物抑制 ATP 合成,干扰结核分枝杆菌能量代谢,从而起到抑菌作用。临床前研究表明,Q203 具有出色的体内外抑菌活性,不仅能够抑制药物敏感性结核分枝杆菌,而且能有效抑制多株耐药菌。此外,Q203 的安全性和耐受性良好,药物-药物相互作用较低,有利于多种抗结核药物的联合应用。Q203 是继二芳基喹啉类药物贝达喹啉、硝基咪唑类药物德拉马尼和普托马尼之后的第三类作用于结核分枝杆菌氧化呼吸链的新型且已在人体证实有抗结核活性的药物。

Ⅱ期临床试验的早期杀菌活性研究是抗结核新药临床评估中的重要的初步步骤,主要是评价单一药物的早期杀菌活性,分析研究用药的药代动力学/对暴露-效应关系进行探索研究;为确证性研究提供可供选择的剂量和方案。该研究报道的 Q203 Ⅱ期前瞻性、随机、开放性临床试验结果支持其进一步开发并继续研究其在新抗结核治疗方案中的作用。Q203 目前已获得美国食品药物管理局药物认证和快速通道认证;该研究为 21 世纪全新的抗结核新方案的临床试验时代打开了大门,新药的产生和特性也正在逐渐削弱敏感结核和耐药结核之间的界限,为未来结核病抗结核方案的制定以及结核病药物临床试验提供新的思路。

尽管 Q203 以及目前多个药物以及联合用药方案正处于不同阶段的临床研究中,但是考虑到新药研发的难度较大,未来仍需要继续加大投入,随着科学技术的高速发展,药物研发手段也越来越多,期待在不远的将来,全新的药物靶标、新机制和新骨架抗结核药物研发等方面会实现更大突破,缩短结核病治疗时间,提高治愈率。

点评专家:初乃惠。

二、WQ-3810:一种新的氟喹诺酮类抗结核候选物

氟喹诺酮类药物是 20 世纪 70 年代后期开发的广谱抗菌药物。此类药物对结核分枝杆菌有较高活性,被用于耐药结核病的治疗。2019 年,WHO 和我国中华医学会结核病学分会将氟喹诺酮类药物左氧氟沙星和莫西沙星列入二线抗结核药物中 A 组药物,首选用于治疗耐药结核病患者。

随着喹诺酮类药物在我国临床的广泛应用,氟喹诺酮类药物对于我国人群尤其是感染结核分枝杆菌人群的体内结核分枝杆菌敏感谱的影响日益趋显,结核分枝杆菌对喹诺酮类药物的耐药情况日趋严重。

WQ-3810 是由 Wakunaga Pharmaceutical Co.,Ltd. 开发的新型氟喹诺酮类化合物,2019 年 11 月日本 Yasuhiko Suzuki 团队在 *Tuberculosis* 发表了 WQ-3810 对结核分枝杆菌活性的研究结果。

(1)目的:新型氟喹诺酮类化合物 WQ-3810 对结核分枝杆菌活性的研究。

(2)方法:本研究通过构建 DNA 旋转酶亚基表达质粒,进行 DNA 超螺旋实验和抑制实

验,并构建等位交换底物质粒,制备重组卡介苗(rBCG),进行药敏试验,评价 WQ-3810 对结核分枝杆菌的抑制活性。

(3)结果:研究结果显示,WQ-3810 对 DNA 旋转酶的抑制的 IC50 为 3.04μg/ml,与莫西沙星的 2.01μg/ml 无显著差异,且高于左氧氟沙星的 5.84μg/ml。同样,WQ-3810 以及莫西沙星对突变 DNA 旋转酶的 IC50 低于左氧氟沙星,针对 A90V 突变株,WQ-3810 抑制 GyrAB 酶活性所需要的药物浓度较左氧氟沙星低,与莫西沙星相当。由于临床菌株间的遗传背景和表型特征具有多样性且通常是隐秘的,因此本研究使用 DNA 旋转酶基因被结核分枝杆菌同源基因取代的 rBCG 菌株来估计氟喹诺酮类药物和氟喹诺酮类药物耐药相关 GyrA 突变之间的直接关系,测定各氟喹诺酮类药物对野生型和突变型 rBCG 菌株的 MIC,以评价抗菌活性,结果发现左氧氟沙星和 WQ-3810 对 rBCG 菌株表现出相对较高的 MIC,莫西沙星的 MIC 相对较低,但 WQ-3810 对 G88C 突变株的 MIC 相较左氧氟沙星和莫西沙星更低。同时,该研究还进行了 WQ-3810 与其他抗结核药物联合应用的测定。通过分析氟喹诺酮类药物与乙胺丁醇、异烟肼等细胞壁合成抑制剂的相互作用发现,仅 WQ-3810 和乙胺丁醇组合对野生型和 G88C rBCG 菌株表现出协同作用。

(4)结论:WQ-3810 的杀菌活性较莫西沙星弱,但 WQ-3810 对携带 G88C 突变的 DNA 螺旋酶变体可能仍然具有抑制作用,该突变体被认为与氟喹诺酮类药品耐药相关。同时,WQ-3810 与乙胺丁醇联合应用具有协同作用。

[专家点评]

WQ-3810 通过作用于结核分枝杆菌的 DNA 旋转酶发挥作用,可能是一种新型抗耐药结核分枝杆菌的氟喹诺酮类化合物。本项研究使用重组结核分枝杆菌 DNA 旋转酶和 rBCG 菌株评价了 WQ-3810 对结核分枝杆菌的疗效。DNA 旋转酶抑制试验发现,WQ-3810 对左氧氟沙星耐药的 DNA 旋转酶表现出抑制作用。此外,WQ-3810 对导致莫西沙星耐药的 G88C 突变株的 DNA 旋转酶变体也有活性。WQ-3810 和乙胺丁醇的组合发挥的抗菌效力等于甚至大于莫西沙星。该研究结果提示,WQ-3810 可能是一种新的、有效的抗结核候选药物。WQ-3810 对大肠埃希菌、鲍曼不动杆菌等多重耐药甚至氟喹诺酮类药物耐药革兰阴性病原菌表现出较高的 DNA 旋转酶抑制活性和抗菌活性。WQ-3810 对革兰氏阳性菌的氟喹诺酮类药物耐药临床分离株(如肺炎链球菌和耐甲氧西林金黄色葡萄球菌)也有活性。结核分枝杆菌对喹诺酮类药物的耐药情况日趋严重,2020 年我国对结核分枝杆菌临床耐药株进行的敏感谱分析显示,氟喹诺酮类药物耐药比例最高,并且有逐年递增趋势。WQ-3810 对部分喹诺酮耐药突变株具有抗结核活性的这一特性,给耐药结核病治疗特别是耐喹诺酮菌株的治疗带来了希望。

本研究另一亮点是发现 WQ-3810 和乙胺丁醇的组合发挥的抗菌效力等于甚至大于莫西沙星。WQ-3810 对分枝杆菌细胞壁的渗透性可能较低,因为分枝杆菌具有较厚的富含脂质的细胞壁,形成了疏水屏障。故联合使用细胞壁合成抑制剂,阻碍富含脂质细胞壁的形成,增加细胞壁渗透性,可能会提高 WQ-3810 活性。乙胺丁醇增加了 WQ-3810 的杀菌活性,但乙胺丁醇并未增强莫西沙星的杀菌活性。虽然异烟肼也作用于结核分枝杆菌细胞壁,但异烟肼作用机制为通过阻断肌酸的生物合成抑制细胞壁生物合成,而乙胺丁醇抑制阿拉伯糖基转移酶,进而导致细胞壁中阿拉伯半乳糖的破坏和肌酸残基的释放,因此乙胺丁醇可能使分枝杆菌膜对化合物的渗透性更强,尤其是亲脂性抗生素。同样,其他细胞壁合成抑制剂如德拉马尼和丙硫异烟胺等,也可能与WQ-3810具有协同作用。研究者们知道抗结核药物必须组合应用,WHO指出抗结核药物的组合是治疗结核病的一个潜在工具,一方面可以协同或者联合抗菌,另一方面减少耐药性的发生,所以,早期新药的组合作用发现,对抗结核新方案的临床研究至关重要。

点评专家:初乃惠。

第二章 现有药物的临床研究

第一节 抗结核药物临床研究

短程和全口服是未来耐药结核病方案制定的趋势,目前国际和国内已经有越来越多的临床研究为短程全口服提供了有效性和安全性数据的支持。下列研究提供了最新全口服短程耐药方案治疗耐药结核病的成功证据,研究中既包含了已经在我国上市的贝达喹啉药物,也有即将上市的德拉马尼和普托马尼,入组人群既包含了耐药结核病,也包含了敏感结核病,这些临床研究为整体方案的制定和新药的选择,都提供了临床证据。

一、高度耐药肺结核的治疗

2012 年,美国食品药品监督管理局批准贝达喹啉片作为抗结核新药用于 MDR-TB 患者,新药的诞生为耐药结核病制定更人性化的新方案带来希望。贝达喹啉是一种二芳基喹啉,可抑制分枝杆菌 ATP 合酶。利奈唑胺是一种噁唑烷酮,已被许多国家批准用于治疗耐药性革兰阳性细菌感染,后被发现对结核分枝杆菌具有优异抗结核活性。普托马尼目前尚未进入我国,是一种硝基咪唑并噁嗪,可抑制分枝菌酸的生物合成,从而阻断分枝杆菌细胞壁的生成,缺氧情况下,在一氧化氮释放后,普托马尼还可作为呼吸毒剂抑制不复制的细菌。Ⅱ期临床试验评估了普托马尼单药口服 14 日的早期杀菌活性,结果表明,产生最大早期杀菌活性的最小剂量为每日 100mg。美国食品药物管理局已批准了普托马尼与贝达喹啉和利奈唑胺可以联合组成抗结核方案,用于治疗成人 XDR-TB 或复杂型 MDR-TB 病患者。2020 年 3 月 *The New England Journal of Medicine* 发表了在南非开展的适用于 XDR-TB 和 MDR-TB 患者的全口服化学治疗方案临床试验。

(1)目的:评价适用于 XDR-TB 和 MDR-TB 患者的全口服短程化学治疗方案的有效性和安全性的临床试验。

(2)方法:这项研究即普托马尼与贝达喹啉和利奈唑胺联用的临床试验,简称 Nix-TB,评价了该方案的安全性、不良反应、疗效和药代动力学(pharmacokinetics,PK)。Nix-TB 是一项在三个中心进行的单臂临床试验,纳入 XDR-TB 患者和治疗无效或因不良反应而停用二线治疗方案的 MDR-TB 患者。所有患者均接受 26 周全口服治疗,每日用药,如果第 16 周时的培养结果呈阳性,则可选择将治疗延长至 39 周。14 岁或 14 岁以上的患者可纳入该研究。纳入标准包括筛选前 3 个月内的培养或分子检测证实患者有 XDR-TB 或 MDR-TB,表型或基因型检测证实耐药。纳入的 MDR-TB 患者,前 ≥ 6 个月期间有治疗无效史,或者因不良反应导致不能继续使用二线药物史。

患者接受以下药物口服治疗:贝达喹啉,每日 1 次,每次 400mg,治疗 2 周,之后每周 3 次,每次 200mg,治疗 24 周;普托马尼,每日 200mg,治疗 26 周;利奈唑胺,每日 1 200mg,治疗 26 周,并根据利奈唑胺不良反应发生情况调整剂量。痰菌检测分别在筛选期、第 1、2、4、6、8 周,之后每月 1 次,直至第 26 周。之后是随访的第 1、2 和 3 个月,接下来每 3 个月 1 次,直至第 24 个月。利福平、异烟肼、链霉素、乙胺丁醇、莫西沙星和卡那霉素进行 MGIT 药敏试验,以及用于进行配对全基因组测序。安全性评估包括常规心电图检查、血液检查、视力和色觉评估、周围神经病变评价。

主要终点是不良结局的发生率,不良结局的定义为治疗失败或疾病复发。在治疗结束后 6 个月时培养结果呈阴性,并且未被归类为不良结局,则认为患者有良好结局。次要终点包括至发生不良结局的时间,以及痰菌转阴的时间。痰菌转阴的定义为间隔至少 7 日采集的至少 2 份连续样本的培养结果呈阴性。

(3)结果:2015 年 4 月至 2017 年 11 月,109 例患者被纳入本研究,44 例患者接受利奈唑胺每日 2 次、每次 600mg 治疗,其余 65 例接受每日 1 次、每次 1 200mg 治疗。治疗期间培养结果呈阳性的 2 例患者(1 例在第 4 个月,1 例在第 5 个月)的治疗期延长 3 个月。共有 11 名患者(10%)治疗失败,其中 7 例死亡(治疗期间 6 例,随访期间 1 例不明原因),98 名患者(90%;95% 可信区间:83%~95%)治疗成功。81% 患者发生周围神经病变,48% 患者发生骨髓抑制,不良反应较常见,常常导致剂量减少或药物中断,但可以控制。

2 例分离株的贝达喹啉 MIC 为 2μg/ml,1 例分离株的贝达喹啉 MIC 为 4μg/ml,余贝达喹啉和利奈唑胺在基线时的 MIC 均低于或等于 WHO 建议的敏感临界浓度(两者均为 1μg/ml)。所有分离株基线时的普托马尼 MIC 均 ≤ 1μg/ml。所有菌株培养阳性时间的中位数为 29 天(范围:20~40)。

治疗结束后 6 个月,11 例患者(10%)有不良结局,包括 7 例死亡(治疗期间 6 例死亡;随访期间 1 例不明原因死亡,研究者认为与结核病或药物无关),1 例在治疗期间撤回知情同意,2 例在随访期间复发,1 例失访。良好结局患者 98 例(90%)。2 例患者复发,对该 2 例患者分离株进行全基因组测序证实,1 例患者复发菌株为治疗前的原致病菌,但其中 1 个核苷酸多态性导致贝达喹啉耐药基因 Rv0678 突变,从基线时的野生型变为后期分离株的 138-139insG 突变体,最终导致贝达喹啉 MIC 升高(4μg/ml,而基线时为 0.5μg/ml)。研究者们未获得第 2 例复发患者的基线分离株,因而无法进行检测,但对后期分离株进行了分析,结果表明分离株对所有 3 种研究药物均敏感。

88 例患者(81%)发生周围神经病变,大部分为轻至中度,发生中位时间为 3 个月。利奈唑胺每日 2 次、每次 600mg 治疗和每日 1 次、每次 1 200mg 治疗的结果相似。血液和淋巴系统疾病占第 2 位,52 例(48%)发生骨髓抑制,其中 40 例(37%)发生贫血,大部分贫血发生在前 2 个月治疗期间。合并感染人类免疫缺陷病毒（HIV）和未感染 HIV 的患者结果相似。

17 例患者转氨酶升高。其中 2 例丙氨酸转氨酶和天冬氨酸转氨酶升高超过正常范围上限 3 倍，且直接胆红素和总胆红素升高超过正常范围上限 2 倍，后中断治疗。8 例患者因肝脏不良事件中断治疗，改善后继续接受治疗并完成整个 26 周。

Q-T 间期最大平均增幅为第 16 周时的 10ms，无患者 Q-T 间期超过 480ms。

除 1 例患者治疗中断时间超过本研究允许的连续 35 日，所有存活患者均完成 26 周治疗（其中 2 例延长至 39 周）。无患者永久性停止治疗。治疗期间，大多数患者曾将利奈唑胺减量或中断用药，有 16 例患者（15%）在未中断用药且未减量的情况下，以 1 200mg 日总剂量完成了 26 周利奈唑胺治疗。

该项研究表明，尽管 XDR-TB 和复杂的 MDR-TB 治疗效果差，但本项研究使用 3 种口服药物组成了 26 周的治疗方案，成功率为 90%，这与敏感结核病治疗成功率相似，复发率低，且大部分患者耐受该方案并完成了整个治疗。

Conradie 等人 2020 年 3 月发表的文章对 Nix-TB 研究进行了补充，在 Nix 结核病研究中，90% 的耐药结核病患者获得了治疗成功，但 5.3% 的基线结核病培养阳性患者（57 名患者中的 3 名）对贝达喹啉产生了耐药性，MIC 高于临界浓度。在对接受贝达喹啉治疗的耐药结核病患者进行的实践研究中发现，当 MIC 接近临界浓度时，5.4%（5/92）的基线培养阳性患者的贝达喹啉耐药基因 Rv0678 发生突变。其他 25 例患者中有 3 例当 MIC 接近药物临界浓度时，与治疗失败有关。但遗憾的是，Nix 结核病研究的作者没有说明基线时对贝达喹啉耐药的患者是否比基线时没有对贝达喹啉耐药的患者预后更差。在该项研究中，1.7% 的患者（5/287）出现了贝达喹啉耐药，另有其他研究中，3.3%（4/121）出现了贝达喹啉耐药。但 MIC 和基因组测序将有助于预期治疗结局。

81% 的患者报告了周围神经病变，尽管是轻微的，但仍影响了部分人群的用药，这与高剂量利奈唑胺是相关的。基于此，Nix-TB 的第 2 项研究 -ZeNix-TB 研究（临床试验编号：NCT03086486）结果就显得更有意义，其中患者被分配接受不同剂量的利奈唑胺方案组中。这项研究预计将在 1~2 年内得到结果，从而给世界提供更有意义的治疗方案指导。

（4）结论：包含抗结核新药如贝达喹啉等的全口服耐药方案治疗耐药结核病具有较好的有效性和安全性，除此之外有更好的依从性。

二、成人和儿童耐药结核病患者使用德拉马尼的 5 年最新情况

德拉马尼是一种硝基咪唑杀菌剂，自 2014 年以来一直用于治疗成人 MDR-TB。早期数据证明其有良好的安全性。此外，WHO 已批准对 3~18 岁的 MDR-TB 儿童使用德拉马尼。这是一篇 2020 年发表在 *European Respiratory Journal* 上的文章，由 Norbert Hittel 团队等人完成。

（1）目的：评价成人和儿童耐药结核病使用德拉马尼的有效性和安全性的临床研究。

（2）方法：该研究收集并分析 2014 年 2 月至 2019 年 11 月使用德拉马尼患者的药物安全性和有效性结果。收集临床资料，内容包括痰培养状况、心电图、人口统计学、结核病程度、是否存在肺空洞、耐药性、既往治疗、合并疾病、血清电解质和白蛋白水平、药敏试验等。

该项研究在早期不允许同时使用德拉马尼和贝达喹啉,但是随着更多临床研究认为两种药物合用具有较高安全性后,患者从 2016 年开始在严格监测下,如住院治疗和频繁监测病情,可以同时使用这两种药物。

根据国家和 WHO 关于 MDR-TB 管理的建议,体重大于等于 35kg 的患者使用德拉马尼疗程为 24 周,每日两次,每次 100mg;体重超过 20kg 但小于 35kg 的患者,每日两次,每次 50mg。在治疗 24 周后,医生根据临床经验选用其他药物,以及之后的治疗方案。其中接受德拉马尼联合其他可能延长 Q-T 间期的药物的患者需每周进行心电图检查。这项研究共有 202 名患者接受了德拉马尼治疗,第 1 名患者于 2014 年 3 月开始接受治疗,最后 1 名患者于 2019 年 3 月开始接受德拉马尼治疗。

(3)结果:接受德拉马尼治疗的平均时间为 61 天。(52% 患者来自南非,其次 22% 是俄罗斯联邦/独联体国家和印度 15%。平均年龄 35 岁(6~76 岁),男性占 61%。患者平均体重为 53kg。其中 17% 为 6~17 岁儿童。71% 的儿童接受了成人剂量的德拉马尼(即 100mg,每天两次),29% 的儿童由于体重在 20~35kg 之间,故接受了 50mg 每天两次的德拉马尼。

33% 合并了 HIV 感染,5% 合并了丙型肝炎感染,1% 合并了 HIV 与丙型肝炎同时感染,1% 有乙型肝炎感染,1% 有乙型肝炎与丙型肝炎同时感染。所有合并 HIV 感染的患者在 MDR/XDR-TB 治疗期间同时接受抗逆转录病毒疗法(ART)。5% 的患者有糖尿病。54% 患者接受了与贝达喹啉联合使用。

所有 202 名患者中,172 名(85%)患者完成了 24 周的德拉马尼治疗,11 名(5%)患者停止治疗或失访。19 例(9%)患者在治疗 24 周前死亡,另有 4 例在治疗 24 周后死亡。在完成 24 周德拉马尼治疗的患者中,85%(147/172)在德拉马尼开始前培养阳性,治疗后转阴。其中 79%(116/147)的患者在 24 周前痰培养转阴,15%(22/147)的患者持续阳性,6%(9/147)的患者在 24 周时未获得结果。在儿童亚组中,80%(20/25)在 24 周前培养转阴。在 123 例 XDR-TB 患者中,73%(90/123)的患者在接受德拉马尼治疗前培养阳性,77%(69/90)治疗 24 周培养阴性。73%(48/66)合并 HIV 患者中,92%(44/48)培养转阴。所有患者中有一名来自瑞士的 38 岁患者对德拉马尼产生了耐药性。

安全性调查结果中,最常见的不良反应是恶心、呕吐和心电图 Q-T 间期延长。在 431 例报告的不良事件中,173 例(40%)被评定为严重不良事件。Q-T 间期异常或延长是最常见的严重不良事件(8/173)。3/202(1%)观察到校正后的 Q-T 间期 >500ms,这 3 名患者均接受氯法齐明治疗,其中 2 名患者同时接受莫西沙星治疗,1 名患者在接受氯法齐明和莫西沙星治疗的同时接受贝达喹啉治疗。第 1 个患者在 2 周后被永久停用德拉马尼,氯法齐明和莫西沙星则继续使用。第 2 个患者的所有抗结核药物,包括德拉马尼和氯法齐明,都在被中断使用后的两周后重新使用。第 3 个患者则继续服用德拉马尼、贝达喹和氯法齐明。所有 3 名患者在随后的观察中,Q-T 间期延长均消失,并未观察到进一步的心脏毒性表现。

其余与德拉马尼相关的严重不良事件中,4/202(2%)与肝脏相关疾病有关,包括肝炎、肝性脑病、药物性肝损伤和肝毒性。这些出现肝毒性的患者同时服用抗结核药物的数量为 5~9 种,且所有 4 名患者均至少包含下列情况之一:丙型肝炎(3/4)、艾滋病病毒(2/4)、药物滥用(1/4)、药物反应伴嗜酸性粒细胞增多和全身症状(1/4)。

所有观察患者中有 23/202（11%）死亡。其中 16/23（70%）的死亡原因可能为 MDR-TB/XDR-TB 恶化。5/23（22%）原因如下：既往疾病如肝性脑病（丙型肝炎/HIV 史）、肝硬化（酗酒史）、左脚坏疽（外周血管疾病和 HIV 史）、抗利尿激素分泌不当综合征、持续性电解质失衡。死亡病例中，几乎所有患者都报告了 1~6 种既往疾病，其中最常见的是艾滋病 11/23（48%）。1 例 8 岁儿童在完成德拉马尼治疗 4 个月后，死于病毒性脑膜炎。

在包含 34 名儿科患者的儿童亚组中，有 31（91%）名患者报告了 102 例不良事件，其中 5/34（15%）患者报告了 21 例严重不良事件。其中 1 名 16 岁患者在服用德拉马尼期间出现伴嗜酸性粒细胞增多和系统症状的药疹（drug rash with eosinophilia and systemic symptoms，DRESS）并恶化，进而报告了 12 次严重不良事件（如自杀意念、褥疮、肺炎坏死、呼吸窘迫、水痘、关节积液、外阴蜂窝织炎、低蛋白血症、肝毒性、肢体疼痛、抑郁和 DRESS 综合征），后 DRESS 综合征被评估为与德拉马尼的使用无关。还有 1 名 17 岁肾衰竭患者，报告了 5 种严重不良事件（低镁血症、低白蛋白血症、低钙血症、低钾血症和心电图 Q-T 间期延长）。1 名 13 岁患者中报告了红细胞增多症，后经评估与德拉马尼使用无关。以上 3 名儿童的严重不良事件结局均为"恢复或解决"。1 名 8 岁患儿出现了病毒性脑膜炎和癫痫发作并死亡。

（4）结论：德拉马尼对于治疗耐药结核病具有较好的有效性，最常见的不良反应是恶心、呕吐和心电图 Q-T 间期延长，且发生率较低。

三、贝达喹啉和/或德拉马尼治疗患者的痰培养转阴研究：一项前瞻性多国临床试验

2012 年，美国食品药品监督管理局批准贝达喹啉片作为抗结核新药用于 MDR-TB 患者，2020 年贝达喹啉在我国上市，预计 2021 年会有更多包括德拉马尼在内的抗结核新药在国内出现和使用。新药的诞生为耐药结核病制定更人性化的新方案带来希望。WHO 已经认可了贝达喹啉和/或德拉马尼的使用，逐渐扩大使用在 MDR-TB 的人群。作为抗结核新药，贝达喹啉和德拉马尼为治疗 MDR-TB 提供了更有效、毒性更小的可能。但很少有大型研究报道接受贝达喹啉和/或德拉马尼治疗的 RR-TB 或 MDR-TB 患者出现不良治疗结果和相关因素的频率。2020 年 7 月哈佛医学院的 Carole D.Mitnick 团队在 *American Journal of Respiratory and Critical Care Medicine* 杂志发表的一项包含了 1 109 名患者的多个国家参与的队列研究。

（1）目的：评价贝达喹啉和/或德拉马尼治疗耐药结核病的痰培养阴转率的前瞻性多国临床研究。

（2）方法：由于某些特殊地区的患者经常被排除在贝达喹啉和/或德拉马尼的使用之外，如亚美尼亚、孟加拉国、白俄罗斯、朝鲜民主主义人民共和国、埃塞俄比亚、肯尼亚、格鲁吉亚、海地、印度尼西亚、哈萨克斯坦、吉尔吉斯斯坦、莱索托、缅甸、巴基斯坦、秘鲁、南非、越南等 17 个国家，故该研究在以上几个国家进行，用于评估 6 个月内痰培养转阴率，以及分析与不良结局相关的危险因素。这项研究横跨五大洲的 17 个国家，是使用含有德拉马尼和贝达喹啉方案治疗 RR-TB/MDR-TB 患者最大的多中心队列研究。

（3）结果：研究中，63% 方案中包含贝达喹啉，27% 方案中包含德拉马尼，10% 两者均有使用。结果显示，939 人（85%）在 6 个月内痰培养阴转，阴转的中位数为 5 个月（四分位区

间:4~6)。54 名患者(5%)没有获得痰培养的随访,这其中大部分(64%,n=34)死亡或失去随访。HIV 感染者的阴转率为 73%,低于未感染 HIV 者 84%(*P*=0.03)。感染 HIV、丙型肝炎或疾病广泛严重是痰菌不转阴的危险因素。单因素分析中,是否耐药、是否患有糖尿病和胃肠道感染等因素不是 6 个月内痰培养转阴的危险因素。在多变量分析中,只有艾滋病毒感染和疾病广泛严重是 6 个月内痰培养无转阴的独立危险因素。相对于 CD4 细胞计数 <200/ml 的患者,HIV 感染是 CD4 细胞计数 >200/ml 患者的危险因素。

　　总的来说,XDR-TB 患者比耐药数量低的患者出现不良治疗的风险更高,这可能是因为这些患者更多地使用了贝达喹啉、德拉马尼、利奈唑胺和氯法齐明等药物制定新治疗方案。艾滋病毒感染者和疾病广泛严重者,6 个月内发生痰菌转阴的结局可能性较低。同时,痰涂片显示菌量负荷高的患者和合并空洞的患者,在使用短程方案时,可能和不良结局相关。当然,如果治疗疗程过长,如 >18 个月,也可能与不良结局相关。为不同亚组制定更合适的治疗方案,尤其是短程治疗方案的选择,是对于耐药结核尤其是复杂和严重的耐药结核更重要的。另外,HIV 感染导致痰培养发生率降低这一情况,在 CD4 细胞计数高的人群中更为明显,但这个结果还需要验证,因为 CD4 细胞计数的基数很小,并且缺少一些数据。最近的一项新研究发现,服用贝达喹啉的患者需对 ART 进行调整,这可能会增加药物服用量,进而降低依从性,故 WHO 新的指南中提出,对于需同时使用贝达喹啉和 ART 的患者,建议使用含有 ART 药物多卢特格韦的每日 1 次的治疗方案,进而提高用药依从性。

　　由于抗结核药物诱导的肝损伤风险增加,抗结核药物诱导的肝损伤导致治疗选择有限,因此丙型肝炎感染患者治疗结核病发生肝损伤的风险增加。由于约 30% 的丙型肝炎感染是自动清除的,故一些丙型肝炎抗体阳性的患者可能没有慢性感染。但如果确是慢性感染,那么合并丙型肝炎可能会降低 6 个月内痰菌阴转率。目前许多国家检测的仍只有丙型肝炎抗体,而不是抗原或病毒载量,因此无法区分慢性感染和感染清除,这种检测手段可能会削弱对丙型肝炎合并结核病的正确判断。

　　尽管合并糖尿病的肺结核患者更容易出现不良结局,如死亡、复发和痰培养阴转延长,但本研究在 6 个月内未观察到糖尿病或胃肠道疾病与痰菌阴转之间的关联。但最近仍有研究表明,血糖控制可以降低糖尿病合并结核病患者的不良结局风险。

　　(4)结论:同时包含贝达喹啉和德拉马尼的方案治疗耐药结核病具有更好有效性,安全性较好。

四、含贝达喹啉和德拉马尼方案与贝达喹啉治疗耐药结核病的比较

　　在耐药率高、预后差的结核病患者中,贝达喹啉和德拉马尼均是优秀的备选药物,但两种药物协同作用导致 Q-T 间期延长的可能性增高,进而导致心律失常和猝死。目前很少有研究同时使用德拉马尼和贝达喹啉,且为数不多的合用两种药物的研究仅在早期使用并评估其安全性。除此之外,贝达喹啉和德拉马尼联合用于艾滋病毒合并感染患者和 XDR-TB 患者中的应用数据有限。因此,单用贝达喹啉方案和贝达喹啉与德拉马尼联用方案的有效性和安全性数据的对比结果鲜有报道。2020 年 1 月南非的 Keertan Dheda 团队在 *European Respiratory Journal* 发表一项有关含贝达喹啉和德拉马尼方案治疗耐药结核病的最新研究

结果。

(1)目的:比较同时含贝达喹啉和德拉马尼的耐药方案与只包含贝达喹啉耐药方案治疗耐药结核病的临床研究。

(2)方法:在2014年至2018年期间随访122名南非人,其中52.5%为艾滋病毒感染者,比较了82名接受以贝达喹啉治疗为主的患者和40名同时接受贝达喹啉和德拉马尼的患者,分析治疗过程中的有效性和安全性数据。2014年1月至2018年4月入院的异烟肼和RR-TB患者被纳入筛选,接受贝达喹啉方案或贝达喹啉与德拉马尼联合方案。每月进行1次痰检和药敏试验,用于监测治疗效果和耐药情况。在治疗过程中随时记录心电图异常等不良事件。

(3)结果:共有82例(67.2%)接受了单贝达喹啉方案治疗,平均住院日155天(IQR:93~210),使用药品数量中位数为8(IQR:7~9),主要包括贝达喹啉、氯法齐明、左氧氟沙星和利奈唑胺等。其中有23例(28.1%)患者同时接受了氯法齐明和氟喹诺酮类两种药物治疗,这两种均可致Q-T间期延长。共有40例(32.8%)同时接受了贝达喹啉和德拉马尼联合方案治疗,平均住院日为204天(IQR:124~295),使用药品数量中位数为10种(IQR:8~11),明显多于单贝达喹啉方案治疗组。该方案中的主要药物为:德拉马尼、贝达喹啉、氯法齐明、左氧氟沙星和利奈唑胺等。其中有37例(92.5%)患者至少接受了氯法齐明或莫西沙星,14例(35.0%)同时服用两种药物。与单贝达喹啉治疗组相比,联合治疗组先前有更多的患者结核病治疗失败(52.5% vs 12.2%;$P<0.001$),这可能和联合用药组的患者既往接受过抗结核方案治疗比例更高有关,贝达喹啉联合德拉马尼方案组患者既往接受抗结核治疗比例为72.5%,明显高于单贝达喹啉组的48.8%($P=0.01$)。同时,贝达喹啉联合德拉马尼方案组(22.5%)耐5种以上药物的患者也较单贝达喹啉组(3.7%)更多($P=0.001$)。其他疾病严重程度的指标还包括HIV感染、结核菌量高、入院时体重小于50kg,贝达喹啉联合德拉马尼方案组的比例均较高。

单用贝达喹啉方案组92.5%的患者在治疗6个月内痰菌转阴,其中有93.8%的HIV感染者6个月内痰菌转阴。而贝达喹啉联合德拉马尼治疗方案组中,81.8%的患者在治疗6个月内痰菌转阴,其中有59.1%的HIV感染者6个月内痰菌转阴。至15个月后,贝达喹啉联合德拉马尼治疗组中,痰菌持续阳性的患者多于单用贝达喹啉治疗组($P=0.04$)。

在单用贝达喹啉方案组中,52例(63.4%)患者在随访期结束时获得了良好的结果,其中69.1%的HIV感染者获得了良好的治疗效果。在贝达喹啉联合德拉马尼治疗方案组中,27例(67.5%)患者在随访期结束时获得了良好的结果,其中68.2%的HIV感染者获得了良好的治疗效果。但两组之间的差异无统计学意义。

统计分析显示,尽管莫西沙星和氯法齐明均可导致Q-T间期延长,但本次研究未显示对不良结局产生影响。研究结果还显示,痰菌培养阳性时间少于7天和对5种以上药物耐药,均是获得不良预后的独立危险因素。

在单用贝达喹啉方案组中,有73名患者(89.0%)发生了共计250起不良事件,平均每位患者发生不良事件种类的中位数为2(IQR:1~4)。最常报告的不良事件分别是听力损失(50.0%)、转氨酶升高(28%)(丙氨酸转氨酶中位数为112U/L)、贫血(34.1%)、周围神经病变

(22.0%)和呕吐(24.4%)。而贝达喹啉联合德拉马尼治疗方案组中,37 名患者(92.5%)发生了共计 125 起不良事件,平均每位患者发生不良事件种类的中位数为 3(IQR:2~4)。该组最常见的不良反应分别是听力损失(45%)、转氨酶升高(32.5%)(丙氨酸转氨酶中位数为 111U/L)、贫血(37.5%)和周围神经病变(30.0%)。除精神疾病外,两组不良事件发生率无显著差异。精神疾病可能与贝达喹啉联合德拉马尼方案组同时使用泰瑞齐酮和大剂量异烟肼的比例较高有关。

单用贝达喹啉方案组 Q-T 间期中位数为 408ms(IQR:388~425)。在治疗的前 6 个月,Q-T 间期最大延长中位数为 27ms(IQR:13~42),其中有 6 例(7.3%)Q-T 间期延长超过 60ms。1 名 Q-T 间期大于 450ms,但无超过 500ms 者,无患者因 Q-T 间期的变化而停服贝达喹啉。

贝达喹啉联合德拉马尼治疗方案组的 Q-T 间期中位数为 419ms(389~436)。在治疗的前 6 个月,Q-T 间期最大延长值中位数为 23ms(8~54),其中有 7 名患者(20.6%)的 Q-T 间期延长值大于 60ms。15 名患者(44.1%)Q-T 间期大于 450ms,但无超过 500ms 者,并且无患者因 Q-T 间期的变化而停服贝达喹啉或德拉马尼。

(4)结论:与仅包含贝达喹啉相比,同时包含贝达喹啉和德拉马尼的耐药方案并未显示出更好有效性,同时可能会增加不良反应发生率。

五、贝达喹啉、莫西沙星、普托马尼和吡嗪酰胺在药物敏感或耐药肺结核患者治疗前 8 周的作用:一项多中心、开放、部分随机、Ⅱb 期试验

全球范围内,需要有比现有抗结核方案更短、更简单、毒性更小的口服新方案。该项研究发表在 2019 年 11 月 *The Lancet* 杂志,由英国的 Conor D Tweed 等学者完成。

(1)目的:该研究旨在探讨贝达喹啉、普托马尼、莫西沙星和吡嗪酰胺联合治疗肺结核前 8 周的杀菌活性和安全性。在新诊断的药物敏感结核病患者中,评价几种药物方案的有效性和安全性,即:使用贝达喹啉、普托马尼和吡嗪酰胺的方案联合治疗 8 周,并与标准敏感结核病治疗方案进行比较;还评估了在原方案贝达喹啉、普托马尼和吡嗪酰胺中添加莫西沙星,对利福平耐药结核病患者的治疗效果,补偿这些患者可能的吡嗪酰胺耐药性。

(2)方法:在这项多中心、开放、部分随机化的Ⅱb 期试验中,前瞻性地从南非的 7 个地点、坦桑尼亚的 2 个地点和乌干达的 1 个地点招募了药物敏感或利福平耐药肺结核患者。筛查年龄在 18 岁或以上、痰涂片等级为 1+ 或更高的患者,使用分子生物学方法(GeneXpert 或 MTBDRplus)来再次确认结核病的诊断,并区分药物敏感和利福平耐药结核病。排除基线 CD4 细胞计数低于 100 个细胞/ml 的 HIV 阳性患者。药物敏感肺结核患者被随机分配(1:1:1),由药剂师顺序分配含有编号的治疗包,接受 56 天的标准肺结核治疗方案(口服异烟肼、利福平、吡嗪酰胺和乙胺丁醇),或普托马尼 200mg/d、吡嗪酰胺 1 500mg/d 和贝达喹啉(使用剂量为第 1 天至第 14 天 400mg/d,后每周 3 次,每次 200mg/d,简称 $B_{load}PaZ$;或贝达喹啉使用剂量为贝达喹啉 200mg/d,简称 $B_{200}PaZ$)。利福平耐药肺结核患者接受 $B_{200}PaZ$ 方案加莫西沙星 400mg/d(BPaMZ)治疗 56 天。分析 log10(TTP)随时间变化的非线性混合效应回归模型,主要疗效结果是 0~56 天液体培养液中痰培养阳性(TTP)时间的每日百分比变化。

（3）结果：在 2014 年 10 月 24 日至 2015 年 12 月 15 日期间,招募了 180 名药物敏感结核病患者,59 名患者被随机分配到 $B_{load}PaZ$,60 名患者被随机分配到 $B_{200}PaZ$,61 名患者被随机分配到一线方案组;60 名利福平耐药结核病患者。最终 $B_{load}PaZ$ 组中有 57 例、$B_{200}PaZ$ 组中有 56 例,一线方案组中有 59 例被纳入统计学分析。$B_{200}PaZ$ 组中的 TTP 日变化率最高,平均为 5.17%,其次是 $B_{load}PaZ$ 组,平均为 4.87%,一线方案组平均为 4.04%。$B_{200}PaZ$ 组和 $B_{load}PaZ$ 组的杀菌活性负荷与 HRZE 组有显著性差异。$B_{load}PaZ$ 组中的 59 例有 6 例（10%）因不良事件停用研究药物,$B_{200}PaZ$ 组的 60 例中有 5 例（8%）因不良事件停用研究药物,其发生比例均高于一线方案组,其中的 61 例有 2 例（3%）因不良事件停用研究药物。肝酶升高是最常见的 3 级或 4 级不良事件,$B_{load}PaZ$ 组中肝酶升高导致 10 名患者退出（8%）,3 例（5%）发生在 $B_{200}PaZ$ 组中,2 例（3%）发生在 HRZE 组中。其中 $B_{load}PaZ$ 组中的 2 名（3%）患者和 HRZE 组中的 1 名（2%）患者发生了严重不良事件。敏感结核中 7 例（4%）死亡,耐利福平肺结核患者 4 例（7%）死亡。没有 1 例死亡被认为与治疗有关。

$B_{200}PaZ$ 和 $B_{load}PaZ$ 这两种方案均可能成为短疗程治疗方案。除此之外,$B_{200}PaZ$ 具有更简单的药物剂量服用方法,可以提高治疗依从性,是一种很有前途的治疗药物敏感结核病的方案。但这些结果需要进一步的临床试验来确认。

（4）结论：贝达喹啉每日 1 次,每次 200mg 的服用方法,具有更好有效性和依从性,全口服方案同样适用于敏感结核病的治疗,并有可能具有缩短疗程潜力。

[专家点评]

多年来,WHO 推荐的常规 MDR-TB 治疗方案通常需要 6~8 个月的强化期,12 个月的巩固期或者痰菌阴转后 15~17 个月的治疗,总疗程为 18~20 个月甚至更长。但由于耐药结核病治愈率较低、不良反应发生率和复发率较高、患者耐受性差、疗程长等特点,耐药结核病仍是难治的感染性疾病之一。

为了降低不良反应发生率、缩短疗程、提高患者的依从性,同时又不会降低治愈率、提高复发率,WHO 进行了 MDR-TB 患者 9~12 个月的短疗程化学治疗方案试点研究,取得了较好的成果,故在 2016 年 10 月,WHO 建议之前未接受过二线药物治疗,并且无氟喹诺酮类药物和二线注射类药物耐药的利福平耐药（RR-TB）或 MDR-TB 患者,可使用短疗程治疗方案代替传统的长疗程治疗方案。为了系统性比较 WHO 推荐的两种治疗 RR-TB 或 MDR-TB 的治疗方案的有效性,即 9~12 个月的标准化短疗程方案和 18~20 个月的传统长疗程方案,2020 年 3 月加拿大麦吉尔国际结核病中心的 Faiz Ahmad Khan 团队在 *European Respiratory Journal* 发表一项研究,纳入了 9 项短期方案研究中的 2 625/3 378 人（77.7%）和 53 项长期方案研究中的 2 717/13 104 人（20.7%）,比较结果发现,短疗程组的治疗成功率（80.0%）高于长疗程组（75.3%）,原因可能是短疗程方案患者失访率较低,更多患者可以完成全部疗程治疗,但在对方案中使用药物出现耐药的情况下,短程方案会出现更高的失败率和复发率。与传统的长疗程治疗方案相比,短疗程治疗方案可减少不良事件的发生,提高患者的依从性,除此之外,缩短疗程还可能降低总的治疗费用,更快恢复患者的正常生活,故患者更愿意接受新的短疗程治疗方案。

但这些短疗程治疗方案仍面临困难,即方案中仍然包含了二线注射类药物,患者需要每天在医疗机构进行输液或肌内注射,不仅在身体上难以坚持,而且同时会影响医疗支出、工作、生活、出行等各方面,故尽管缩短了总疗程并减少了部分不良反应的发生,但仍因二线注射类药物的使用导致完整治疗方案的中断,影响治疗效果。

贝达喹啉和德拉马尼等药物是近些年刚刚上市的新药,新药在上市前进行的临床试验入组患者是经过入排标准筛选出来的,故上市后,这些新药急需更多更真实的临床数据来进一步证实其有效性和安全性,以上临床研究结果提示 RR-TB 或 MDR-TB 患者在接受贝达喹啉和德拉马尼治疗后获得了更好的痰菌阴转情况,进一步验证其有效性和安全性。除此之外,根据当地政策和 WHO 建议,贝达喹啉和 / 或德拉马尼两种药物的适应证不同:对于因药物不良反应或耐药性无法组成包含 4 种有效药物的方案,建议只使用贝达喹啉;对于更有可能发生不良结局的结核病患者,建议使用德拉马尼;对于发生氟喹诺酮类药物和 / 或注射剂药物耐药的结核病患者,建议两种药物都选或至少选择一种。

同时,研究分析了德拉马尼使用 24 周的有效性和安全性数据。由于后期没有进一步随访,因此缺少了复发数据。此外,研究还缺乏对照组。尽管如此,这些结果还是有意义的。尽管参与该计划的患者多数合并其他疾病,但他们仍然代表了一个特殊人群,这部分人群由于疾病的复杂性和严重性,通常不会被纳入临床试验。该项研究为这部分特殊人群提供了使用德拉马尼的有效性和安全性的数据支持。

研究还分别对单独使用贝达喹啉和贝达喹啉与德拉马尼同时使用进行了比较。贝达喹啉组和贝达喹啉与德拉马尼合用组,两组的 6 个月和 18 个月的痰培养阴转率相比,在治疗有效性上无统计学差异。在不良反应方面,联合用药组发生 Q-T 间期延长的比例较高,但两组均未出现症状或停药。无论艾滋病病毒感染状况如何,贝达喹啉联合德拉马尼治疗与单用贝达喹啉治疗方案相比,具有更可靠的安全性,而加用德拉马尼似乎更有利于治疗预后差和耐药水平高的患者。这些数据为结核病流行地区耐药结核病患者的治疗方案药物选择提供了依据,尽管研究结果并不确定,还需要更进一步的临床数据来验证,但仍然为未来研究提供了方向,并提示科学家无论药物研发还是方案制定,均需注意药物之间的相互作用和影响。

点评专家:初乃惠。

第二节　保肝药物临床研究

N- 乙酰半胱氨酸是临床较常用化痰药物,除此之外,也被应用于治疗部分特殊类型药物性肝损伤患者,但针对抗结核药物引起的肝损伤临床研究数据有限。以下研究针对一线抗结核药物引起的药物性肝损伤进行随机对照试验,验证了 N- 乙酰半胱氨酸治疗抗结核药物性肝损的有效性。

静脉注射 N- 乙酰半胱氨酸治疗抗结核药物性肝损伤的随机对照试验

N- 乙酰半胱氨酸被广泛用于治疗对乙酰氨基酚肝毒性,并可能治疗其他原因导致的肝炎。一项对 155 名非乙酰氨基酚急性肝衰竭患者进行的前瞻性队列研究发现,与历史对照组相比,接受 N- 乙酰半胱氨酸治疗的患者,在不进行肝移植的条件下,存活率显著提高,有 38% 的患者最终发生肝衰竭。对 173 名非乙酰氨基酚急性肝衰竭患者进行的 N- 乙酰半胱氨酸随机对照试验中发现,非移植条件下总体存活率有所提高,但该研究样本量有限。目前评价非乙酰氨基酚诱导的肝损伤病例中,N- 乙酰半胱氨酸的保肝作用数据有限。

有证据表明,N- 乙酰半胱氨酸可以预防抗结核药物性肝损伤,N- 乙酰半胱氨酸改善了腹腔注射高剂量异烟肼和利福平的大鼠肝脏组织学病理变化。在一项体外研究中,人肝癌细胞暴露于异烟肼、利福平和吡嗪酰胺不同药物组合的毒性剂量下,N- 乙酰半胱氨酸降低了细胞和线粒体膜损伤,并减少了细胞凋亡。在一项小型开放性随机对照试验中,在抗结核药物使用的前两周内,患者口服 N- 乙酰半胱氨酸可防止丙氨酸转氨酶升高。南非开普敦大学 Karen Cohen 教授发表在 *Clinical Infectious Disease* 杂志的文章分享了抗结核药物性肝损伤病例中,N- 乙酰半胱氨酸的保肝作用临床数据。

(1)目的:本项研究假设 N- 乙酰半胱氨酸可以缩短抗结核药物性肝损伤的持续时间,并对疑似抗结核药物性肝损伤患者进行了静脉注射 N- 乙酰半胱氨酸的随机、双盲、安慰剂、对照试验,用以评估静脉注射 N- 乙酰半胱氨酸是否能加快抗结核药物诱导肝损伤患者的肝脏恢复速度。

(2)方法:研究的主要终点是血清丙氨酸转氨酶降至 100U/L 以下的时间,次要终点包括住院时间、住院死亡率和不良事件发生率。根据制造商提供的 N- 乙酰半胱氨酸说明书和指南使用,并用 0.9% 生理盐水作为 N- 乙酰半胱氨酸和安慰剂的稀释剂,急性肝衰竭或低血糖(血糖 <3.5mmol/L)患者使用 5% 葡萄糖替代。在研究的第 1 个小时内和输注结束时密切监测不良反应。所有参与者的死亡都由独立的医生进行复查,以评估研究药物是否与死亡相关。每周至少监测两次血清丙氨酸转氨酶,直至其低于 100U/L。

(3)结果:最终有 53 名患者被随机分为 N- 乙酰半胱氨酸组,49 名患者分至安慰剂组。平均年龄为 38 岁,有 58 名女性(57%),HIV 阳性者 89 位(87%)。血清丙氨酸转氨酶中位数为 462U/L,总胆红素中位数为 56μmol/L。其中 N- 乙酰半胱氨酸组到达丙氨酸转氨酶 <100U/L 的中位时间为 7.5 天(IQR:6~11),安慰剂组到达丙氨酸转氨酶 <100U/L 的中位时间为 8 天(IQR:5~13),两组之间无统计学差异。NAC 组的中位出院时间为 9 天(IQR:6~15),短于安慰剂组的 18 天(IQR:10~25),两组之间有显著差异,危险比为 1.73(95% *CI*:1.13~2.65)。总体死亡率为 14%,各研究组之间无差异。服用 N- 乙酰半胱氨酸的 5 名受试者出现不良反应,包括恶心呕吐 3 例、过敏反应 1 例、滴注部位疼痛 1 例,输注 N- 乙酰半胱氨酸提前停止。

该项随机对照试验没有显示 N- 乙酰半胱氨酸对减少抗结核药物性肝损伤患者血清丙氨酸转氨酶降至 <100U/L 的时间有显著作用。但 N- 乙酰半胱氨酸组的住院时间明显缩短。

(4)结论:N- 乙酰半胱氨酸对于一线抗结核药物导致的肝损伤具有缩短住院时间的效果。

[专家点评]

肝损伤是一线抗结核药物治疗引起的最常见的严重药物不良反应,根据药物性肝损伤的定义,估计使用一线抗结核药物发生肝损伤的发病率为2%~28%。抗结核药物性肝损伤可能导致住院时间延长,并可能增加死亡。目前尚无针对药物性肝损伤的特效疗法,对于疑似发生药物性肝损伤的处理包括停止所有可能对肝脏有毒性的抗结核药物,包括利福平、异烟肼、吡嗪酰胺,以及加用护肝药物,监测肝功能,以及其他支持性护理。当血清丙氨酸转氨酶低于100U/L时,可以考虑重新使用抗结核药物。

常用保肝药物包括双环醇、水飞蓟类、甘草酸类等。作为兼顾化痰作用和保肝效果的药物,N-乙酰半胱氨酸具有其独特的双重效果。尽管既往有结果证明其对抗结核药物导致肝损伤有保肝效果,但数据有限且临床研究质量较差,本次研究针对一线抗结核药物的保肝效果,获得较好数据,对药物说明书增加新用药指征提供证据,尤其适合于咯咳痰困难的结核病患者。

点评专家:初乃惠。

第三章　治疗管理和随访

对于结核病的治疗方案制定,临床医生有不同的习惯,比较常见的两种治疗方案的制定分别是根据医生既往临床经验在未回报结果的情况下给予疑似结核病患者治疗的经验性治疗,或者待结核病诊断检测结果回报后给予治疗的精准治疗,前者因未等取检测结果,故患者可以在更早的时间接受抗感染治疗,后者则获得了更精准的诊治结果,但在治疗时间上晚于前者。该项研究评价了两种方法的优劣,发现得到更精准的诊治结果后制定方案并治疗,对于患者的有效性和安全性均更有益。

第一节　治疗方法的选择

HIV 感染成人结核病的经验性治疗或检测结果指导下的精准治疗比较

尽管越来越多的研究者推荐抗结核方案的实施需要在检测结果指导下进行,比如尿 LAM 试验、Xpert-MTB/RIF 试验、胸片等,但仍有较多医生根据系统的经验治疗来启动和制定抗结核治疗方案,尤其是在结核病合并 HIV 感染人群中。本项研究就是比较不同方向的优点和风险。

(1)目的:比较 HIV 感染成人结核病的经验性治疗或检测结果指导下的精准治疗两者的优劣。

(2)方法:2020 年 6 月 D.Laureillard 率领的 STATIS ANRS 临床试验组在 *The New England Journal of Medicine* 发表了一项进行了 48 周的临床研究,发生在结核病和 HIV 负担沉重的地区,该地区的艾滋病毒感染者在免疫功能严重受损的情况下开始抗逆转录病毒治疗,这些患者中,结核病是最常见的死亡原因之一。研究分别比较了不同抗结核方法——即结核病经验性治疗和检测结果指导下的精准治疗后,患者的预后。本项试验是一项随机、多中心、开放、优势临床试验,比较了两种不同策略在无明显肺结核证据且 CD4$^+$ T 细胞计数低于 100 个 /ml 的结核病合并 HIV 感染患者治疗中的优点和风险。研究在科特迪瓦阿比让、乌干达姆巴拉、柬埔寨金边和越南胡志明市进行。入组患者按照按 1∶1 的比例随机分组。检测指导治疗组需要接受至少 Xpert-MTB/RIF 试验、Alere-Determine-TB-LAM-Ag 尿路试验和胸片等检测,而系统经验治疗只接受了胸片检查,但没有进行其他任何肺结核检测手段,一旦胸片报告表现出肺结核相似影像,便立即开始抗结核治疗。两组结核病的治疗药物均包括每日口服异烟肼、利福平、乙胺丁醇和吡嗪酰胺,剂量为 WHO 推荐的剂量,为期 2 个月,后每日口服异烟肼和利福平,为期 4 个月。ART 药物包括依法韦仑、拉米夫定或恩曲他滨、替诺福韦或齐多夫定。

(3)结果:共有 1 050 名就诊筛检有无结核病的人群被随机,其中随机至指导治疗组 525 名,随机至系统治疗组 522 名。这些患者中,最终确定共有 117 名患者发生了结核病,指导治疗组 99 名,系统治疗组 18 名。指导治疗组中的 10 名患者(5.0%)在筛查期被诊断为肺结核并接受治疗,系统治疗组中有 17 例在筛查期被诊断为肺结核并接受治疗。

在所有参加就诊筛检的 1 050 名中,系统治疗组在第 24 周死亡率为 19.4%,指导治疗组为 20.3%,最常见的死亡原因是肺结核(指导治疗组 17 例,系统治疗组 4 例)、侵袭性细菌性疾病(指导治疗组 3 例,系统治疗组 6 例)和艾滋病相关疾病(指导治疗组和系统治疗组均 7 例)。

系统治疗组中有 4.6% 的患者因不良反应而停止治疗,与试验指导治疗组相比,不良反应发生率尤其是 3 级至 4 级不良反应的发生率更高。24 周内 3 级或 4 级药物相关不良事件的累积发生率,系统治疗组为 17.4%,试验指导治疗组为 7.2%。

结果经统计学分析示,在未接受过抗逆转录病毒治疗的严重免疫抑制成年人中,系统性治疗组并不优于检测后根据结果制定和展开抗结核治疗的指导治疗组。约 15% 的医生在初期使用经验性治疗方法为患者制定和开展抗结核治疗方案。

(4)结论:在未接受过抗逆转录病毒治疗的严重免疫抑制成年人中,系统性治疗组并不优于检测后根据结果制定和展开抗结核治疗的指导治疗组,同时可能发生更多的药物不良反应。

[专家点评]

本项研究中,尽管系统治疗组中只有 4.6% 的患者因不良反应而停止治疗,但与试验指导治疗组相比,不良反应发生率尤其是 3 级至 4 级不良反应的发生率更高。尽管这些不良反应是非致命的,但如果医生能够在获得 Xpert-MTB/RIF 和尿 LAM 试验等检测结果后给予指导性治疗,那么仍然可能会获得更少的药物毒性。该项研究为一线临床医生提供了更多方案制定前的启示,在没有获得充足可靠病原学依据或其他有助于诊断的检测结果前,不应轻易根据经验制定方案并治疗,否则对患者带来的影响会持续 1~2 年甚至更长,如果患者身体状况允许,医生可以在治疗前花更多的时间来完善结核病的诊断和鉴别诊断。

点评专家:初乃惠。

第二节　药代和药效学临床研究

一线抗结核药物在体内浓度的不稳定性是比较常见的,较低的浓度暴露与痰菌转阴延迟有关。尽管治疗药物监测推荐用于某些特殊类型结核病患者的治疗优化中,但目标浓度仍存在争议,这些争议主要包括药代动力学相关阈值多来自对健康志愿者的研究、结核分枝杆菌分离株的药物敏感情况很少被考虑以及既往研究未对所有一线抗结核药物提供明确阈值。同时,需要将药代/药效指标联合起立,与临床各项参数进行相关性分析,指导临床用药。新的药效检测手段如 PET,可以定位至靶器官,了解药物作用部位的药物暴露水平,具有潜在的研究和发展潜力。

一、MDR-TB 患者莫西沙星和左氧氟沙星的次优暴露:中国前瞻性临床试验

充分的药物暴露对于确保结核病的治疗效果和避免获得性耐药非常重要。尽管很多研究已经报道一些抗结核药物暴露水平较低,但与 MIC 相关的药物暴露数据却很少。氟喹诺酮类药物是治疗 MDR-TB 的核心药物,对于氟喹诺酮类药物活性评价,更提倡用药时曲线下面积(area under the curve,AUC)与 MIC 比值(fAUC/MIC)来描述,故本次研究结合药代与药效学两方面的数据,即莫西沙星和左氧氟沙星的药物暴露水平与结核分枝杆菌分离株 MIC 的关系,探讨药代/药效指标。

(1)目的:结合药代与药效学两方面的数据,即莫西沙星和左氧氟沙星的药物暴露水平与结核分枝杆菌分离株 MIC 的关系,探讨莫西沙星和左氧氟沙星的药代/药效指标。

(2)方法:该研究由 Lina Davies Forsman 等人发表在 *European Respiratory Journal* 杂志上,是一项前瞻性队列研究,研究人群为 2016—2018 年期间在中国厦门某结核病医院接受治疗的 HIV 阴性成人 MDR-TB 患者。研究使用肉汤微量稀释法对莫西沙星进行 MIC 检测,并对无法获得 MIC 的氟喹诺酮类药物使用暂定的流行病学界值(epidemiological cutoff,ECOFF)来界定敏感或耐药(莫西沙星 0.5mg/L,左氧氟沙星 1mg/L)。药物在患者体内的血药浓度在给药前、给药后 1、2、4、6、8 和 10 小时进行液相色谱-质谱/质谱药物浓度测量。

(3)结果:32 例入组患者中,5 名患者的药代数据无法评估,20 名患者每天服用 400mg 莫西沙星,用药剂量为 7.8mg/kg(5.9~9.5),7 例患者每天服用 500mg 左氧氟沙星,用药剂量为 10.0mg/kg(6.7~11.9)。莫西沙星 $AUC_{0-24小时}$ 的中位数为 36.1mg/h(19.3~60.3),$fAUC_{0-24小时}$ 为 18.0mg/h(9.6~30.1),药物敏感实验排除 5 株氟喹诺酮耐药菌株,莫西沙星 MIC 中位数为 0.25mg/L(0.125~1)。左氧氟沙星 $AUC_{0-24小时}$ 的中位数为 63.7mg/h(47.8-75.3),$fAUC_{0-24小时}$ 为 44.6mg/h(33.5-52.7),所有患者的药物暴露量均低于 WHO 推荐剂量的 750~1 000mg/d 的 AUC 水平(100~200mg/h)。只有 MIC 水平 ≤ 0.125mg/L 的临床株才能确保左氧氟沙星每天用药剂量 500mg 的患者有 >90% 概率达到 fAUC/MIC ≥ 146 的目标。只有 MIC ≤ 0.25mg/L 的临床株才能确保莫西沙星每天用药剂量 400mg 的患者有 >90% 概率达到 fAUC/MIC ≥ 42 的目标。左氧氟沙星 fAUC/MIC 中位数为 45,预计只有 1 个 log10 CFU/ml 的最小杀伤作用。

32 例患者中有 28 例(87.5%)治疗成功,1 例失败,3 例失访。所有对氟喹诺酮类药物药敏结果显示耐药的结核分枝杆菌分离株患者均获得了治疗成功。

该项研究发现莫西沙星 400mg/d 的使用剂量和左氧氟沙星剂量 500mg/d 的使用剂量,只有 45%~55% 的患者达到莫西沙星的暂定药代/药效目标,而左氧氟沙星几乎都没有达到,目标达成率较低。

（4）结论：莫西沙星 400mg/d 的使用剂量和左氧氟沙星剂量 500mg/d 的使用剂量，无法获得较好莫西沙星的暂定药代 / 药效目标。

二、药物暴露和 MIC 预测肺结核治疗反应

就目前研究结果看，AUC/MIC 被认为是比其他药代动力学和 / 或药效学指标更好的评价指标。同样，关于药物暴露与利福平和乙胺丁醇的肾毒性或异烟肼和吡嗪酰胺的肝毒性之间关系的证据也有限。

目前迫切需要将药代 / 药效指标与临床各项参数进行相关性分析，如利福平和乙胺丁醇等药物暴露水平与肾毒性的相关性、异烟肼、利福平和吡嗪酰胺的暴露水平与肝毒性的相关性的临床研究，来验证和指导药代 / 药效指标的临床应用。上海复旦大学 Xubin Zheng 等人在 2020 年 10 月 Clinical Infectious Disease 杂志上发表下述临床研究。

（1）目的：该研究旨在寻找与临床相关的一线抗结核药物药代 / 药效阈值，用于抗结核治疗优化。

（2）方法：在住院治疗两周后，采集受试者服用抗结核药物前和服用抗结核药物后 1、2、4、6 和 8 小时的血样。采用高效液相色谱 - 串联质谱法同时测定利福平、异烟肼、乙胺丁醇、吡嗪酰胺的浓度。群体药代动力学模型用于计算 AUC_{0-24h}，C_{max} 被定义为可观察到的最高浓度。

使用 MGIT 960 系统对结核分枝杆菌分离株进行利福平、异烟肼、乙胺丁醇、吡嗪酰胺的 MIC 测试。药敏试验过程中，利福平的药物浓度范围设定分别为 0.12mg/L、0.25mg/L、0.5mg/L、1mg/L、2mg/L、4mg/L；异烟肼药物浓度为 0.025mg/L、0.05mg/L、0.1mg/L、0.2mg/L、0.4mg/L、0.8mg/L；乙胺丁醇的药物浓度为 0.25mg/L、0.5mg/L、1mg/L、2mg/L、4mg/L、8mg/L；吡嗪酰胺的药物浓度为 16mg/L、32mg/L、64mg/L、128mg/L、256mg/L、512mg/L。当利福平、异烟肼和乙胺丁醇的 1：100 稀释对照和吡嗪酰胺的 1：10 稀释对照达到 400 个生长单位时，MIC 定义为小于 100 个生长单位的最低药物浓度。

对痰培养阳性的确诊肺结核患者进行药代动力学采样和 MIC 测定。应用分类回归树 CART 分析获得一线药物的药代和 / 或药效阈值，预测两周 / 月的痰培养阴转率、6~8 个月的治疗结果、急性肾损伤和药物性肝损伤。LASSO 的 logistic 回归用于模型开发和验证。

（3）结果：有 168 例结核病患者被纳入发展队列，52 例结核病患者被纳入验证队列。CART 模型分析获得：吡嗪酰胺 AUC/MIC 是否高于 8.42 是痰培养两周阴转阈值的主要预测因子、吡嗪酰胺 AUC/MIC 是否高于 2.79 是痰培养两个月阴转阈值的主要预测因子、利福平 AUC/MIC 是否高于 435.45 是治疗成功阈值的主要预测因子。异烟肼 AUC 是否高于 21.78mg·h/L 是预测药物性肝损伤的阈值、利福平 AUC 是否高于 82.01mg·h/L 是预测急性肾损伤的阈值。

总之，该项研究表明，CART 模型得出的吡嗪酰胺和利福平 AUC/MIC、利福平和异烟肼 AUC 阈值具有预测性，分别与两周 / 月的培养转化率、治疗结果、肾毒性和肝毒性显著相关。当结核分枝杆菌对利福平的 MIC 为 0.12mg/L 时，由于利福平 AUC 高于 82.01mg·h/L 的患者有较高的药物性肝损伤风险，建议利福平 AUC/MIC 应在 435.45 和 683.42 之间，以达到

良好的临床效果,同时避免药物不良反应发生。

抗结核药物暴露水平和药代/药效指数可能与临床结局和不良反应发生相关。该研究获得的不同药物的相关阈值应该在未来的随机对照临床试验中进行验证。

(4)结论:吡嗪酰胺和利福平 AUC/MIC、利福平和异烟肼 AUC 阈值具有预测性,分别与两周/月的培养转化率、治疗结果、肾毒性和肝毒性显著相关。

三、肺结核患者的动态显像显示肺部病变中药物暴露

在抗结核治疗过程中,目前有血药浓度监测,用于预测药物剂量是否达到有效浓度,但药物最终作用靶点是感染部位,感染部位缺乏可靠的抗菌 PK 数据,最终阻碍了优化抗菌药物剂量和缩短结核病治疗时间。

利福平是最重要的一线抗结核药物之一,对结核分枝杆菌具有强效、剂量依赖性的杀菌活性,其 AUC 与杀菌活性相关。目前推荐的利福平剂量是 10mg/(kg·d),但高剂量利福平可能是缩短结核病治疗的方法之一,且 35mg/(kg·d)的剂量可能仍然是安全的。药代模型表明,35mg/(kg·d)的剂量有可能提供更高的活性,但安全性尚未确定。

用药代方法预估有效性,取决于病原体感染部位可以达到足够的抗菌浓度,然而由于取样困难,病灶部位的药物药代数据难以获得,故通常选择检测血浆中的药物浓度来替代。但血浆中的药物浓度水平可能并不总是与感染部位药物浓度呈线性相关,尤其诸如空洞等特殊病变部位,组织中的药物浓度会较普通部位更低。如何测量病灶位置的药代数据对于优化结核病治疗方案和缩短治疗时间至关重要。

(1)目的:使用 PET-CT 进行肺结核患者利福平在体内的浓度分布监测,并建模分析,动态显示肺部病变中药物暴露。

(2)方法:2020 年 4 月佛罗里达大学药学院 Sanjay K.Jain 团队在 *Nature Medicine* 发表了针对结核病药物监测新方法的研究,该项研究应用了一种新的方法,对利福平化合物进行改造,通过 11C- 利福平化合物,使用 PET-CT 进行利福平在体内的浓度分布监测,并建模分析。

(3)结果:前期临床试验曾使用被放射性标记的利福平类似物 11C- 利福平,使用 PET-CT 检测被结核分枝杆菌感染的活鼠和兔子的体内生药物分布情况。根据美国食品药物管理局指南,静脉注射 11C- 利福平安全性和耐受性好,无不良反应,故该项研究使用 11C- 利福平检测人体内药物在病灶内分布情况。CT 影像显示同一患者肺部不同位置,药物浓度和 AUC 水平并不相同,尤其是肺部病灶位置的 11C- 利福平水平较低。即使空洞内部有更高的细菌负荷,但与肺部其他病灶相比,空洞壁的 11C- 利福平浓度和 AUC 水平都是最低的。除此之外,与前期研究相似,11C- 利福平在脑组织中的暴露水平十分有限。除此之外,研究还进行了兔子感染模型。在疾病进展超过 20 周的感染兔子模型中,CT 同样观察到了药物分布的不均匀现象,其中空洞壁中药物浓度和 AUC 水平最低,而细菌负荷量则是非空洞病灶部位的 100 倍以上。使用 PET 再次进行检测后,结果一致。故认为合并空洞病灶的结核病需要更长的治疗疗程。

(4)结论:PET 可能是一种潜在的用于评价病情和药代的新型检测手段,使用 PET 进行

利福平改造后的药物追踪可能更简便、更快速。

[专家点评]

抗结核治疗药物监测一直是临床医生关注和期待的问题,尽管目前已经有诸如血药浓度监测等手段,但仍然被观察到,血药浓度水平与有效性和安全性并不完全一致,这种情况一方面与不同患者自身情况不同相关,另一方面,血药浓度并不能直接反映病灶中的药物水平。以上研究为临床提供了新的监测手段,但未来仍然有很长的路要走,来优化新手段的准确性和可行性。

由于结核分枝杆菌临床株的 MIC 不能改变,因此建议增加氟喹诺酮类药物剂量来确保药物治疗效果,即使可能导致药物不良事件发生率升高,但 WHO 仍建议在 MDR-TB 短程方案中,莫西沙星的使用剂量为 800mg/d。既往研究建议需要将左氧氟沙星的使用剂量从目前的 10~15mg/kg 增加到 17~20mg/kg,有研究建议使用更高剂量的左氧氟沙星——25mg/kg 或 1 500mg/d,但更高剂量的有效性和安全性之间的权衡,还需要在临床试验中验证。在治疗过程中,治疗药物血药浓度监测手段可以在药代/药效分析中使用。

PET 可能是一种潜在的用于评价病情和药代的新型检测手段,使用 PET 进行药物追踪可能更简便、更快速。除此之外,这项技术也被推荐可以应用于其他抗生素,如含氟抗生素,氟喹诺酮、噁唑烷酮和普托马尼等,通过被 18F 或其他具有一定物理半衰期的原子如贝达喹啉中的 76Br 所替换。这项技术对于实现治疗药物监测和精确治疗具有重要意义。

点评专家:初乃惠。

第三节　随访方法

自 1993 年以来,WHO 一直建议需要专业的第三方组织进行对结核病患者的直接督导下化疗(directly observed treatment,DOT),来进行结核患者管理。尽管 DOT 实施起来会耗费更多的人力、物力,但世界各研究者均未发现 DOT 法比自我治疗更有效的证据。网络时代的到来以及移动终端的普及,为移动医疗提供了良好的硬件基础。随着互联网和具有视频功能的移动设备在全世界范围的普及应用,新的随访手段出现。尽管有的研究证实其高效性和良好的依从性,但也有研究发现其与传统 DOT 方法相比,效力降低。本部分讲述了两种新方法的两种不同研究结果,仅供临床工作者参考和借鉴。这也说明,新的方法是否更有益,还有待更多临床研究的验证。

一、视频观察疗法和结核病患者的药物依从性:一项摩尔多瓦的随机对照临床试验

研究者们发现了新的监测管理方法:视频督导服药(video observed therapy,VOT),即通过远程视频等手段进行观察监测和管理。在 VOT 程序中,患者使用移动设备和安全保险的程序系统来记录和发送视频给医务人员。VOT 可以是同步的,也就是患者和医务工作者进行实时视频会议,也可以是不同步的,即患者将视频上传到医务工作者可以访问的安全保险的管理系统。

(1) 目的：比较不同随访方法下，结核病患者服用治疗药物的依从性。

(2) 方法：2020 年 8 月卡内基梅隆大学 George Loewenstein 团队在 *European Respiratory Journal* 介绍了一种新型随访方法 VOT，通过移动医疗的手段监督结核病患者服药，提高患者服药依从性。该项在英国伦敦进行的随机、对照、优势临床试验，对比 VOT 与 DOT 对肺结核的管理效力。患者被随机分为 VOT 和 DOT 两组，最终的结果发现，VOT 较 DOT 依从性显著增加。但由于结核病患者大多发生在发展中国家，故研究者呼吁需要在发展中国家再次进行验证。而后，Nsengiyumva 等在结核病高负担国家巴西进行的临床试验再次验证了 VOT 显著降低管理患者的成本。

摩尔多瓦是欧洲结核病发病率最高的国家，本次研究在摩尔多瓦开展，用于评估 VOT 和 DOT 的监测管理效力。这项随机对照临床试验从 2016 年 1 月进行到 2017 年 11 月，持续了 22 个月，入组患者除了需要满足至少 18 岁、至少还有 4 个月以上治疗疗程等外，不需要完全精通手机、平板电脑、移动设备等。入组患者签署知情同意书后，被随机分为 DOT 组或 VOT 组即使用视频应用设备监测治疗疗程组。患者在继续治疗的开始阶段就开始进行 DOT 或 VOT 治疗。如果 DOT 和 VOT 患者每月能按时按量完成 90% 以上的治疗，那么每月可以收到价值约 50 欧元的食品券作为补助和支持。被分配到 DOT 组的患者接受摩尔多瓦 10 多年来常规使用的流程：每天(星期一至星期五)去当地结核病诊所领药并被医务人员观察服药情况，并报告药物不良反应，由于 DOT 组患者只能在周一到周五前往诊所，如果错过某次服药，患者会自行在家中补服额外药物，为了确保依从性结果的准确性，故 DOT 组增加了服药日期和时间的记录以及签名。如果患者连续两天以上没有出现，诊所会给患者打电话随访。VOT 组患者需接受培训，包括参观观察中心、获得 VOT 药物单、培训 VOT 录像程序、详细说明吞服药物过程。患者在发送视频时需要报告药物不良反应，应用程序需要安装在患者互联网设备上。如果患者自己没有互联网设备，项目组会租给患者已经安装了应用程序的平板电脑。VOT 组的观察员是经过认证的医疗助理，具备结核病的基本知识，并进行以下培训：数据库录入、药物分配和不良反应管理。VOT 组患者每天向观察员发送吞咽药物的视频，视频需要能清楚地看到患者在服药，后观察员会同步发送一个和患者互动的视频来回应，鼓励患者继续服药，如果 VOT 患者错过了发送视频，观察员会打电话询问是否有任何问题，并鼓励患者在第 2 天继续提交视频。药物依从性的判定按照每两周(10 个工作日，不包括周末和公共假期)没有观察到患者坚持用药的天数。DOT 组通过诊所电子签名情况进行统计，VOT 组通过视频发送情况进行统计。平均每位患者需要满足 8 个两周的疗程监测。

(3) 结果：最终在参与试验的 197 名患者中，99 名被分配到对照组，并接受当地诊所提供的标准 DOT 随访方法，98 名被分配到 VOT。其中 13 名受试者(5 名 DOT 受试者，8 名 VOT 受试者)因疾病发展原因被排除，如发展成 MDR-TB；6 名受试者(1 名 DOT 组，5 名 VOT 组)在试验开始或之后拒绝参加。1 例死亡，2 例失访。最终统计学分析显示，在 DOT 条件下失访率更高，在 VOT 治疗条件下初次拒绝参与率更高。剩余的 178 名患者，93 名进入 DOT 组，85 名进入 VOT 组。

DOT 组，患者未能坚持的天数是平均每 2 周 5.24 天，而 VOT 组未能坚持的平均天数为每两周 1.29 天,两者有显著差异。同时,研究者们对"良好的依从性"进行定义,"2 周"为一个观察单元,患者能在每个"2 周"单元内均完成 80% 以上的依从性,被定义为"良好的依从性"。DOT 组具有良好依从性的患者只有 19.5%,而 VOT 组则达到 75.1%,差异显著。

在 4 个月的时间里,VOT 患者平均节省了 58 小时就诊时间,并节约了 25 欧元支出,同时,VOT 患者对治疗的满意度也更高。

两种检测方法组对成功率的影响也进行了统计学比较,根据国家和 WHO 对治疗结局的定义,通过痰检和胸部影像手段来判断治疗结局,最终发现两种检测方法组对成功率的影响没有显著差异。但 VOT 组患者比 DOT 组患者在不良反应的报告数量上高 11%。

(4)结论:两种检测方法组对成功率的影响没有显著差异。但 VOT 组患者依从性更高,且比 DOT 组患者在不良反应的报告数量上更高。

二、基于手机监测抗结核药物新策略 99DOTS 依从性评估:数字随访技术与异烟肼尿检方法的比较

依从性数字随访技术可以帮助患者在自己选择的地点服药,同时远程监测依从性情况。尽管 DAT 具有相对更便捷、省时、省力、降低经济成本的优势,但依从性数字随访技术可能会过度报告依从性,即当患者实际上未服药时,仍然报告了服药,或低估依从性,即患者实际上已服药,但漏报了服药。99DOTS 是一种基于手机的依从性数字随访技术,自 2015 年以来,它已被用于监测印度超过 15 万名结核病患者。药物被包装在一个定制的信封中,患者服药前需打开信封盖子,露出电话号码后患者打电话报告服药,而后电脑会记录下来。医务人员会记录患者依从性,了解其服药情况。该项研究是印度政府结核病项目的一项队列研究,该研究通过将 99DOTS 的数据与在患者家中进行异烟肼尿检结果分析比较,评估 99DOTS 的准确性。该研究由 Beena E.Thomas 等人于 2020 年 3 月发表在 *Clinical Infectious Diseases* 杂志上。

(1)目的:通过将 99DOTS 的数据与在患者家中进行异烟肼尿检结果分析比较,评估 99DOTS 的准确性。

(2)方法:从 2017 年 8 月到 2019 年 2 月,该项目依次登记访问了孟买 11 家诊所、金奈和维洛尔 5 家诊所的药物敏感结核病患者。患者在治疗开始时、治疗过程中和药物补充访问期间进行随访,总疗程为治疗的前 2 个月强化期和后 4 个月或更长时间的治疗巩固期。因为任何一种随访方式,患者的依从性会随着时间的延长和症状的改善而减弱,故研究者希望尽量长地覆盖所有就诊疗程。

(3)结果:几乎所有患者在服用异烟肼后的 6~48 小时内,尿液中都能检测到异烟肼,且在摄入后 72 小时后便检测不到异烟肼。如果样品中含有异烟肼,将尿液与异烟肼试剂混合会导致颜色变化,出现颜色变化的归类为具有依从性,没有颜色变化的归类为非依从性。然而,在摄入异烟肼后的 <6 小时和 48~72 小时的尿液异烟肼检测结果是不稳定的,也就是检测尿液的"灰色区域",该研究在数据结果中排除了"灰色区域"数据。尿液异烟肼检测为更严格的基于生物标记物的依从性随访方法,通过比较 99DOTS 记录结果与尿液异烟肼检测来评估 99DOTS 的敏感性、特异性、阳性预测值、阴性预测值和依从性,将具有更好的准

确性。

最终共有 597 例患者结果被纳入。99DOTS 方法的依从性始终低于尿检依从性。使用 99DOTS 随访方法的依从性敏感性、特异性、阳性预测值和阴性预测值分别为 70%、61%、93% 和 21%。99DOTS 巩固期的依从性低于强化期依从性。合并 HIV 感染人群的依从性相较无 HIV 感染患者组更低。

(4)结论：使用 99DOTS 的诊所比没有使用 99DOTS 的诊所有更高的结核病治疗失败率。

[**专家点评**]

多项试验观察到，VOT 提高了肺结核患者的观察药物服用情况的依从性，VOT 每 2 周比 DOT 高出 4 天的依从性。此外，VOT 节省了患者的时间和金钱，提高了他们的满意度，这可能是 VOT 组依从性更好的原因，也是 VOT 优于 DOT 的好处。

但仍有研究展示相反结果。如有研究结果提示新的数字随访方法——99DOTS 监测患者服药依从性的准确性并不理想，需要使用异烟肼尿检的方法进行补充辅助。也有研究发现，使用 99DOTS 的诊所比没有使用 99DOTS 的诊所有更高的结核病治疗失败率，这引起研究者们对印度大规模使用 99DOTS 的担忧，迫切需要高质量的研究来重新衡量其对治疗结果的影响，决定其是否有益于用于结核病患者的治疗和随访中。

新时代的到来，为结核病医疗提供了更多可以使用的新技术，与 DOT 比较，数字智能随访技术节省患者往返结核病防治机构的时间与费用，也提高了医护人员管理患者的效率，具有良好的成本效益。但是否真正可以提高患者依从性，不同临床试验结果并不完全一致，未来还需要更大更多更广泛的临床试验的验证。

点评专家：初乃惠。

参考文献

［1］WHO. WHO treatment guidelines for drug-resistant tuberculosis 2019 [Z]. 2019.

［2］中华医学会结核病学分会 . 中国耐多药和利福平耐药结核病治疗专家共识 (2019 年版)[J]. 中华结核和呼吸杂志 , 2019, 42 (10): 733-749.

［3］World Health Organization. Global Tuberculosis Report 2019 [Z]. 2019.

［4］陈蓉，李马超，赵丽丽，等 . 167 株耐多药结核分枝杆菌药物敏感谱分析。中华流行病学杂志 , 2020, 41 (5): 764-769.

［5］ITOH K, KURAMOTO Y, AMANO H, et al. Discovery of WQ-3810: Design, synthesis, and evaluation of 7-(3-alkylaminoazetidin-1-yl) fluoro-quinolones as orally active antibacterial agents [J]. Eur J Med Chem, 2015, 103: 354-360.

［6］KAZAMORI D, AOI H, SUGIMOTO K, et al. In vitro activity of WQ-3810, a novel fluoroquinolone, against multidrug-resistant and fluoroquinolone-resistant pathogens [J]. Int J Antimicrob Agents, 2014, 44 (5): 443-449.

［7］OUCHI Y, MUKAI T, KOIDE K, et al. WQ-3810: A new fluoroquinolone with a high potential against fluoroquinolone-resistant Mycobacterium tuberculosis [J]. Tuberculosis, 2020, 120 (7): 101891.

［8］NOSOVA E Y, BUKATINA A A, ISAEVA Y D, et al. Analysis of mutations in the gyrA and gyrB genes and their association with the resistance of Mycobacterium tuberculosis to levofloxacin, moxifloxacin and gatifloxacin [J]. J Med Microbiol, 2013, 62 (pt 1): 108-113.

［9］SUZUKI Y, NAKAJIMA C, TAMARU A, et al. Sensitivities of ciprofloxacin-resistant Mycobacterium tuberculosis clinical isolates to fluoroquinolones: role of mutant DNA gyrase subunits in drug resistance [J]. Int J Antimicrob Agents, 2012, 39: 435-439.

［10］NIKAIDO H, JARLIER V. Permeability of the mycobacterial cell wall [J]. Res Microbiol, 1991, 142 (4): 437-443.

［11］KILBURN J O, TAKAYAMA K. Effects of ethambutol on accumulation and secretion of trehalose mycolates and free mycolic acid in Mycobacterium smegmatis [J]. Antimicrob Agents Chemother, 1981, 20 (3): 401-404.

［12］HAAGSMA A C, ABDILLAHI-IBRAHIM R, WAGNER M J, et al. Selectivity of TMC207 towards mycobacterial ATP synthase compared with that towards the eukaryotic homologue [J]. Antimicrob Agents Chemother, 2009, 53 (3): 1290-1292.

［13］SINGH R, MANJUNATHA U, BOSHOFF H I, et al. PA-824 kills nonreplicating Myco-bacterium tuberculosis by intracellular NO release [J]. Science, 2008, 322: 1392-1395.

[14] MANJUNATHA U, BOSHOFF H I, BARRY C E. The mechanism of action of PA-824: Novel insights from transcriptional profiling [J]. Commun Integr Biol, 2009, 2 (3): 215-218.

[15] DIACON A H, DAWSON R, VON GROOTE-BIDLINGMAIER F, et al. 14-day bactericidal activity of PA-824, bedaquiline, pyrazinamide, and moxifloxacin combinations: a randomised trial [J]. Lancet, 2012, 380 (9846): 986-993.

[16] CONRADIE F, DIACON A H, NGUBANE N, et al. Treatment of highly drug-resistant pulmonary tuber-culosis [J]. N Engl J Med, 2020, 382 (10): 893-902.

[17] CHERRY C L, WESSELINGH S L, LAL L, et al. Evaluation of a clinical screening tool for HIV-associ-ated sensory neuropathies [J]. Neurology, 2005, 65 (11): 1778-1781.

[18] World Health Organization. Technical report on critical concen-trations for drug susceptibility testing of medicines used in the treatment of drug-resistant tuberculosis [R]. Geneva: World Health Organiza-tion, 2018.

[19] CONRADIE F, DIACON A H, NGUBANE N, et al. Treatment of highly drug-resistant pulmonary tuber-culosis [J]. N Engl J Med, 2020, 382 (10): 893-902.

[20] US Department of Health and Human Services, Food and Drug Administration. Pulmonary tubercu-losis: developing drugs for treatment [R]. Rockville: Center for Drug Evaluation and Research, 2013.

[21] World Health Organization. WHO consolidated guidelines on drug-resistant tuberculosis treat-ment [R]. Geneva: World Health Organization, 2019.

[22] GHOSH S, BREITSCHEIDEL L, LAZAREVIC N, et al. Compassionate use of delamanid in adults and children for drug-resistant TB: 5-year update [J]. Eur Respir J, 2020, 57 (5): 2002483.

[23] HAFKIN J. Long-term safety, tolerability, and pharmacokinetics of delamanid in children ages 12-17. EP-115-04. Presentation at 46th Union World Conference on Lung Health, Cape Town, South Africa, 2-6 December 2015 [J].. Int J Tuberc Lung Dis 2015: 19: s91.

[24] BENKESER D, CARONE M, LAAN M J V D, et al. Doubly robust nonparametric inference on the average treatment effect [J]. Biometrika, 2017, 104 (4): 863-880.

[25] FRANKE M F, KHAN P, HEWISON C, et al. Culture conversion in patients treated with bedaquiline and/ or delamanid. A prospective multicountry study [J]. Am J Respir Crit Care Med, 2021, 203 (1): 111-119.

[26] O' DONNELL MR, PADAYATCHI N, DAFTARY A, et al. Antiretroviral switching and bedaquiline treat-ment of drug-resistant tuberculosis HIV co-infection [J]. Lancet HIV, 2019, 6: e201-e204.

[27] KIM W S, LEE S S, LEE C M, et al. Hepatitis C and not Hepatitis B virus is a risk factor for anti-tubercu-losis drug induced liver injury [J]. BMC Infect Dis, 2016, 16: 50.

[28] World Health Organization. Hepatitis C Key Facts [Z]. 2019.

[29] HUANGFU P, UGARTE-GIL C, GOLUB J, et al. The effects of diabetes on tuberculosis treat-ment outcomes: an updated systematic review and meta-analysis [J]. Int J Tuberc Lung Dis, 2019, 23 (7): 783-796.

[30] WHO position statement on the use of delamanid for MDR-TB [Z]. 2020.

[31] LEWIS J M, SLOAN D J. The role of delamanid in the treatment of drug-resistant tuberculosis [J]. Ther Clin Risk Manag, 2015, 11: 779-791.

[32] PONTALI E, SOTGIU G, TIBERI S, et al. Cardiac safety of bedaquiline: a systematic and critical analysis of the evidence [J]. Eur Respiratory Soc, 2017.

[33] World Health Organisation. The use of delamanid in the treatment of multidrug-resistant tubercu-losis: interim policy guidance [R]. Geneva: World Health Organisation, 2014.

［34］ FERLAZZO G, MOHR E, LAXMESHWAR C, et al. Early safety and efficacy of the combination of beda-quiline and delamanid for the treatment of patients with drug-resistant tuberculosis in Armenia, India, and South Africa: a retrospective cohort study [J]. The Lancet Infectious Diseases, 2018, 18 (5): 536-544.

［35］ KIM C T, KIM T O, SHIN H J, et al. Bedaquiline and delamanid for the treatment of multidrug-resistant tuberculosis: a multicentre cohort study in Korea [J]. Eur Respir J, 2018; 51 (3): 1702467.

［36］ OLAYANJU O, ESMAIL A, LIMBERIS J, et al. A regimen containing bedaquiline and dela-manid compared to bedaquilinein patients with drug-resistant tuberculosis [J]. Eur Respir J, 2020, 55 (1): 1901181.

［37］ TWEED C D, DAWSON R, BURGER D A, et al. Bedaquiline, moxifloxacin, pretomanid, and pyrazin-amide during the first 8 weeks of treatment of patients with drug-susceptible or drug-resistant pulmo-nary tuberculosis: a multicentre, open-label, partially randomised, phase 2b trial [J]. Lancet Respir Med, 2019, 7 (12): 1048-1058.

［38］ World Health Organization. Companion handbook to The WHO guidelines for the programmatic manage-ment of drug-resistant tuberculosis [R]. Geneva: World Health Organization, 2014.

［39］ 初乃惠, 聂文娟. 浅谈耐药结核病的全口服治疗方案 [J]. 中华传染病杂志, 2020, 38 (7): 393-396.

［40］ WHO treatment guidelines for drug-resistant tuberculosis [Z]. 2016.

［41］ FRANKE M F, KHAN P, HEWISON C, et al. Culture conversion in patients treated with bedaquiline and/or delamanid. A prospective multicountry study [J]. Am J Respir Crit Care Med, 2021, 203 (1): 111-119.

［42］ World Health Organization. The use of bedaquiline in the treatment of multidrug-resistant tuberculosis Interim policy guidance [Z]. 2013.

［43］ World Health Organization. The use of delamanid in the treatment of multidrug-resistant tuberculosis Interim policy guidance [Z]. 2014.

［44］ GREEN J L, HEARD K J, REYNOLDS K M, et al. Oral and intravenous acetylcysteine for treat-ment of acetaminophen toxicity: a systematic review and meta-analysis [J]. West J Emerg Med, 2013, 14 (3): 218-226.

［45］ RANK N, MICHEL C, HAERTEL C, et al. N-acetylcysteine increases liver blood flow and improves liver function in septic shock patients: results of a prospective, randomized, double-blind study [J]. Crit Care Med, 2000, 28 (12): 3799-3807.

［46］ SHI X F, GUO S H, WU G, et al. A multi-center clinical study of N-acetylcysteine on chronic hepatitis B [J]. Chinese Journal of Hepatology, 2005, 13 (1): 20-23.

［47］ DARWEESH S K, IBRAHIM M F, EL-TAHAWY M A. Effect of N-acetylcysteine on mortality and liver transplantation rate in non-acetaminophen-induced acute liver failure: a multicenter study [J]. Clin Drug Investig, 2017, 37 (5): 473-482.

［48］ LEE W M, HYNAN L S, ROSSARO L, et al. Intravenous N-acetylcysteine improves transplant-free survival in early stage non-acetaminophen acute liver failure [J]. Gastroenterology, 2009, 137 (3): 856-864.

［49］ ATTRI S, RANA S V, VAIPHEI K, et al. Isoniazid-and rifampicin-induced oxidative hepatic injury——protection by N-acetylcysteine [J]. Hum Exp Toxicol, 2000, 19 (9): 517-522.

［50］ SINGH M, SASI P, GUPTA V H, et al. Protective effect of curcumin, silymarin and N-acetylcysteine on antitubercular drug-induced hepatotoxicity assessed in an in vitro model [J]. Hum Exp Toxicol, 2012, 31 (8): 788-797.

［51］ MOOSA M S, MAARTENS G, GUNTER H, et al. A randomized controlled trial of intravenous N-acetylcysteine in the management of anti-tuberculosis drug-induced liver injury [J]. Clin Infect Dis, 2020, 26: 1255.

［52］ TOSTMANN A, BOEREE M J, AARNOUTSE R E, et al. Antituberculosis drug-induced hepatotoxicity: concise up-to-date review [J]. J Gastroenterol Hepatol, 2008, 23 (2): 192-202.

［53］ ABBARA A, CHITTY S, ROE J K, et al. Drug-induced liver injury from antituberculous treatment: a retrospective study from a large TB centre in the UK [J]. BMC Infect Dis, 2017, 17 (1): 231.

［54］ DEVARBHAVI H, SINGH R, PATIL M, et al. Outcome and determinants of mortality in 269 patients with combination anti-tuberculosis drug-induced liver injury [J]. J Gastroenterol Hepatol, 2013, 28 (1): 161-167.

［55］ SCHUTZ C, ISMAIL Z, PROXENOS C J, et al. Burden of antituberculosis and antiretroviral drug-induced liver injury at a secondary hospital in South Africa [J]. S Afr Med J, 2012, 102 (6): 506-511.

［56］ SAUKKONEN J J, COHN D L, JASMER R M, et al. An official ATS statement: hepatotoxicity of antituberculosis therapy [J]. Am J Respir Crit Care Med, 2006, 174 (8): 935-952.

［57］ BLANC F X, BADJE A D, BONNET M, et al. Systematic or test-guided treatment for tuberculosis in HIV-infected adults [J]. N Engl J Med, 2020, 382 (25): 2397-2410.

［58］ FORD N, SHUBBER Z, MEINTJES G, et al. Causes of hospital admission among people living with HIV worldwide: a systematic review and meta-analysis [J]. Lancet HIV, 2015, 2 (10): e438-e444.

［59］ SEKAGGYA-WILTSHIRE C, VON BRAUN A, LAMORDE M, et al. Delayed sputum culture conversion in tuberculosis-human immunodeficiency virus-coinfected patients with low isoniazid and rifampicin concentrations [J]. Clin Infect Dis, 2018, 67 (5): 708-716.

［60］ NAHID P, DORMAN S E, ALIPANAH N, et al. Official American thoracic society/centers for disease control and prevention/infectious diseases society of America clinical practice guidelines: treatment of drug-susceptible tuberculosis [J]. Clin Infect Dis, 2016, 63 (7): e147-e195.

［61］ VAN DER BURGT E P, STURKENBOOM M G, BOLHUIS M S, et al. End TB with precision treatment![J]. Eur Respir J, 2016, 47 (2): 680-682.

［62］ ALSULTAN A, PELOQUIN C A. Therapeutic drug monitoring in the treatment of tuberculosis: an update [J]. Drugs, 2014, 74 (8): 839-854.

［63］ GUIASTRENNEC B, RAMACHANDRAN G, KARLSSON M O, et al. Suboptimal antituberculosis drug concentrations and outcomes in small and HIV-coinfected children in India: recommendations for dose modifications [J]. Clin Pharmacol Ther, 2018, 104 (4): 733-741.

［64］ PARK J S, LEE J Y, LEE Y J, et al. Serum levels of antituberculosis drugs and their effect on tuberculosis treatment outcome [J]. Antimicrob Agents Chemother, 2016, 60 (1): 92-98.

［65］ ROCKWOOD N, PASIPANODYA J G, DENTI P, et al. Concentration-dependent antagonism and culture conversion in pulmonary tuberculosis [J]. Clin Infect Dis, 2017, 64 (10): 1350-1359.

［66］ GHIMIRE S, MAHARJAN B, JONGEDIJK E M, et al. Levofloxacin pharmacokinetics, pharmacodynamics and outcome in multidrug-resistant tuberculosis patients [J]. Eur Respir J, 2019, 53 (4): 1802107.

［67］ PRANGER A D, VAN ALTENA R, AARNOUTSE R E, et al. Evaluation of moxifloxacin for the treatment of tuberculosis: 3 years of experience [J]. Eur Respir J, 2011, 38 (4): 888-894.

［68］ DESHPANDE D, PASIPANODYA J G, MPAGAMA S G, et al. Levofloxacin pharmacokinetics/pharmacodynamics, dosing, susceptibility breakpoints, and artificial intelligence in the treatment of multidrug-resistant tuberculosis [J]. Clin Infect Dis, 2018, 67 (suppl_3): S293-S302.

［69］ GUMBO T, LOUIE A, DEZIEL M R, et al. Selection of a moxifloxacin dose that suppresses drug resistance in Mycobacterium tuberculosis, by use of an in vitro pharmacodynamic infection model and mathematical modeling [J]. J Infect Dis, 2004, 190 (9): 1642-1651.

［70］ DAVIES FORSMAN L, NIWARD K, HU Y, et al. Plasma concentrations of second-line antituberculosis drugs in relation to minimum inhibitory concentrations in multidrug-resistant tuberculosis patients in

China: a study protocol of a prospective observational cohort study [J]. BMJ Open, 2018, 8 (9): e023899.

［71］HEINRICHS M T, DRUSANO G L, BROWN D L, et al. Dose optimization of moxifloxacin and linezolid against tuberculosis using mathematical modeling and simulation [J]. Int J Antimicrob Agents, 2019, 53 (3): 275-283.

［72］LINA D F, KATARINA N, JOHANNA K, et al. Suboptimal moxifloxacin and levofloxacin drug exposure during treatment of patients with multidrug-resistant tuberculosis: results from a prospective study in China [J]. Eur Respir J. 2020, 57 (3): 2003463.

［73］ZHENG X, JONGEDIJK E M, HU Y, et al. Development and validation of a simple LC-MS/MS method for simultaneous determination of moxifloxacin, levofloxacin, prothionamide, pyrazinamide and ethambutol in human plasma [J]. J Chromatogr B Analyt Technol Biomed Life Sci, 2020, 1158: 122397.

［74］LANGE C, AARNOUTSE R E, ALFFENAAR J W C, et al. Management of patients with multidrug-resistant tuberculosis [J]. Int J Tuberc Lung Dis, 2019, 23 (6): 645-662.

［75］DESHPANDE D, PASIPANODYA J G, MPAGAMA S G, et al. Levofloxacin pharmacokinetics/pharmacodynamics, dosing, susceptibility breakpoints, and artificial intelligence in the treatment of multidrug-resistant tuberculosis [J]. Clin Infect Dis, 2018, 67 (suppl_3): S293-S302.

［76］GUMBO T, DONA C S, MEEK C, et al. Pharmacokinetics-pharmacodynamics of pyrazinamide in a novel in vitro model of tuberculosis for sterilizing effect: a paradigm for faster assessment of new antituberculosis drugs [J]. Antimicrob Agents Chemother, 2009, 53 (8): 3197-3204.

［77］JAYARAM R, GAONKAR S, KAUR P, et al. Pharmacokinetics-pharmacodynamics of rifampin in an aerosol infection model of tuberculosis [J]. Antimicrob Agents Chemother, 2003, 47 (7): 2118-2124.

［78］JAYARAM R, SHANDIL R K, GAONKAR S, et al. Isoniazid pharmacokinetics-pharmacodynamics in an aerosol infection model of tuberculosis [J]. Antimicrob Agents Chemother, 2004, 48 (8): 2951-2957.

［79］ZUUR M A, BOLHUIS M S, ANTHONY R, et al. Current status and opportunities for therapeutic drug monitoring in the treatment of tuberculosis [J]. Expert Opin Drug Metab Toxicol, 2016, 12 (5): 509-521.

［80］ALFFENAAR J W C, GUMBO T, DOOLEY K E, et al. Integrating pharmacokinetics and pharmacodynamics in operational research to end tuberculosis [J]. Clin Infect Dis, 2020, 70 (8): 1774-1780.

［81］SAKASHITA K, MURATA K, TAKAHASHI Y, et al. A case series of acute kidney injury during anti-tuberculosis treatment [J]. Intern Med, 2019, 58 (4): 521-527.

［82］ZHENG X B, BAO Z W, FORSMAN L D, et al. Drug exposure and minimum inhibitory concentration predict pulmonary tuberculosis treatment response [J]. Clin Infect Dis, 2020.

［83］Diacon A H. Early bactericidal activity of high-dose rifampin in patients with pulmonary tuberculosis evidenced by positive sputum smears [J]. Antimicrob, 2007, 51: 2994-2996.

［84］CHIGUTSA E. Impact of nonlinear interactions of pharmacokinetics and MICs on sputum bacillary kill rates as a marker of sterilizing effect in tuberculosis [J]. Antimicrob. Agents Chemother, 2015, 59: 38-45.

［85］PASIPANODYA J G, MCILLERON H, BURGER A, et al. Serum drug concentrations predictive of pulmonary tuberculosis outcomes [J]. J Infect Dis, 2013, 208 (9): 1464-1473.

［86］SWAMINATHAN S, PASIPANODYA J G, RAMACHANDRAN G, et al. Drug concentration thresholds predictive of therapy failure and death in children with tuberculosis: bread crumb trails in random forests [J]. Clin Infect Dis, 2016, 63 (suppl 3): S63-S74.

［87］BOEREE M J, HEINRICH N, AARNOUTSE R, et al. High-dose rifampicin, moxifloxacin, and SQ109 for treating tuberculosis: a multi-arm, multi-stage randomised controlled trial [J]. Lancet Infect Dis, 2017, 17 (1): 39-49.

［88］SVENSSON R J, SVENSSON E M, AARNOUTSE R E, et al. Greater early bactericidal activity at higher rifampicin doses revealed by modeling and clinical trial simulations [J]. J Infect Dis, 2018, 218 (6): 991-999.

[89] EHRLICH P. Address in pathology on chemotherapeutics: scientific principles, methods, and results [J]. Lancet, 1913, 182: 445-451.

[90] VELÁSQUEZ G E, BROOKS M B, COIT J M, et al. Efficacy and safety of high-dose rifampin in pulmonary tuberculosis. A randomized controlled trial [J]. Am J Respir Crit Care Med, 2018, 198 (5): 657-666.

[91] Aarnoutse R E. Pharmacokinetics, tolerability, and bacteriological response of rifampin administered at 600, 900, and 1, 200 milligrams daily in patients with pulmonary tuberculosis. Antimicrob [J]. Agents Chemother, 2017, 61: e1054.

[92] Peloquin C A. Pharmacokinetic evidence from the HIRIF trial to support increased doses of rifampin for tuberculosis [J]. Antimicrob. Agents Chemother, 2017, 61: e01054.

[93] TE BRAKE L H M, BOEREE M J, AARNOUTSE R E. Conflicting findings on an intermediate dose of rifampicin for pulmonary tuberculosis [J]. Am J Respir Crit Care Med 2019, 199: 1166-1167.

[94] REYNOLDS J, HEYSELL S K. Understanding pharmacokinetics to improve tuberculosis treatment outcome [J]. Expert Opin Drug Metab Toxicol, 2014, 10 (6): 813-823.

[95] ORDONEZ A A, WANG H, MAGOMBEDZE G, et al. Dynamic imaging in patients with tuberculosis reveals heterogeneous drug exposures in pulmonary lesions [J]. Nat Med, 2020, 26 (4): 529-534.

[96] Nau R. Penetration of rifampicin into the cerebrospinal fluid of adults with uninflamed meninges [J]. J. Antimicrob, 1992, 29: 719-724.

[97] PRANGER A D, VAN ALTENA R, AARNOUTSE R E, et al. Evaluation of moxifloxacin for the treatment of tuberculosis: 3 years of experience [J]. Eur Respir J, 2011, 38 (4): 888-894.

[98] GUMBO T, LOUIE A, DEZIEL M R, et al. Selection of a moxifloxacin dose that suppresses drug resistance in Mycobacterium tuberculosis, by use of an in vitro pharmacodynamic infection model and mathematical modeling [J]. J Infect Dis, 2004, 190 (9): 1642-1651.

[99] ZVADA S P, DENTI P, SIRGEL F A, et al. Moxifloxacin population pharmacokinetics and model-based comparison of efficacy between moxifloxacin and ofloxacin in African patients [J]. Antimicrob Agents Chemother, 2014, 58 (1): 503-510.

[100] NUNN A J, PHILLIPS P P J, MEREDITH S K, et al. A trial of a shorter regimen for rifampin-resistant tuberculosis [J]. N Engl J Med, 2019, 380 (13): 1201-1213.

[101] WHO. The WHO consolidated guidelines on drug-resistant tuberculosis [EB/OL].(2020-9-1)[2021-2-25]. https://www. who. int/tb/publications/2019/consolidated-guidelines-drug-resistant-TB-treatment/en/ Date last updated: 2009. Date last cited 1 Sept 2020.

[102] DESHPANDE D, PASIPANODYA J G, MPAGAMA S G, et al. Levofloxacin pharmacokinetics/pharmacodynamics, dosing, susceptibility breakpoints, and artificial intelligence in the treatment of multidrug-resistant tuberculosis [J]. Clin Infect Dis, 2018, 67 (suppl_3): S293-S302.

[103] US Food and Drug Administration. Guidance for Industry, Investigators, and Reviewers: Exploratory IND Studies [Z]. 2006.

[104] FRIEDEN T R, SBARBARO J A. Promoting adherence to treatment for tuberculosis: the importance of direct observation [J]. Bull World Heal Organ, 2007, 85 (5): 407-409.

[105] VOLMINK J, GARNER P. Directly observed therapy for treating tuberculosis [J]. Cochrane Database Syst Rev, 2006 (2): CD003343.

[106] GARFEIN R S, COLLINS K, MUÑOZ F, et al. Feasibility of tuberculosis treatment monitoring by video directly observed therapy: a binational pilot study [J]. The International Journal of Tuberculosis and Lung

Disease, 2015, 19 (9): 1057-1064.

［107］ GARFEIN R S, DOSHI R P. Synchronous and asynchronous video observed therapy (VOT) for tuberculosis treatment adherence monitoring and support [J]. J Clin Tuberc Other Mycobact Dis, 2019, 17: 100098.

［108］ RAVENSCROFT L, KETTLE S, PERSIAN R, et al. Video-observed therapy and medication adherence for tuberculosis patients: randomised controlled trial in Moldova [J]. Eur Respir J, 2020, 56 (2).

［109］ NSENGIYUMVA N P, MAPPIN-KASIRER B, OXLADE O, et al. Evaluating the potential costs and impact of digital health technologies for tuberculosis treatment support [J]. European Respiratory Journal, 2018, 52 (5): 1801363.

［110］ European Centre for Disease Prevention and Control/WHO Regional Office for Europe. Tuberculosis surveillance and monitoring in Europe [Z]. 2017.

［111］ SUBBARAMAN R, DE MONDESERT L, MUSIIMENTA A, et al. Digital adherence technologies for the management of tuberculosis therapy: mapping the landscape and research priorities [J]. BMJ Glob Heal, 2018, 3 (5): e001018.

［112］ NGWATU BK, NSENGIYUMVA NP, OXLADE O, et al. The impact of digital health tech-nologies on tuberculosis treatment: a systematic review [J]. Eur Respir J 2018, 51 (1): 1701596.

［113］ IMPERIAL M Z, NAHID P, PHILLIPS P P J, et al. A patient-level pooled analysis of treatment-shortening regimens for drug-susceptible pulmonary tuberculosis [J]. Nat Med, 2018, 24 (11): 1708-1715.

［114］ CROSS A, GUPTA N, LIU B, et al. 99DOTS: a low-cost approach to monitoring and improving medication adherence [J]. Information and Communication Technologies and Development, 2019, 36 (2): 108-111.

［115］ THOMAS B E, KUMAR J V, CHIRANJEEVI M, et al. Evaluation of the accuracy of 99DOTS, a novel cellphone-based strategy for monitoring adherence to tuberculosis medications: comparison of DigitalAdherence data with urine isoniazid testing [J]. Clin Infect Dis, 2020, 71 (9): e513-e516.

［116］ SOOBRATTY M R, WHITFIELD R, SUBRAMANIAM K, et al. Point-of-care urine test for assessing adherence to isoniazid treatment for tuberculosis [J]. Eur Respir J, 2014, 43 (5): 1519-1522.

［117］ ELIZAGA J, FRIEDLAND J S. Monitoring compliance with antituberculous treatment by detection of isoniazid in urine [J]. Lancet, 1997, 350 (9086): 1225-1226.

［118］ DURKALSKI V L, PALESCH Y Y, LIPSITZ S R, et al. Analysis of clustered matched-pair data [J]. Stat Med, 2003, 22: 2417-2428.

［119］ THAKKAR D, PIPARVA K G, LAKKAD S G. A pilot project: 99DOTS information communication technology-based approach for tuberculosis treatment in Rajkot district [J]. Lung India, 2019, 36 (2): 108-111.

［120］ THEKKUR P, KUMAR A N, CHINNAKALI P, et al. Outcomes and implementation challenges of using daily treatment regimens with an innovative adherence support tool among HIV-infected tuberculosis patients in Karnataka, India: a mixed-methods study [J]. Glob Health Action, 2019, 12 (1): 1568826.

数字健康与大数据篇

第一章 数字健康

第一节 数字健康技术辅助结核病防治进展

2015 年 9 月,WHO 全球结核病规划司制定了一项数字卫生行动议程,探索这项技术对结核病医疗和控制的贡献。该议程强调了利用数字健康技术抗击结核病的机遇和最新信息,它将用途分为 4 种功能。第一,患者护理和电子直接观察治疗(eDOT),主要指结核病筛查、结核病诊断和治疗依从性。第二,监测,涵盖卫生信息系统管理、结核病疾病和死亡负担的衡量以及耐药性监测。第三,项目管理包括药品库存管理系统、规范制定和培训等项目。第四,电子学习(e-learning),即使用电子媒体和设备改善培训可及性、交流和互动性。2020 年 2 月,瑞士的 Yejin Lee 等人在 *Journal of Medical Internet Research* 上发表了一篇关于数字健康技术应用研究的系统综述。

数字健康技术加强结核病防治:全景综述

(1)目的:引入数字健康技术后,eDOT 已成为数字健康干预(DHIs)的重要组成部分。许多研究都是围绕视频观察疗法(VOT)、短信和移动应用进行的。2010 年之后越来越多的研究评估了数字卫生技术在发现活动性结核病例中的作用。大多数高收入国家使用数字诊断工具来减少诊断延迟,防止结核病在社区进一步传播。现有的患者护理和监测、项目管理和电子学习方法可以通过使用数字卫生技术得到加强,包括使用移动电话、大数据、遗传算法和人工智能。

2018 年,WHO 发布了 DHIs 分类,根据目标用户分为四大类:卫生服务的对象、卫生保健提供者、卫生系统或资源管理者以及数据服务。该综述的目的是提供涵盖该主题的所有出版物的概述。这项研究回答了 3 个主要问题。第一,2016 年 1 月至 2019 年 3 月,该主题在科学文献中的发表程度如何? 第二,哪些国家正在投资这一领域的研究? 最后,使用了哪些数字技术? 该研究比较了基于两种分类的结果:一种是按功能分类,另一种是按目标用户分类。该文对数字健康技术加强结核病防治的研究进行系统综述。

(2)方法:确定了尽可能全面的研究问题,以纳入所有关于将数字卫生技术用于结核病关怀和控制的相关研究。随后,从与全球健康相关的两个主要数据库中收集相关研究。搜索研究的出版日期限制在 2016 年 1 月到 2019 年 3 月,根据纳入和排除标准,对收集的文章进行相关性筛选。最终从 1 005 篇文章中纳入了 145 项研究,包括 140 项英文研究和 5 项中文研究。在对纳入文献进行分析时,制作了一个信息提取表以涵盖:作者、出版年份、研究类型、研究的地理区域、第一作者的所属国家、数字卫生技术领域、数字技术的干预以及主要结果。论文的地理来源按照世界银行的区域分组进行分类,不侧重于特定区域或国家的论文或对一个以上区域的研究被归类为全球性研究。提取的数据使用 Excel 文件的数据图表展示。

(3)结果:纳入文献按功能分类,105 项研究关于结核病患者关怀,包括结核病诊断、治疗和关怀支持,另有 30 项研究关于监测,包括电子病历和信息系统,7 项研究侧重于项目管理,3 项侧重于电子学习。

根据 WHO 对目标用户的分类,在 145 项研究中,107 项(73.8%)研究侧重于卫生保健提供者,20 项(13.8%)研究针对卫生服务对象,17 项(11.7%)研究数据服务,1 项(0.7%)研究卫生系统或资源管理者。可见与患者或一般卫生系统管理人员相比,绝大多数科学文献针对的是卫生保健提供者。

根据第一作者的学术机构所在国家确定各国发表情况,发表研究最多的是美国,其次是中国、印度、联合王国、加拿大、南非、瑞士、韩国和意大利。在美国发表的 30 项研究中,有 11 项研究侧重于北美以外的地区,包括撒哈拉以南非洲、拉丁美洲和加勒比地区。

在 105 项关于患者护理的研究中,62 项分析了数字技术在诊断中的使用,43 项分析了其在治疗依从性中的使用。在 62 项关于数字诊断技术的研究中,16 项是关于 GeneXpert 检测结核分枝杆菌 / 结核分枝杆菌的研究,其他研究包括数字胸部 X 光(CXR)和计算机辅助结核病检测(14 项)、数字实时聚合酶链反应技术(11 项)、人工智能(3 项)、深度学习或机器学习(2 项)、点印迹抗体检测系统(1 项)、计算机建模(1 项)和移动 3D 打印(1 项)、其他(13 项)。共有 39 项研究分析手机在提高结核病治疗依从性中的应用,这种方法包括 VOT(19 项)、手机短信(9 项)、手机应用(6 项)、语音通话(2 项)、手机 3D 打印(1 项)和结核治疗 mhealth 框架性研究(2 项)。在对 VOT 的 19 项研究中,对 VOT 的成本和影响分析表明,VOT 可以节省高达 58% 的成本,此外还可以减少去治疗中心就诊的不便和费用。

共有 30 项关于监测的研究表明,缺乏标准化的卫生信息系统来收集结核病护理和控制数据,与纸质记录相比,数字记录显示出较少的数据质量问题,可改进患者管理。14 项研究测试了基于网络的平台、诊断技术的连通性和标准化的卫生信息系统。10 项研究使用人工神经网络、大数据分析、基于网络的调查和数字建模来预测结核病患者的流动。剩下的两项研究基于下一代测序和全基因组测序进行了结核病药物敏感性检查。

共有 7 项研究涉及数字技术在项目管理中的应用。三项研究着眼于数字技术的电子学习方面,其中一项研究考察了手机应用程序,另一个是关于 CXR 的网上培训课程,第三个是关于潜伏结核病的多语言教育视频。

(4)结论:本次全景综述的结果表明,2016 年 1 月至 2019 年 3 月期间,在结核病护理和控制中使用数字卫生技术的总体研究工作不成比例地侧重于患者护理(105/145,72.4%)和监测(30/145,20.7%),主要目的是让医疗保健提供者受益(107/145,占所有研究的 73.8%)。

只有一项研究在回顾了24个使用中的结核病相关应用后呼吁增加患者支持。这项研究认为,用于结核病患者护理的应用程序功能最少,主要针对一线医疗保健人员,并侧重于数据收集。很少有应用程序为患者开发,也没有一个为支持结核病患者参与和管理他们的医疗过程而设计。这些发现表明了当前结核病数字健康技术文献中的一个明显趋势。在利用数字卫生技术方面,它以卫生专业人员的反馈为中心,而不是结核病患者。

只有7项研究致力于项目管理,只有3项研究致力于电子学习。这也可能是由于项目管理可能属于更综合层面管理的一部分,因此相关研究并未突出结核病这个主题词而未被检索到。另一个原因是医学期刊更倾向于发表相对独立和标准化的干预措施的研究,因此特定的诊断工具如 GeneXpert 和 VOT 是大量研究的主题。本文仅将一项研究纳入一个功能分类,事实上如 GeneXpert 可能同时具备诊断功能和耐药性监测功能。VOT 也可能根据功能不同,有时服务于医疗保健提供者,有时服务于患者。

本综述的局限性在于国家分析以第一作者单位国家为准,可能存在偏差,此外搜索策略、数据库覆盖仍有待改进,可能漏过了一些其他数据库中发表文献和灰色文献,但研究者们认为它们不大可能对研究结果产生重大影响。

[专家点评]

此研究是一项针对某个领域近期文献发表状况全貌的系统综述,用于展示某新兴领域研究集中的热点问题,以及该领域未来的发展方向。它的目的不是要总结某个领域的最新科学发现,而是以不同亚主题的研究发表数量为研究对象,同时其检索、筛选的一般流程与传统的系统综述完全一致。

数字健康技术作为一个新兴领域,伴随着全球手机的普及、全民生活数字化的推进、大数据和人工智能的发展,在不断地进入人类生活的方方面面,其在结核病防治领域的应用也日新月异。然而此综述展示给研究者们的结果,仍可看到,针对这一领域的研究数量仍然并不多,还有很多是聚焦于 GeneXpert。在很多非洲国家,GeneXpert 部署时即需配备电子化的检测结果通知、传递系统,因此,随着 GeneXpert 快速推广应用,相应的电子化信息系统也同步扩展应用,以致相关研究被列入本文的综述范围,但其实质仍然是对 GeneXpert 这一诊断技术本身的研究。美国、中国、印度是3个发表研究最多的国家,后两个结核负担重、移动信息技术发展快的国家更有兴趣在数字健康领域进行研究。但是这些仍是研究阶段,包括研究较多的提高治疗依从性的数字健康技术,都远未达到普及使用的地步。这些都表明了未来的发展方向,以及像本文中提到的,在项目管理和电子学习应用数字健康技术的研究更是大大不足,未来有待更多的研究者参与进来。

点评专家:夏愔愔。

第二节　计算机技术辅助诊断

部分研究发现,在诊断的结核病患者中,甚至可有多达三分之一的患者症状筛查为阴性,提示研究者们基于症状筛查的被动病例发现存在不足,迫切需要创新的主动病例发现

（ACF）策略,例如系统地筛查结核,来缩小病例发现差距。越来越多的经验和建模证据表明,基于胸部 X 线(CXR)的筛查,随后使用 Xpert MTB/RIF 进行确认性检测,可改善结核病例发现。本节中介绍了巴基斯坦 Falak Madhani 等人于 2020 年 7 月发表在 *International Journal of Tuberculosis and Lung Disease* 上的一项基于 CXR 的大规模系统结核病筛查研究。

自动胸部 X 线摄影和大规模系统性结核筛查

(1)目的:2016 年,Indus Health Network(IHN)在全球基金的资助下,在卡拉奇启动了零结核病城市倡议。该倡议包括基于数字自动化将计算机辅助检测软件(CAD4TB)与胸部 X 线摄影(ACR)进行结合,作为分子诊断试验前的预筛选,对药物敏感的结核病患者的家庭接触者进行预防性治疗,并加强该市结核病诊断和治疗(包括儿童和耐药结核病患者)。该文描述了零结核病城市倡议的一部分,即使用 ACR 和 CAD4TB 作为 Xpert 分析前的分诊阶段,对全市范围内的结核病进行筛查,讨论了这样的筛选系统如何在现场大规模进行。

(2)方法:该文分析了 2018 年 1 月 1 日至 2018 年 6 月 30 日作为卡拉奇零结核病倡议 ACF 干预部分筛选的患者的个人水平项目数据。在巴基斯坦卡拉奇的 11 家公立和 5 家私立二级和三级保健医院以及 212 个以低收入城市和郊区社区进行了系统筛查。在全市部署了安装移动数字 X 光机和计算机辅助检测结核病软件 CAD4TB 的车辆。向所有就诊于医院门诊部的患者提供免费数字 CXR,包括陪同看病人员,无论症状或既往结核病史如何。同样,在社区筛查营地,向所有 15 岁及以上的个体提供免费 CXR。年龄 15 岁以下、孕妇及过去 6 个月内接受过 CXR 的任何人均被排除在筛查之外。

要求 CAD4TB 评分为 70 的个体进行单次现场痰液样本检测,并在最近的实验室使用 Xpert 进行检测。向无法产生痰样本的个体提供容器,并指导其在第二天早晨咳痰并返回样本。在医院和社区营地设立"筛选者",这是一组非专业卫生工作者,接受过为结核病筛查提供咨询的培训,指导结核可疑患者利用筛查团队建立的简化 X 线和痰液提交系统,可推荐一些预筛选标准(CAD4TB 评分为 70)的人员提交痰样本进行 Xpert 检测。

研究者使用用于安卓手机和平板电脑的 OpenMRS 平台的定制数据收集工具,所有数据存储在 Pentaho 数据仓库。在获得筛查的口头同意后,为每例患者发布唯一的患者标识符,在筛选、痰液检查和治疗中使用相同的二维码。在开始时收集基线人口统计学和联系信息。筛选者输入每例患者的 CAD4TB 评分,以及是否提交了痰样本。通过 SystemOne 设计的 GxAlert 系统将 Xpert 结果从 GeneXpert 机器自动传输至基于 OpenMRS 的数据收集工具,从而显著降低实验室和筛选现场团队之间界面的数据不准确性。筛选者与结核病治疗中心密切联络,通过筛选确定诊断的结核病患者,其信息同样将被输入数据采集工具(例如,结核病类型、登记号)。

2018 年 1 月 1 日至 2018 年 6 月 30 日期间数据被纳入分析,按性别、年龄和筛查环境(医院与社区)纳入各类 CAD4TB 评分分布的人群。通过 CAD4TB 评分范围(<50、50~59、60~69、70~79、80~89 和 ≥ 90)检查接受 CXR、痰液采集和 Xpert 检测各级人数,并进一步根据是在医院还是社区进行筛查做分层。根据 CAD4TB 评分类别绘制 Xpert 阳性率及其 95% 置信区间(95%*CI*)图,以说明 CAD4TB 评分范围与 Xpert 阳性率之间的相关性,然后按筛查地点分层。采用多变量 logistic 回归评估 CAD4TB 评分与按筛查地点分层的 Xpert 阳

性之间的相关性。使用 Stata 和 R v.3.5.1 进行所有数据分析。

(3)结果:采用 ACR 共筛查 127 062 人,其中 123 482 人(97.2%)CAD4TB 评分有效。大多数系统筛查(68%)在卡拉奇的医院门诊中进行。筛查个体的平均年龄为 36.7 岁;61%的筛查个体为男性,45% 的筛查个体报告了至少 2 周的咳嗽,报告 2 周咳嗽史的女性多于男性(48.8% 和 43.2%;$P<0.001$)。

CAD4TB 评分具有随年龄增长的显著趋势,女性的中位 CAD4TB 评分略高于男性。在筛选的所有个体中,大多数人(78%)CAD4TB 评分为 60,11 178 例(9%)评分为 70,因此应进行痰液采集和检测。54.3% 的 CAD4TB 评分为 70 的筛查对象提交了痰样本,CAD4TB 评分越高,痰样本采集比例越有增加的趋势($P<0.001$)。9 376/9 906 份(94.7%)提交的痰液样本获得了有效的 Xpert 结果,其中 849 份(9.1%)为 Xpert 阳性。社区筛查人群 Xpert 阳性率(8.2%,95% CI:7.0%~9.6%)低于医院筛查人群(9.3%,95% CI:8.6%~9.9%),尽管差异没有统计学意义。CAD4TB 评分升高,Xpert 阳性率显著增加。Xpert 阳性率在 CAD4TB 评分50 分组最低(0.7%),在 CAD4TB 评分 90 分组类别中上升至 23.5%,医院和社区环境中的趋势相似。当将 CAD4TB 作为线性变量建模时,与基线类别 50 分相比,CAD4TB 评分每增加10 分,Xpert 阳性的概率增加两倍。尽管社区环境中的比值比(OR)低于医院机构(校正 OR[aOR]=1.7,95% CI:1.4~2.0 vs. aOR=2.1,95% CI:1.9~2.2),95%CI 重叠。当作为分类变量建模时,Xpert 阳性率随评分升高而升高的趋势也很明显。也有证据表明 CAD4TB 和 Xpert 阳性之间的相关性存在年龄和性别混杂。

(4)结论:这是首次报道 ACR 与 CAD4TB 在低 HIV、高结核病负担环境中作为结核病大规模系统筛查一部分的性能的研究。虽然开展大规模系统筛查在现实世界存在很多挑战,但该研究证明 CAD4TB 评分与 Xpert 阳性率之间仍然存在很强的线性相关,与筛查在医院设施或在社区中进行无关。这一结果表明 ACR 联合 CAD4TB 是一种有用的工具,可用于筛选高负担城市环境中适合 ACF 干预中 Xpert 检测的患者。

项目中,痰液采集率较低,尽管与其他系统筛查机构报告的 43%~70% 痰液采集率相当,随后应当能够通过对痰液采集数据的持续培训和日常监测来提高采集率。大规模系统筛查的另一个限制因素是 GeneXpert 检测盒的高消耗量。因此,CAD4TB 软件的连续评分输出很有吸引力,因为它允许对读取阈值进行调整,以考虑到当地流行病学和资源的可用性。调整不同环境和人群的阈值尤其重要,因为 CAD4TB 在不同阈值下检测肺部结核病的能力可能受到年龄、性别和 HIV 状态以及其他并发症以及结核病负担的影响。有证据表明,年龄混淆了 CAD4TB 和 Xpert 阳性之间的相关性。

结果的主要局限性是基于实施性研究设计固有的,包括研究对象未能严格按照制定的筛查流程接受所有应进行的检查,导致数据偏差。尽管数据质量检查不如试验研究中严格,但使用定制的数据采集应用程序缓解了一些数据质量问题,并确保了在各级筛选流程中的人员链接。近年来,越来越明显的是,需要有效分析当地重要的方案数据,特别是在目前正式研究资金有限的情况下,帮助制定当地结核病控制政策。全球结核病控制缺乏进展部分源于对被动病例发现的依赖。控制结核病所需的综合方法的一个关键部分是确定处于疾病早期阶段的人(即,当他们处于症状前期时)。使用该文描述的工具(可在其实施的每个环境中进行调整和评价)的大规模筛查项目是缩小估算病例与实际病例发现间差距的机会。

[专家点评]

该文是对巴基斯坦首都卡拉奇市利用计算机辅助诊断技术开展大规模的结核病主动筛查的总结,分析了半年内对超过 12 万医院就诊者和社区居民进行筛查的结果。它最大价值在于报告了真实世界中开展以 CAD 为基础的大规模主动筛查的应用效果,是一个极佳的真实世界研究范本。研究在方法部分详细描述了该项目的执行过程,包括部署了安装移动数字 X 线机和计算机辅助检测结核病软件 CAD4TB 的车辆,医院门诊筛查包括陪同就诊者,在筛查地点设立非医务人员作为"筛选者",筛查的对象仅限 15 岁以上者且排除了过去 6 个月做过胸片的人员,采用统一定制数据收集工具,为每个参加者生成唯一识别二级码等,这些细节均对我国开展相关筛查有借鉴意义。

研究的结果提示 CAD4TB 评分与 Xpert 阳性率之间存在很强的线性相关性,无论是在医院门诊这种筛查对象本身已是高危人群的情境下,或在社区这种一般人群对象中,提示 CAD 可作为社区主动筛查的辅助工具,可解决社区筛查时影像科医生阅片这一限速环节,从而提高筛查效率。同时,研究也表明关联性存在年龄和性别混杂,未具体说明混杂产生的作用。这一研究针对荷兰开发的 CAD4TB 软件进行评估。近年来国际、国内结核病 CAD 软件、平台均迅速发展,各有不同的算法,在不同人群当中的诊断准确性、应用价值可能有极大差异。WHO 2021 年将更新结核病系统筛查指南,其前期报告也指出独立评估发现不同 CAD 软件在诊断不同类别人群时表现差异很大。这些均提示在国内大力推广结核病 CAD 应用时,一定要针对不同人群进行科学评估,不仅只是对算法本身的评估,还必须结合实际实施过程中的问题进行公共卫生价值评估,考虑筛查各环节(如本文中提到的查痰率问题)可能对最终效果产生的影响。

点评专家:夏愔愔。

第三节 利用数字化工具提高患者治疗依从性

结核病控制的基石仍然是抗结核治疗,有研究表明,服药情况也是治疗后复发的重要预测因素,例如,漏服 10% 或以上剂次与结核病复发风险增加 6 倍相关。有报道显示,2017 年全球药物敏感性结核患者平均失访率为 3.9%,利福平耐药或耐多药结核患者平均失访率为 14.1%,患者坚持长疗程抗结核治疗面临巨大挑战。WHO 认识到改善患者支持服务的重要性,在"终结结核病战略"的第一支柱即明确建议应采取"以患者为中心的综合护理和预防"。低收入和中等收入国家在提供高质量结核病医疗服务方面面临的一些最大挑战包括集中医疗系统的地理覆盖面较低、诊断实验室基础设施薄弱、农村社区偏远和交通基础设施有限。传统的直接面试下服药受到各种条件的限制而存在局限性,考虑到智能手机和互联网的快速普及,数字工具被认为是促进结核病管理、克服个人和社会障碍的创新方法,尤其是对于年轻人和难以接触的目标人群群体。数字化的服药依从性监测技术还为改善和远程监测结核病治疗依从性提供了一种有前景的方法。本节中介绍了澳大利亚 Greg Fox 等人于 2020 年 1 月发表在 *International Journal of Tuberculosis and Lung Disease* 上的一项对结核病高负担国家患者关怀政策的评估研究,以及马达加斯加 Simon Grandjean Lapierre 等人于 2020 年 7 月发表在 *Plos One* 上的一项无人机和数字依从性监测试验的成本效益分析研究。

一、高负担国家当前结核病患者关怀和支持政策的评估

(1)目的:WHO 在"终结结核病战略"的第一支柱即明确建议应采取"以患者为中心的综合护理和预防",但在实践中,这一建议在各国的实际采纳和实施情况差异很大。外部专家对各国结核病方案的审查显示,广泛不强调以患者为中心的方法,信息交流薄弱,认识不足,利益攸关方之间缺乏合作和 / 或协调,各国社会和营养支持水平各不相同。为此,本文进行了一项横断面调查,以确定和评估 WHO 目前关于以患者为中心的护理和支持的建议在 30 个结核病高负担国家的国家结核病规划政策中被纳入的程度。

(2)方法:组建多个利益相关者参加的小组,设计关于以患者为中心的护理和支持的国家政策的横断面调查,在 WHO 30 个结核病高负担国家中进行试点和实际调查。该调查基于 2017 年 WHO《药物敏感性结核病治疗和患者关怀指南》、"终止结核病策略"和《使用数字技术支持结核服药依从性手册》中推荐的患者护理和支持相关内容。调查问题为关于结核病健康教育和患者咨询、治疗依从性干预措施和在卫生机构外的治疗管理方法的国家政策。同时还评估了国家政策是否建议采取多种关怀管理模式,包括基于社区的管理、WHO 认可的支持结核病患者的数字技术等,但未评估这些国家政策的实际执行情况。

研究者邀请所有 30 个 WHO 国家办事处的结核病国家专业官员根据现有国家结核病关怀政策完成多项选择问卷调查。然后要求国家卫生当局,特别是国家结核病规划,核实和验证 WHO 结核病专业官员提供的信息。调查以电子方式进行,使用英文或法文的在线表格,以及英文或法文电子邮件发送的可编辑表格。根据世界银行的分类,对所有国家进行了描述性横断面分析,并按 WHO 区域和收入状况分层,使用 Microsoft Excel 进行统计分析。

(3)结果:2018 年 9 月至 2018 年 11 月期间,从 30 个高结核病负担国家中的 23 个国家收到了回复。这些国家的合计发病人数约为 7 742 000 例结核,占 2017 年全球所有病例的 77.4%。

1)关于患者或工作人员的教育和社会支持:所有国家都有向患者提供健康教育的政策,并对卫生工作者进行结核病方面的培训。大多数国家缺乏为所有患者提供社会支持干预的国家政策。4 个国家(17%)根本未考虑对患者的物质支持,如交通费报销。在 16 个国家(70%)的政策中,仅建议对特定结核病患者群体(主要是耐药患者)提供结核病患者的食物援助。仅在 12 个国家(52%)推荐对所有结核病患者进行心理支持。

2)治疗观察选择:19 个国家(83%)要求开始结核病治疗的患者接受依从性支持需求评估,其中 14 个(61%)国家要求在家庭访视期间进行评估。22 个国家(96%)在其政策中对所有结核病患者要求在治疗的某个阶段进行直接面视下服药(DOT);一个国家仅对无法自理的儿童和成人提供 DOT。在所有接受调查的国家中,22 个(96%)建议由卫生工作者进行治疗观察,19 个(83%)由家庭成员进行治疗观察,14 个(61%)由志愿者、治疗支持者或社区卫

生工作者进行治疗观察。这些建议并不相互排斥。两个国家(9%)建议仅由卫生工作者观察治疗,而其余 21 个国家则建议采用多种治疗观察方式的综合策略。在 17 个国家(74%),国家政策要求记录是否提供依从性支持。所有国家都有对未完成治疗者进行家访的政策。

3)患者治疗强化期,22% 的国家仅在住院环境中提供 DS-TB 治疗,而 52% 的国家要求在住院环境中提供 RR/MDR-TB 治疗。对于 DS-TB 患者,14 个国家(61%)建议通过 DOT 进行观察。一个国家(4.3%)只建议自我管理,而 8 个国家(34.8%)规定自我管理和 DOT 相结合(6 个国家)或直接观察和视频观察相结合(2 个国家)。较高比例的国家同时提供门诊和住院治疗(52% 的国家建议 DS-TB 患者使用门诊或住院治疗,43% 的国家建议 RR/MDR-TB 患者使用门诊或住院治疗)。

4)支持治疗依从性的数字健康干预手段:仅少数国家使用了数字健康支持工具,且往往只在试点阶段使用。视频观察治疗(22%)、用药事件提醒监视器(17%)、短信服务(17%)和 99-DOTS(17%)是依从性监测的最常见形式。电话联系(48%)也是一种常用建议。已经制定政策建议的具体亚组包括人类免疫缺陷病毒(HIV)感染者、儿童、监狱囚犯和糖尿病患者。

(4)结论:这项对 23 个高负担国家的调查发现高比例的国家有促进治疗依从性的政策。基于机构的 DOT 家庭访视仍然是确保患者坚持和完成治疗方案的共同策略。所有接受调查的国家的政策中均纳入了关于治疗依从性的患者和工作人员教育。然而,对患者的财政或物质支持和心理支持——如果被纳入国家政策——主要推荐给特定的患者亚组。该研究显示,少数国家已经通过了促进使用数字技术支持患者护理的国家政策,其使用主要限于研究或试点项目。

该研究的一个局限性是未收到调查设计中纳入的 7 个结核病高负担国家的回复。然而,23 个参与国家包括全球超过四分之三的结核病患者,并覆盖了 WHO 的所有地区。该次评估未探索这些政策在高负担国家的执行程度,仍需要稳健的方法来确保持续评估支持结核病患者的干预措施的实施情况。

这项调查显示,高负担国家在制定支持结核病患者坚持以患者为中心方法治疗的政策方面取得了重要进展。然而,大多数国家政策侧重于更需要支持的某些关键人群,同时错过了有不良结局风险的其他关键人群,未能解决所有结核病患者更广泛的需求。重新调整国家政策以关注患者将需要决策者、患者倡导者和临床医生的坚定政治承诺。以患者为中心的方法必须是关于患者护理所有方面的国家和国际讨论的核心。需要进一步努力让这些国家采取政策,使所有需要社会、经济和社会资源的结核病患者受益。

二、马达加斯加偏远地区基于社区结核病控制的无人机和数字依从性监测:成本效益分析

(1)目的:2017 年 8 月,在马达加斯加东南部的一个地区启动了无人机观测治疗系统(DrOTS)项目。DrOTS 是支持基于社区的结核病病例发现的一揽子创新干预措施,包括①在农村社区和诊断和治疗机构之间提供痰样本和结核病药物的无人机;② GeneXpert™MTB/RIF 分子平台,以提高结核病诊断的敏感性和特异性;③ WHO 认可的

evriMED™ 数字依从性监测技术,通过监测每日打开电子药丸盒,远程评估结核病治疗依从性。研究者们从医疗保健系统的角度对 DrOTS 与直接面视下观察短程化疗(DOTS)进行了成本效益分析(CEA)。这一 CEA 模型为利用无人机和其他创新技术控制结核病的经济评价奠定了基础。

(2)方法:该地区结核病控制活动由一个集中诊断和治疗中心(CDT)协调进行,在该中心,实验室和药房为约 20 万居民提供服务。该区另外 12 个基本卫生保健机构可以进行结核病治疗管理,但结核病的初步诊断仅在 CDT 进行。该地区被单条铺面道路划分,从农村社区到达 CDT 可能需要多日步行,这表明获得医疗服务存在重大障碍。

在研究者们的 CEA 中,研究者们根据国家结核病指南比较了传统 DOTS 与 DrOTS,使用增量成本效益比(ICER)衡量这两种干预措施相比较的经济价值。DOTS 依赖于被动病例发现,即患者向医务人员报告症状或到医疗机构就诊,随后根据痰检等结果确诊结核。确诊后将要求患者在治疗的最初 2 个月内每天到治疗中心直接观察药物摄入。在严重疾病或无法每天行走必要距离的情况下,患者在此期间应搬迁到医疗保健中心附近。此后,在 4 个月持续治疗期,医生每月分发一次药物。在此期间,患者将药物带回家中。依从性监测基于每个月末的药片计数,治疗 2、5 和 6 个月后通过对照痰涂片镜检评估治疗成功与否。

DrOTS 使用积极的病例发现和创新技术相结合,医务人员每年进行两次社区活动,并在村一级确定有症状的个人和确诊的结核病病例家庭接触者。然后通过手机或全球定位系统(GPS)跟踪器通信向卫生机构发出信号,无人机从 CDT 行进到目标远程社区。将疑似结核病患者的一份痰液样本返回 CDT,进行 GeneXpert™MTB/RIF 检测。在确诊的情况下,evriMED™ 设备中一个月的抗结核药物将回送给患者。配备追踪器通信系统的医务人员协助这一过程,并确保在正确的时间为所有患者提供适当的药物。DrOTS 每月以这种方式分发药物,进行完整疗程的治疗需要总共 7 次往返飞行。与 DOTS 一样,痰涂片显微镜检查在第 2、5 和 6 个月时用做治疗依从性和疗效的替代标志物。由 CDT 的实验室技术人员协调活动,无人机技术人员在 CDT 储存和维护无人机。样本运输程序符合 WHO 关于感染性物质运输的生物安全性指南。飞行轨迹由 GPS 辅助飞行员软件监测,允许实时位置跟踪。evriMED™ 数字数据与剩余药片计数相结合,以监测患者对治疗的依从性,并每月调整随访。

为计算 DrOTS 的 ICER,使用 TreeAge 软件设计了决策分析模型,并与 R 中的简化计算进行了交叉检查。该模型估计了与 DOTS、DrOTS 和改良策略相关的成本、临床结局和 6 个月期间的伤残调整生命年(DALY)。总成本以每例结核病患者美元支出计算,并以成本分析之前的费用和成本计算数据的年通货膨胀率为 4.9% 折现至 2019 年。使用现场收集和文献数据,使用混合微观和宏观成本计算方法来确定与两种治疗管理模式相关的成本。为评估不确定性对关键输入变量值的影响,在合理范围内进行了单向敏感性分析。

(3)结果:DOTS 干预策略下,2/3 表现出慢性呼吸道症状的人群被发现,其中的 95% 愿意提供痰标本进行涂片镜检。因此,在研究人群中实施 DOTS 导致对 6 333 例结核病疑似患者进行结核病检测。其中,276 例被证实患有活动性结核病并入组治疗。

DrOTS 干预策略使得 95% 的有症状患者即 9 025 例患者接受了 GeneXpert™MTB/

RIF 检测,445 例患者被诊断并入组治疗。这表示病例发现和治疗开始比 DOTS 增加 61.2%（95% *CI*：58.1%~65.2%，*P*<0.05）。

DOTS 策略下有 244 例（88.4%）治疗成功病例和 32 例（11.6%）治疗失败病例。伴随着数字依从性监测技术的实施,DrOTS 中治疗成功和失败的结局分别为 405 例（91.0%）和 40 例（9.0%）。这表示成功结局增加了 2.6%（95% *CI*：-1.8%~7.5%，*P*=0.47）。

在建模预估 20 万人群中有 500 例结核病例时,DOTS 和 DrOTS 分别导致 256 例（51.3%）和 95 例（19.0%）TB 相关死亡（*P*<0.05）。决策树模型表明,这种差异大多是由于 DrOTS 中的病例发现和治疗启动策略不同所致。

在研究人群中无任何干预的情况下,结核可导致 7949DALY 损失。采用 DOTS 和 DrOTS 策略,人群水平的 DALY 损失可降至 4 157 和 1 643。这相当于每例结核病患者仅有 8.3 和 3.3DALY。DrOTS 策略相较于 DOTS 可进一步减少 2514DALY（*P*< 0.05）。

在 20 万人口中,与 DOTS 和 DrOTS 执行有关的每例结核病患者与初始病例发现、诊断和临床管理相关的净成本包括：DOTS 和 DrOTS 共有的费用为 111 美元。DOTS 特定的额外费用为 29 美元,每例结核病患者的总费用为 140 美元。每例患者的 DrOTS 特定费用为 837 美元,每例结核病患者的总费用为 948 美元。当考虑未确诊结核病和有症状非结核病患者结核病检测相关费用时,DOTS 总人口中每例结核病患者的费用为 282 美元。这一数字在 DrOTS 增加到 1 172 美元。在 DrOTS 中诊断的每例额外结核病患者的增量成本为 2 631 美元。

与 DOTS 相比,DrOTS 在结核病诊断和治疗方面的 ICER 价值为 177 美元 /DALY。这代表 DrOTS 相对于 DOTS 的增量成本除以两种策略之间挽回的 DALY 差异。

（4）结论：研究者们的研究表明,一揽子结核病控制创新干预措施,包括无人机运输痰样本和药物、evriMED ™数字依从性监测技术和 GeneXpert ™ MTB/RIF,具有成本效益,避免的 ICER 为 177 美元 /DALY。这低于人均年国民生产总值,证明其是一个具有成本效益的策略。建模的 CEA 表明,将无人机与改进的实验室诊断和数字依从性监测技术联系起来,对于进一步提高成本效益至关重要。

在马达加斯加,大多数人口生活在偏远的村庄,靠自给农业生存。结核病给患者带来灾难性的健康支出、生产力损失和机会成本。应进一步探讨这些问题,以补充这一部分成本效益分析结果,并提供社会成本视角。创新公共卫生干预措施的成功也取决于接受者如何感知其推广,因此确定创新技术在医疗保健中实施的成功不能仅限于评价其对标准化指标和成本的影响,还应进行正式的可接受性和文化认知研究。

本研究模型的局限性：①未测量潜伏性感染、原发性结核病或肺外活动性疾病的影响；②研究者们的模型集中于 6 个月干预期的病例,它没有考虑再治疗、失败和复发,也没有考虑降低活动性疾病负担对发生率的长期影响；③没有考虑艾滋病毒合并感染和耐多药结核病感染,这可能限制了研究者们研究结果在这些疾病构成重大公共卫生挑战的国家的外推。

[专家点评]

WHO 对 30 个结核病高负担国家现有的患者管理和关怀政策的总结分析,提供了一次让研究者们宏观地审视全球其他国家政策的机会,有助于我国及各省、地、县制定自身的未来相关政策。

研究分析了应向患者提供关怀的几项内容,包括健康教育、物质支持(交通和食物)、心理支持在各国政策中的体现情况。结果表明物质支持和心理支持非常容易成为政策缺失环节。我国既往在全球基金流动人口项目中实施的结核病患者交通补贴被证实是有效的促进患者依从性的手段,食物支持如新疆等地采取的营养早餐项目也展示了良好的示范效应,一方面要求患者到集中地点接受早餐并服药,促进了患者的服药依从性,另一方面也通过补充营养的方式增加了患者康复的可能性。这些措施及其他物质、心理支持政策未来应得到更广泛的推广。

研究同时也提到了各国对治疗管理应由谁提供、强化期应该住院还是门诊治疗等政策方面的设定。大多数国家都认可治疗管理应当采取综合策略,包括应用DOT、各种数字健康技术,门诊和住院治疗也应当是因地制宜,综合考虑哪种方式更适用。因此,实际执行过程中,究竟应当如何因地制宜,如何评估,如何选择,如何评价选择使用某项措施的实际效果,给大家提出了更高的要求。

在具体提高患者依从性的数字健康技术的统计当中,可以看到视频下服药、电子药盒、短信督导等方式均已写入许多国家的政策当中,我国在这方面走在世界前列,多地开展或试点或已将这些技术纳入常规工作当中。同时,以印度为主使用的99-DOTS模式,即结合数药片和电话记录的方式,在我国较少使用。相信随着各类技术的推广应用扩大,我国也将探索出更新、更适宜、更高效的提高依从性的数字健康技术。

马达加斯加的研究是如何对新兴技术进行卫生经济学评价的极好范例。首先构建了一个复合型的新型发现、治疗、管理策略,主要创新技术点在于三项,一是加入无人机运送痰标本检测和后续送药,二是使用GeneXpert代替普通镜检,三是使用evriMED™数字依从性监测技术。然后在后续现场实施过程中采集使用新策略发现的患者、治疗成功的患者、相关的成本数据。最后通过建模分别描述各种技术点构成的不同策略,其各自在每种结局指标上的表现,以及与标准的DOTS策略相比较的增量成本和收益。收益使用DALY来表述,可获得固定的增量成本效益,并与人均年国民生产值相比较,认可其具备成本效益。同时,也进行了各种敏感性分析,以探索在不同条件下、不同的社会经济环境中,相关的成本效益。目前各国都在快速推动数字健康等新技术的应用,但很多时候推广应用的卫生决策并不是基于详实的效果和成本效益证据,十分需要各地强化循证决策的理念,在开展卫生经济学分析的基础上进行决策。或者也可以利用现有的证据,如本文已清楚列明各部分成本、收益,其他区域作决策时完全可以在此基础上,代入本地的成本、预估收益等,进行相对粗略但仍有很高参考价值的估计。

点评专家:夏愔愔。

第四节　监测和综合管理

疾病监测和应答系统仍然是现代公共卫生实践的核心。最近有很多研究强调了监测系统在提供及时可靠的健康信息、为业务和战略决策提供信息方面的关键作用。本节中介绍了印度 Susanna G.Mitra 等人于 2020 年 12 月发表在 *Plos One* 上的一个构想学习型结核病监测系统的文章。

构想一个学习型结核病监测系统

(1)目的：研究者们的研究构想了一个学习的结核病型监测系统，即"构建数据观察和数据分析环状结构，以确定需改进事项，并实施干预"，将数据快速转换为可操作信息，以改善人群健康。该文为开发学习型结核病监测系统提出了概念和方法学基础。

(2)方法：研究者们呈现"本体"的方式是构建监测结核病的网络环境认知地图，在原本一项消除疟疾的学习型监测系统上进行改造和扩展，邀请多名结核病监测专家将他们个人和所在领域的结核病监测逻辑知识在本体中系统化、具体化。时间和监测维度主要基于信息系统、流行病学和疾病监测学科。数据和结核病管理维度基于流行病学、疾病监测、社区医学和公共卫生学科。利益相关者维度基于战略管理、卫生系统和公共卫生学科。

时间维度包括临时特设、事后、需求出现时、周期性、实时、可预测等共 6 种时间特征。监测维度包括识别、检测、采集、分析、解读、应用、报告、反馈等共 8 个方面。数据维度包括细菌学、病原学、人口学、社会经济学、临床、流行病学、环境、地理、脆弱性、财务等 10 类数据。结核病管理维度包括有关结核病临床管理和获得结核病服务的信息，重点是疾病症状、原因、治疗和预防。利益相关者维度包括医疗服务提供人员、实体机构、人群、不同类型机构、学术团体共 5 类个人 / 群体。将这 5 个维度按照连接术语从左到右排列，形成代表结核病监测潜在途径的英文句子，即构成了学习型监测系统的"本体"架构。

(3)结果：研究者们通过将本体应用于现有结核病监测网络环境（GPMS TB Transportal）来验证本体。GPMS 确定了地区、初级健康中心、分中心、结核病部门和指定的显微镜检查中心，用于识别个体 / 病例，其系统内数据包含以下几种交叉应用：①［地理、人口统计数据］×［策略化管理（人群层面）］；②［人口统计学、地理、临床数据］×［TB 治疗的获取、策略化管理（个体层面）］；③［临床、药物敏感性、流行病学数据］×［策略化管理（人群层面）、随访］；④［地理,临床数据］×［地理,TB 治疗的临床可及性］；⑤［临床数据］×［微生物学和肺部诊断］。基于本体的系统映射证明了将 GPMS 开发为具有学习能力的更强大和更高效系统的可能性。但也展示了 GPMS TB Transportal 还缺乏部分针对有效治疗策略关键内容的监测途径，例如，支持获得结核病治疗的经济数据，如医疗保健项目和报销的受益人等（印度有向患者提供营养支持的现金补助项目，因此收集相关受益人的银行账号以提供给公共财务系统和银行是很重要的管理事项）。此外，将微生物诊断的临床和病理学数据与基于检测盒的核酸扩增试验等临床诊断数据和随访的药敏结果数据相结合，可扩大治疗监测的范围。提供正在接受药物治疗的接触者的临床、病理学和地理数据，可提供信息用于更好地了解结核病传播动力学，以分配人力和资源。确定结核病高流行和热点地区等对于阻断结核病区域性传播也至关重要。

(4)结论：印度 2017—2025 年终止结核病国家战略计划采用了多管齐下的方法，纳入了以患者为中心的关怀和预防,以及支持系统。结核病负担仍然巨大,因此需要有效的监测系统。本体为监测和监测系统提供了一个愿景和路线图,研究者们认为,该系统将允许扩展监测策略,用于结核病病例的数字化报告,数字化监测活动性结核病的治愈和预防干预措施,以及通过交互操作改变结核病流行趋势。

加强主动病例发现方面,研究者们的分析表明,GPMS TB Transportal 已经实现了草根级的数字化和基于云的数据报告能力,然而,在定点镜检中心和定点治疗中心水平进行的大多数记录、报告和诊断过程尚未数字化。数字化有可能通过允许访问和授权监测相关行动,将整体监测活动的时间方面从临时和按需推向定期和实时。它还允许更频繁发挥监督功能,如分析、解释和反馈。该框架说明了需要改进常规功能的时间性设计,并与其他基于案例的通知系统实时集成,以避免重复,提高准确性。

营养补贴直接支付方面,为营养支持提供现金转移支付结合主动接触调查是目前提高印度结核病治疗和关怀方案参与度的主要手段,印度公共卫生部门面临的主要问题之一是对分配的资金的低效利用,覆盖率低、延迟时间长、文件繁琐。现有数字健康记录的增强将大大增加医疗保健服务规划和预算编制的效率,GPMS TB Transportal 如能将患者信息与财务系统进行联接,将有助于迅速确定补贴受益人。

监测协作方面,迫切需要将实验室信息系统与临床和人口健康项目的信息系统相结合,也迫切需要信息系统跟踪重点关注敏感和耐药患者的相关管理活动,如感染控制项目和药物供应链等,并支持采取措施改善执行情况。

反馈和响应方面,学习系统将有助于提高结核病发生及其传播的可预测性。它将基于结核病流行先决条件产生预警信号,有助于提醒公共卫生官员结核病风险升高,从而触发有针对性的主动监测和干预。基于反馈的系统可以成为卫生官员、分析人员和决策者的一个组成部分。

未来印度应利用其在信息和移动技术渗透方面的优势,实施标准化、交互操作、安全和透明的信息流系统。这需要建立数据共享标准,利用开放的 API 进行方案间实体间数据交换,以实现循证决策系统。国家监测系统还需要在新兴技术的背景下扩大其数据收集和利用的范围,解决和确保社区信任等因素,建立透明度和问责机制。

[专家点评]

该研究是一个针对理想监测系统的构想研究,与研究者们常见的流行病学研究不同,它更接近于一种监测系统开发的基础架构研究。通过构建一个理想监测系统应包含的内容框架,衡量理想工具与现实工具之间的差距,以指明未来工具的改进方向。首先,研究者通过咨询多领域专家,确定了理想系统内容框架,并采用了 5 个维度各项内容自然语言链接的方式,相当于穷举了所有可能的监测路径(包括监测内容、时间、相关人),这就是系统化思维的方式,确保不存在漏洞和死角。但是可惜研究者对这个框架的架构过程并未做更细致的描述,以至于看起来只是专家咨询的产物,事实上应该有更科学方法产生更细致的架构。

通过比较理想工具与现实工具,研究确实发现了一些现有工具缺陷,提出了有价值的公共卫生学建议,比如推动主动病例发现相关过程的数字化,可以做到更多、更早的不同时间维度的数据采集和分析反馈,再比如提出应将病例管理工具与营养补贴直接支付结合,促进监测系统分析结果的及时反馈和响应等。目前来看,只是提出了可以改进的建议,未来可以在此框架之下讨论、预测加入这些功能模块或改善已有模块后可产生的效果,这有助于监测系统开发建设相关决策。

　　点评专家:夏愔愔。

第二章　结核病与新冠肺炎

第一节　新冠肺炎大流行对结核病控制的总体影响

新冠病毒的出现在全球范围内造成了发病、死亡和社会混乱。在没有药物干预的情况下，许多国家采取了全民范围的封锁，以减缓病毒的传播。这些措施对降低病毒传播起到了至关重要的作用。但是这些措施不可避免地带来意想不到的后果。在卫生系统已经处于高压状态的低收入和中等收入国家，卫生服务中断的不利影响可能远远超过中断时期。但更重要的是要预测这些措施对结核病和其他疾病的长期影响，以及如何通过有针对性的适当经费投入和努力在短期内减少这种影响。

一、新冠肺炎大流行对结核病控制的影响：概述

本部分介绍了 2020 年 5 月澳大利亚的 Kefyalew Addis Alene 团队在 *Tropital Medicine and Infectious Disease* 发表一篇有关新冠肺炎对结核病防治规划和疾病负担的潜在影响的综述。

(1)目的：结核病是人类最古老的疾病之一，并且仍然是当今一个重大的全球公共卫生问题。尽管世界各国在结核病防治方面不断取得进展，但是目前的新冠肺炎大流行是实现这些目标的重大挑战。本文回顾了新冠肺炎大流行对结核病预防和控制的潜在影响，并提供了有助于减轻影响的策略。

(2)结果

1)新冠肺炎与结核病的临床特征：新冠肺炎是一种高度接触性急性病毒性疾病，而结核病是一种慢性细菌性疾病。新冠肺炎和结核病均可累及呼吸系统(主要是肺部)，且症状相似，如咳嗽、发热和呼吸困难，但症状的严重程度和持续时间各不相同。高达 78% 的新冠肺炎患者可能无症状，并自行恢复。

2)流行病学：长期以来，结核病一直是全球传染病死亡的主要原因，2018 年估计有1 000 万新发病例，因结核病死亡人数超过 150 万。新冠肺炎大流行现已成为公共卫生危机，死亡人数已超过结核病。新冠肺炎累及 216 个国家、地区和领土。与欧洲和北美国家相

比,结核病高负担国家的新冠肺炎发病率普遍较低,尽管俄罗斯、巴西、中国和印度是新冠肺炎导致的发病和死亡总数排名前 20 的国家。

3)高危人群:一些人群发生重度新冠肺炎并发症的风险较高。特别是,60 岁以上成人(尤其是男性)的死亡人数更多。同样,全球范围内也报告了结核病负担的性别差异,男性感染结核病的可能性高于女性。患有基础慢性疾病(如高血压、糖尿病、肺癌和慢性阻塞性肺疾病)的患者发生新冠肺炎死亡和住院以及结核病不良结局的风险较高。

4)传播:虽然新冠肺炎和结核病的确切传播途径不同,但主要是通过与感染者密切接触传播。对新冠肺炎,感染源可以是有症状和无症状患者,而对于结核病,主要感染源是有排痰性咳嗽的有症状患者。结核病的潜伏期(从感染到发病)的范围为数月至两年,而新冠肺炎的潜伏期约为 5 天。

5)预防:在全球、区域和国家各级采取了各种预防措施,以降低新冠肺炎的传播。各国为预防疾病传播而采取的共同措施包括早期发现病例、迅速隔离确诊患者、对潜伏期内所有接触者进行接触追踪和筛查、限制社交距离,以及社区范围内的遏制措施,包括关闭学校和公共设施、通过定期清洗和使用消毒剂保持良好的手卫生、佩戴个人防护设备。许多国家还采取了严格措施,如禁止公众集会、完全禁止社会和经济活动以及关闭边界,以防止病例的输入。虽然一些国家能够通过实施上述干预措施来控制疾病的传播,但目前许多国家报告的新病例数量持续增加。现全球范围内已有疫苗应用于保护人们免受新冠肺炎病毒感染。

6)新冠肺炎对结核病控制的影响:可能以几种方式影响结核病控制,包括增加结核病在家庭中的传播,延误结核病的诊断和治疗,增加不良治疗结果和发生耐药结核病的风险。新冠肺炎对国家和全球经济的直接和间接影响将对结核病控制产生短期和长期影响。

7)新冠肺炎对结核病家庭传播的影响:各国为预防新冠肺炎传播而采取的措施之一是建议或要求人们待在家里。虽然该措施在减少新冠肺炎在社区范围内的传播方面具有优势,但也可能促进结核病的家庭传播。长期家庭接触是增加结核病传播的风险因素之一。最近的一项建模研究表明,在印度,由于新冠肺炎导致的 3 个月封城将在未来 5 年内导致 165 万例结核病病例和 43.8 万例结核病死亡。在巴西进行的另一项研究表明,家庭暴露增加了家庭成员结核病感染和发病的风险。既往研究还表明,与成人患者家庭接触的儿童中结核病的患病率高于一般人群,并且随着与痰菌阳性成人长期接触,家庭感染的风险显著增加。由于结核病的潜伏期很长,家庭结核病传播增加的影响只有在未来几年才可能观察到。

8)新冠肺炎对结核病诊疗服务的影响:新冠肺炎使医疗卫生系统不堪重负,可能以几种方式影响结核病诊疗服务:①将资源(包括人力和财政)从常规服务转移到应对大流行;②卫生服务和政治领导、媒体和公众关注大流行管理和应对,对结核病控制的监督和问责有限;③医务人员经历压力和焦虑,提供错误预测和质量差的关怀服务;④医务人员被要求隔离,或患病或死亡,因此无法提供常规服务;⑤对医疗机构新冠肺炎感染的耻辱和恐惧,阻止人们接受结核病服务。所有这些因素都将导致诊断和治疗的延迟。由于未经治疗的肺结核患者是结核病感染的主要来源,结核病的延迟诊断和治疗会增加传播的风险,尤其是结核病的家庭传播。结核病诊断延迟和治疗不当也会导致不良治疗结果和发生耐药的风险。结核病的误诊和检测不足是结核病控制中持续存在的问题。据估计,2018年全球有300万例结核病患者未被检出。由于新冠肺炎大流行,这一数字很可能会增加。

9)新冠肺炎对结核病预防和控制的影响:由于新冠肺炎大流行,结核病的预防和控制策略已经受到影响。新冠肺炎已经对疫苗接种项目(包括为预防儿童结核病而接种的卡介苗)产生了不利影响。此外,给予高危人群结核病预防性治疗以预防结核菌感染进展为活动性结核病,也因新冠肺炎疫情而受到影响。

10)新冠肺炎的全球大流行可能在几个方面影响到终止结核病流行的全球战略:诊断和检测服务的许多因素也会影响预防和控制效果。资源短缺,无论是直接由于转向大流行病管理,还是间接由于大流行病的更广泛经济后果和国家预算紧张,都可能对常规公共卫生服务产生影响。公众、政府、媒体和卫生专业的注意力均转移到新冠肺炎。因此,结核病和其他地方病的优先次序很可能低于大流行前的水平。

11)新冠肺炎对结核病晚期复发的影响:新冠肺炎对个体健康状况的影响,包括对免疫系统功能的影响,可能与发生活动性结核病的风险较高相关。新冠肺炎引起的肺炎和呼吸衰竭可能对呼吸系统造成长期损伤,尤其是肺部,这可能会增加患结核病的风险。既往研究表明,无论是暴露于结核病患者还是通过激活感染的结核菌,HIV和流感等病毒感染在活动性结核病的发病中发挥作用。

此外,新冠肺炎大流行将严重影响全球和国家经济。将对穷人产生不成比例的影响,包括失业、物价上涨以及教育和医疗保健等服务的中断。世界银行估计,由于新冠肺炎疫情,全球赤贫率可能上升0.3%~0.7%,2020年将上升到9%左右,2020年将有约4 000万~6 000万人陷入赤贫。因为贫困被广泛认为是感染和发生活动性结核病的重要风险因素。

可以实施几种策略来降低新冠肺炎对结核病控制的影响(表1)。例如,为了控制结核病的家庭传播,可在家中实施WHO推荐用于医疗卫生机构和高危环境的基本感染预防和控制措施。为了避免新冠肺炎导致的结核病诊断和治疗延迟,可能需要使用虚拟护理和数字健康技术,将结核病治疗职责下放至社区医务人员,并支持私立卫生部门和学术研究机构提供结核病检测和治疗。

表1　减轻新冠肺炎对结核病控制影响的策略

新冠肺炎对结核病的影响	减轻新冠肺炎对结核病控制影响的策略
结核病家庭传播增加	• 应用感染防控措施(如咳嗽礼仪、个人防护设备) • 考虑使用室内上层空间杀菌紫外线 • 应用室内通风(包括自然通风、混合通风、机械通风,利用高效微粒空气滤器进行空气再循环) • 隔离疑似或确诊结核患者 • 为高危人群提供结核病预防性治疗 • 尽早开始结核病治疗

续表

新冠肺炎对结核病的影响	减轻新冠肺炎对结核病控制影响的策略
结核病诊断和治疗服务延迟	• 在新冠肺炎大流行期间和结束后,维持对基本结核病服务的支持 • 向患者提供关于新冠肺炎和结核病的信息,以便能够保护自己并继续接受抗结核治疗 • 以患者为中心提供结核病预防、诊断、治疗和关怀服务 • 将结核病治疗职责下放至社区卫生工作者,提高家庭结核病治疗的可及性 • 为患者提供充足的结核病药物,以便在家中安全储存 • 设计机制以提供药品和采集标本,在家进行随访检查 • 整合结核病和新冠肺炎服务,进行感染控制、密切接触者追踪、社区关怀、监测与评价 • 为学生和卫生专业人员提供短期培训,并招募更多的工作人员从事结核病控制 • 如有需要,改变政策,并支持私立医院、学术或研究中心提供结核病检测和治疗 • 使用虚拟护理和数字保健技术(例如,视频观察治疗)提高治疗依从性、早期开始治疗、结核病患者的远程监测、咨询和随访咨询
影响结核病预防和控制策略	• 组织虚拟会议、研讨会、培训班和筹款 • 设计在家接种 BCG 和预防性治疗策略 • 提高社区对结核病服务重要性的认识
结核病复发	• 计划额外的支持和资源,以减轻结核病的负担 • 开展研究,确定新冠肺炎对结核病复发的影响,以及制定缓解该问题的干预措施
结核病复发	• 计划额外的支持和资源,以减轻结核病的负担 • 开展研究,确定新冠肺炎对结核病复发的影响,并制定缓解该问题的干预措施

(3)结论:新冠肺炎大流行造成的健康和经济危机,以及为防止病毒传播而采取的公共卫生措施,可能以不同的方式对结核病预防和控制产生潜在影响。卫生系统应制定计划,尽快恢复全面服务水平,特别是控制结核病等重大传染病。

二、新冠肺炎大流行对结核病流行的潜在影响:模型分析

2020 年 10 月英国的 Lucia Cillonia 团队在 *E Clinical Medicine* 发表一项通过模型预测应对新冠肺炎相关措施对结核病和其他疾病的长期影响,以及如何通过有针对性的适当经费投入和努力在短期内减少这种影响的研究。

(1)目的:该文的目的是通过结核病传播动力学的数学模型来研究这些问题。文章对 3 个重点国家(印度、肯尼亚和乌克兰)新冠病毒相关封锁对结核病的潜在影响以及封锁后可能采取的干预措施的缓解效果进行了模型分析。分析的主要目的并不是预测未来结核病轨迹,而是明确可能会导致结核病发病率和死亡率升高的关键原因,并将这些见解应用于了解

如何最大程度降低封锁结束后的长期负面影响。

（2）方法：借鉴之前发表的结核分枝杆菌传播模型。对于当前的分析，这种方法模拟在关怀过程中作用于多个点的中断的影响。这3个国家提供了不同类型的结核病关怀的例子：对于印度，阐述了私人医疗保健部门在提供结核病关怀中的主导作用；对于肯尼亚，HIV在推动结核病动力学中的作用；而对于乌克兰，则是耐药负担。分析的主要目的是明确不同类型的中断的影响（即作用于结核病关怀过程的不同阶段），从而为具有类似特征的其他高负担国家提供建议。根据现有的结核病负担数据，包括WHO对结核病发病率和死亡率的估计以及耐药负担数据，文章对每个国家模型进行了校正。

使用马尔可夫链蒙特卡罗模拟进行校准，允许模型参数在预先制定的先验分布上变化。使用基于上面列出的校准目标的似然函数，根据其对观测数据的拟合来权重模拟。

结核病服务的中断可以在结核病关怀的所有阶段发挥作用。在封锁期间，活动限制将减少结核病可疑症状者就诊的机会。即使这些患者能够去医疗机构就诊，诊断能力和实验室检测能力也可能受到严重影响，在封锁期间能否保证不间断的药品供应也是值得关注的问题。遏制结核病伙伴关系和美国国际开发署专家提出了在关怀过程的每个阶段，新冠肺炎导致的封锁可能在多大程度上干扰结核病服务的专家共识。这项分析的关键部分是解决可能对长期结核病负担产生最大影响的特定破坏。

根据每个国家的情况，国家结核病规划需要数周或数月才能在封锁后使结核病服务恢复正常。如果实验室诊断结核病的能力需要时间重建，或者由于新冠肺炎大流行造成的恐惧和耻辱感，使结核病可疑症状者不愿意就医，这一进程可能会延长。因此，为了模拟封锁及其后果的影响，作者假设了两个阶段：给定时间的"暂停"期，在此期间表2中列出的所有影响均完全发挥作用，随后是"恢复"期，在此期间结核病服务逐渐恢复正常。"暂停"期与封锁生效时间一样长，甚至可能更长，因为即使封锁解除，结核病服务的重建、开始正常的就诊也需要一段时间。同时，还假定由于社区的接触迅速恢复正常，结核病的传播在"暂停"期结束后将恢复正常。这一假设适用于高负担低收入国家，在这些国家，保持身体距离的可行性低于高收入国家。这一假定也适用于有强有力的经济激励措施以尽快恢复生机的国家。该文展示了两种中断的结果：一种是"温和"，暂停结核病服务2个月，然后是2个月的"恢复"期；另一种是"严重"，暂停结核病服务3个月，然后是10个月的"恢复"期。

表2　3个国家因新冠肺炎造成潜在影响的专家共识

指标	作用原因	印度	肯尼亚	乌克兰
开始封锁				
减少传播	身体距离	降低50%	降低50%	降低50%
首诊（就诊前）患者延迟	活动限制	增加50%	增加50%	增加30%
每次就诊的诊断概率	实验室水平下降，医务人员调配	降低70%	降低70%	降低50%

续表

指标	作用原因	印度	肯尼亚	乌克兰
一线治疗完成,公共部门和任何参与的私营部门	医务人员无法像往常一样监测和支持治疗	从 90% 下降至 70%	HIV 阴性:从 89% 下降至 70% HIV 阳性:从 82% 降低至 70%	从 74% 下降至 50%
二线治疗完成,公共部门和任何参与的私营部门		从 51% 下降至 25%	从 72% 下降至 25%	从 49% 下降至 25%
封锁 1 个月				
有药敏试验结果的结核病诊断比例	Xpert 仪器和其他实验室设备用于应对新冠肺炎	从 30% 下降至 5%	从 46% 下降至 5%	新患者:从 74% 下降至 25% 复治患者:从 47% 下降至 25%
开始治疗	缺货和供应中断	从 88% 下降至 25%	从 80% 下降至 25%	从 90% 下降至 50%
HIV 阳性患者接受抗病毒治疗比例	HIV 服务中断	—	下降至 10%	—

每一种情况,文章模拟了从 2020—2025 年,与此期间提供正常结核病服务的情况相比,将会出现的额外结核病患者和死亡人数。文章的分析没有包括结核病服务水平持续提高带来的收益,因此此模型预测对于封锁带来的额外结核病负担是保守的。

作者用一种简单的方法,将 3 个重点国家的估计结果外推到全球水平。使用印度模式为结核病高负担国家与私立部门合作提供信息,用肯尼亚模式为 HIV 是结核病流行驱动因素的国家提供信息,用乌克兰模式为耐药结核病负担高的国家提供信息。同时,基于医院的医疗服务系统,不属于这些组的国家将被分配到 3 个国家模型的平均水平,然后将国家级的结果汇总到全球水平。

作者应用"留一法"进行分析,即表 2 中一项内容不受影响时,模拟封锁的影响(如诊断仍处于封锁前的水平,其他影响都充分发挥作用)。通过这一分析,可以评估在比表 2 所确定的一整套情景更有限的干扰下,额外的结核病负担可能如何变化。该分析还有助于确定哪种影响类型对结核病的超额负担有最大的贡献。通过对表 2 中的每一行依次执行"留一法"模拟,估计每种影响中断的效果。

此外,虽然表 2 中的许多假设可以随着进一步的数据的获得而得到完善,但减少接触的影响尤其难以从经验上衡量。最近的分析审查了不同程度的减少传播的潜在影响,发现这些不太可能抵消结核病服务中断的影响。目前的分析通过捕捉结核病服务的细节来补充。如下文所述,在封锁期间减少结核病传播的可能性存在很大的不确定性。有证据表明,封锁会降低接触率,在肯尼亚非正式定居点,使用口罩可能进一步减少传播。然而,与延长和增加家庭内接触结核病的可能性进行权衡时,尚不清楚这些减少传播的效果对结核病的影响强度。因此,该文采用了 50% 的中心估计(表 2),同时还采用了 10%~75% 的广泛范围。计算了 2020—2025 年之间,每种情况下可能发生的额外患者数和死亡人数。

(3)结果:在轻微的影响下,2020—2025 年间,印度将增加 182 000 例结核病患者和 83 600 例死亡病例。同样,在肯尼亚,将有 489 例患者和 2 460 例死亡病例,在乌克兰将有 840 例患者和 330 例死亡病例。尽管这些结果表明肯尼亚和乌克兰的结核病发病数有可能出现净下降(由于在封锁期间假定传播减少 50%),但是这种下降只在这种温和的情况下才能出现;结果表明,在严重影响的情况下,2020—2025 年间结核病的发病数可能增加 3%~9%,死亡数可能增加 4%~6%。

在印度,对发病和死亡影响最大的 3 种特定情况依次为:首次就诊前患者延迟增加、每次就诊诊断概率和治疗开始减少。在肯尼亚,同样的 3 个因素似乎对结核病发病和死亡影响最大。乌克兰的耐药负担较高,二线治疗完成下降对总体影响更大,药敏试验的下降和每次就诊结核病诊断概率下降也是重要的因素。

诊断、就诊和开始治疗的中断所造成的影响是增加未发现和未治疗的结核病患者的人数。除了服务中断外,减少传播也对封锁造成的额外结核病负担产生影响。从总体上看,尽管减少传播可能导致累积结核负担的净减少,但这种影响只在最轻微的影响和最大程度减少传播情况下才会发生。

数据提供的其他分析从这 3 个重点国家推算到全球一级。例如,这一方法表明,在 2020—2025 年期间,严重中断治疗可导致全球新增 4 702 800 例结核病病例,新增 1 044 800 例结核病死亡病例。

(4)结论:由于应对新冠肺炎疫情实施的封锁使卫生服务中断,从而可能导致结核病负担的长期增加,但这些负面影响可以通过迅速恢复结核病服务以及封锁结束后立即实施有针对性的干预措施得到缓解。

[专家点评]

上述文章从多个角度阐述了新冠肺炎疫情对结核病控制的影响,使读者能够全面了解新冠肺炎疫情带来的挑战。同时,针对新冠肺炎疫情带来的影响,作者还提出了一系列策略,为一些国家应对挑战提供了建议,具有一定的参考价值。

文章从临床特征、流行病学、高危人群、传播和预防几个方面,对新冠肺炎和结核病进行比较,两种疾病有许多相似之处。提示研究者们可以在防控新冠肺炎疫情的同时开展结核病防治的相关工作。

文章系统阐述了新冠肺炎疫情对结核病家庭传播、结核病诊疗服务、结核病预防控制以及结核病复发的影响,提示结核病防治工作涉及方方面面,从预防、诊治、管理、保障、报告等方面保证结核病患者得到高质量的服务,以便进一步降低结核病负担,是新冠肺炎疫情中亟待解决的问题和出发点。

在全世界齐心协力应对新冠肺炎疫情大流行之际,重要的是要确保应对长期健康问题的基本服务,继续保护结核病和其他疾病或患者的生命。包括国家防治结核病规划在内的卫生服务部门,必须积极参与确保有效和快速应对新冠肺炎,同时确保尽快恢复常规结核病服务。

文章也给研究者们一些重要启示,建立监测和其他数据系统是关键工作,以了解与封锁相关的结核病治疗中断的程度。例如,可以在国家和国家以下各级实施监控结核病登记以评估在封锁的不同阶段结核病诊断的深度和持续时间。如果指标表明登记或治疗成功率持续下降,则可以迅速实施有针对性的干预措施,如主动发现、治疗支持或加强漏诊漏报。随着实施结核病接触者筛查,可以建立对感染和活动性结核病的监测,并可以利用时间趋势,了解家庭传播是否增加或获得关怀的机会是否减少。长期来看,可以考虑开展基于社区的调查以更广泛地探讨封锁对结核病传播的影响。

研究表明,结核病负担的增加可能需要数月才能显现,但需要数年才能消除。为了在封锁结束后及时恢复结核病控制水平和能力,国家结核病规划和国际组织需要提前制定"追赶"计划,防止封锁对结核病控制造成的长期负面影响。为了如期实现终结结核病流行的目标,世界范围内结核病控制系统的恢复能力将在很大程度上取决于是否准备好尽快恢复、补充和监测结核病服务活动。

点评专家:胡冬梅,徐彩红。

第二节 新冠肺炎对结核病发现和治疗的影响

新冠肺炎大流行是全球的健康危机。鉴于该病发病率和死亡率高、传染性强的特点,越来越多的国家动员和投入大量的公共卫生资源抗击疫情,包括暂停或减少门诊和住院服务,重新调配医务人员,加强实验室检测等。这些措施在有效抗击疫情的基础上,对解决其他一些公共卫生问题造成了影响。本部分重点分析了新冠肺炎疫情对中国结核病发现和治疗造成的影响。本节中介绍了中国黄飞、夏愔愔等人于 2020 年 9 月发表在 *The Lancet Regional Health-Western Pacific* 上有关新冠肺炎疫情对中国结核病防治影响的文章。

新冠肺炎疫情对中国结核病防控的影响

(1)目的:新冠肺炎大流行是全球的健康危机,越来越多的国家动员和投入大量的公共卫生资源抗击疫情,这些措施在有效抗击疫情的基础上,对其他一些公共卫生问题造成了严重的影响。目前的研究大部分基于假设,模拟了新冠肺炎在不同情况下对结核病的潜在影响;有的只关注对结核病登记和检测的影响。本研究利用真实的数据充分讨论了新冠肺炎疫情对结核病登记、随访检查及治疗转归的短期影响。

(2)方法:这项研究数据来源于国家常规监测数据和问卷调查。①国家常规监测数据:2017—2020 年 5 月结核病信息管理系统收集的由定点医疗机构录入的结核病患者病历信息(包括年龄、性别、地址等人口学特征,诊断信息,随访检查信息和治疗转归信息);②问卷调查:按省随机抽取 294 个县区进行问卷调查,其中包括武汉市 2 个县区和湖北省其他地市8 个县区。由卫生机构对结核病门诊和住院日程运营、实验室检测、医务人员调配、抗结核药品供应、县区内外交通限制等问题进行填写。在抽取县区共计 4 257 名结核病患者,平均每个县调查了约 18 名患者。当地疾控中心人员就随访检查、治疗依从性等问题对患者进行了电话调查。

该研究基于两个关键时间点划分为三个时间段:2020年1月25日(全国新冠肺炎疫情防控开始)和2020年4月8日(武汉市解封)。第一阶段:2020年1月24日之前的11周,不采取任何干预措施的基础期;第二阶段:2020年1月25日至2020年4月8日,这11周是抗击新冠肺炎疫情的强化期;第三阶段:从2020年4月9日开始的4周,常规期。该研究选择2017—2019年中国春节假期作为时间点,时间点的前11周(第1期)和后15周(11周为第2期,4周为第3期)作为基线。

(3)结果:2020年基础期、强化期和常规期登记的结核病患者数分别为129 782例、103 230例和52 922例。确诊患者比例由基础期的53.2%下降至常规期的50.8%,流动人口患者比例由基础期29.3%下降至强化期25.3%。5个时期就诊延迟中位数分别为18天、19天和18天,诊断延迟中位数分别为1天、0天和1天。2个月末痰检患者比例由基础期68.8%下降达强化期的60.2%,疗程结束痰检患者比例由基础期的54.6%下降到强化期的46.4%。在3个时期涂阳患者2个月末痰菌阴转率分别为93.1%、93.6%和91.9%。涂阳患者治愈率分别为85.1%、84.7%和84.7%。

2017—2019年,在春节后第一周结核病患者平均登记数从13 697例大幅下降至3 202例,随后在春节后第二周迅速回升至过去的水平,即从3 202例回升至16 562例。但是2020年结核病患者登记数回升至过去的水平用了10周时间。2017—2019年确诊患者占比在第1~3期逐渐升高,而2020年该占比在基础期至常规期逐渐降低。2017—2019年流动人口患者占比从第1期至第3期逐渐增加,而在2020年强化期占比最低。2017—2019年3个时间段的患者就诊延迟与2020年相似,先增加再减少。2017—2019年1期和2期诊断延迟无显著差异,与2020年不同。2017—2019年3个时间段治疗延迟中位数均为0天,与2020年相同。2个月末痰检患者占比及疗程结束痰检患者占比在2017—2019年3个时间段无显著性差异,而该比例在2020年强化期最低。2017—2019年3个时间段涂阳患者2个月末痰菌阴转率无显著性差异,与2020年一致。涂阳患者治愈率与2个月末痰菌阴转率趋势完全相同。

问卷调查结果显示,75.2%的县区重新调配了疾控机构和基层医疗卫生人员抗击新冠肺炎疫情,37.8%的县区选派结核病实验室工作人员开展新冠肺炎监测工作,14.6%和13.6%的县区在强化期分别临时关闭了结核病门诊和结核病实验室。在疫情期间,4.4%的县区结核病实验室试剂短缺,8.2%的县区抗结核药物短缺。由于84.0%和71.1%的县区实施了严格的县区内和地市间旅行限制,结核病患者无法按时到达卫生服务机构。26.6%的结核病患者由于交通限制和担心感染新冠肺炎,推迟或取消了随访检查。

(4)结论:新冠肺炎疫情对中国结核病防控的短期影响主要体现在结核病的登记和随访检查上,这可能会导致在不久的将来对结核病服务需求的激增,因此为了应对未来的挑战,应建立一套结核病应急机制。此外,在新冠肺炎疫情强化防控期间,全民佩戴口罩和社会活动减少,有效减少了结核病在社区中的传播,另一方面,患者由于就诊延误、居家隔离等,在家庭内是否造成一定范围的结核病传播,需要进一步研究证实。

[专家点评]

结核病与新冠肺炎一样,是一种空气传播的传染病,是全球头号传染病杀手,结核病造成的死亡超过了艾滋病和疟疾。为了应对全球结核病流行,联合国可持续发展目标提出了到 2030 年终止结核病流行的目标。尽管全球范围内结核病患者数量庞大,但是与艾滋病、疟疾以及新冠肺炎疫情相比,结核病仍然相形见绌。

当前的研究要么模拟新冠肺炎在不同情况下对结核病控制的潜在影响,要么仅关注新冠肺炎对结核病登记或检测的影响。上述研究是第一个通过国家结核病监测系统和特定的问卷,探讨新冠肺炎疫情不同时期对结核病防治的短期影响。该研究报告了新冠肺炎疫情的相关干预措施对结核病患者登记、随访检查和治疗转归的影响。

该研究根据国家结核病监测系统数据,对疫情前、疫情中期和后期对结核病患者登记、2 个月末痰检、疗程结束后痰检以及治疗结果的影响进行阐述。同时通过对卫生服务提供者和患者进行调查,了解造成影响的原因,指明了下一步的工作重点和方向,为中国各省,乃至其他国家,提供了第一手数据资料,同时也提出了如期实现终止结核病流行目标的行动方向。

点评专家:胡冬梅,徐彩红。

第三节　新冠肺炎对结核病死亡的影响

为应对新冠肺炎疫情全球大流行,世界各国广泛采用多种措施,其中封城和重新调配医务人员和医疗物资在应对疫情的同时也对结核病防治效果产生了一定的影响,并且在各国之间影响差异很大。这种结核病患者发现数大幅下降由多种因素引起,包括全国结核病监测系统数据录入延迟、医疗服务提供不足、医务人员重新调配以及结核病检测和患者发现服务缺乏等,这些措施短期内造成了结核病发现和诊疗的延迟、下降,如果长期不能恢复,势必造成因结核病死亡人数增加。本节中对新冠肺炎流行可能造成的全球和中国结核病死亡进行了预测,提醒各国提早做好准备,减低影响。

一、2020 年新冠肺炎大流行对全球结核病死亡的预测影响

本部分介绍了 WHO Philippe Glaziou 于 2020 年 5 月在 medRxiv 发表的一项预测新冠肺炎大流行对全球结核病死亡的影响的研究结果。

(1)目的:分析由于新冠肺炎大流行,以及应对新冠肺炎措施导致的全球结核病发现下降,特别是结核病患者发现不能快速恢复到正常水平时,可能导致的结核病患者死亡率增加情况。

(2)方法:结核病发现和关怀的扰动因子 d 定义为,在没有新冠肺炎大流行情况下,治疗患者数与预期相比减少的值。

$$d=1-\frac{ma}{12}$$

a 为与期望值相比,无扰动状态下平均每月患者发现数下降值,m 为 2020 年患者发现受影响的月份数。

结核病死亡率 M_d 计算公式如下：

$$M_d = \sum_h \left[(I^h - dT^h)f_u^h + dT^h f_t^h \right]$$

I 表示结核病新发患者数，T 表示治疗患者数，f 表示病死率，上标 h 表示人类免疫缺陷病毒（HIV）感染状态（感染或未感染），下标 u 表示未治疗患者，下标 t 表示治疗患者。f 的分布情况摘自 2019 年全球结核病报告附录。假定 HIV 阳性和 HIV 阴性个体的 d 值相同。如果 HIV 阳性个体中 d 值较低，则估计值比较保守。然而，全球结核病死亡大部分发生在 HIV 阴性个体中。

使用上述方法，根据全球患者发现在不同持续时间内的不同下降水平，模拟了 2020 年结核病发现和关怀缺乏对结核病死亡的影响。该模型假定 2020 年新发结核病患者数继续较前几年缓慢下降，其趋势在短期内不受新冠肺炎大流行的影响。在患者发现和治疗服务缺乏的情况下，封城和限制社交政策对结核病传播数量的有益影响可能会随传染性持续时间增加而抵消。

（3）结果：根据 2020 年之前的趋势，预计全球 2020 年新增结核病死亡人数将超过新冠肺炎疫情之前预计的 147 万。与新冠肺炎大流行之前相比，如果全球结核病发现率在 3 个月平均下降 25%，预测结核病死亡人数将增加约 19 万（13%），2020 年预计结核病死亡人数将达到 166 万，这与 2015 年的全球水平相似，严重阻碍了实现终止结核病流行策略里程碑和目标所获得的进展。如果患者发现在 3 个月内下降 50%，则结核病死亡人数达到 185 万（25%），恢复到 2012 年的全球水平。

（4）结论：对 2020 年结核病死亡的预测影响，强调了在开展结核病患者实时报告的国家监测每周新报告结核病患者数，在其他国家监测每月报告患者数，以及迅速恢复受负面影响的患者发现和关怀服务的水平。应将国家结核病患者发现和关怀视为在新冠肺炎大流行期间优先考虑和维持的基本医疗服务。

二、新冠肺炎疫情对我国结核病死亡影响的预测

本部分介绍了中国徐彩红等人于 2020 年 9 月在 *China CDC Weekly* 发表的一项预测新冠肺炎大流行对中国结核病死亡的影响的研究结果。

（1）目的：为应对新冠肺炎大流行，世界各国广泛采取多项政策，特别是封城和重新调配卫生人员和设备。这些政策对各国结核病防治工作产生了很大影响。中国在应对新冠肺炎疫情中实施了一系列干预措施，包括停运公共交通，禁止公众集会，关闭学校、图书馆等公共场所，对来自高疫情地区的人员进行 14 天的居家隔离，调集大量医疗资源、派遣医务人员抗击疫情。所有这些措施有效控制了新冠肺炎疫情，但是同时也对结核病防治产生了不利影响。WHO 预测了全球结核病患者发现和治疗工作滞后对结核病死亡的影响，本研究对新冠肺炎疫情对中国结核病死亡的影响进行预测。

（2）方法：本研究对 3 个地理区域（全国、湖北省和武汉市），4 个阶段（第一阶段：2020 年 1 月 23 日—2 月 11 日；第二阶段：2020 年 2 月 12 日—3 月 24 日；第三阶段：2020 年 3 月 25 日—4 月 8 日；第四阶段：2020 年 4 月 9 日—6 月 30 日）因应对新冠疫情导致的结核病额外死亡人数进行预测，并以 2019 年同期数据作为基线数据进行对比分析。4 个阶段基于 4 个

事件进行划分：① 2020 年 1 月 23 日武汉市封城；② 2020 年 2 月 11 日中国疾病预防控制中心下发了《新冠肺炎疫情防控期间肺结核患者管理方案》，指导结核病患者的管理；③ 2020 年 3 月 24 日世界结核病日，中国以"携手抗疫防痨、守护健康呼吸"为主题开展宣传活动，国家卫生健康委发布"关于进一步加强结核病防治工作的通知"；④ 2020 年 4 月 8 日，武汉市解封。数据来源于《结核病信息管理系统》。

因结核病患者发现降低导致的新增结核病死亡患者数通过如下公式计算：

$$\Delta M = \sum_h \left[(1-d)(f_u^h - f_t^h) T^h \right]$$

结核病患者发现的扰动因子 d 表示为无新冠肺炎疫情影响下接受治疗的患者数的减少。下标 u 表示未治疗的患者，下标 t 表示治疗的患者。分布 f 取自全国死亡监测点。假定 HIV 阳性和 HIV 阴性个体的 d 值相同。h 表示 HIV 感染状态。

（3）结果：与 2019 年同期相比，2020 年 1 月 23 日—6 月 30 日期间，全国、湖北省和武汉市活动性结核病患者发现数分别下降 20%、29% 和 44%。全国第一阶段以及湖北省、武汉市第二阶段降幅最高，其中武汉市降幅最大，为 74%。预计全国、湖北省和武汉市将新增 1.17 万例、760 例和 186 例结核病死亡患者，这将使全国、湖北省和武汉市结核病死亡数分别达到 5.11 万例、2 520 例和 478 例。超过 50% 的额外死亡是由第二阶段患者发现数减少导致的。

（4）结论：新冠肺炎疫情直接影响了结核病患者的发现，并可能导致结核病死亡的潜在影响，这可能会使过去几年所做的结核病防治工作化为泡影。为应对不利影响，应在疫情之后采取综合措施，包括加强结核病防治人力资源建设、扩大实验室检测、确保不间断药品供应、提供全面治疗管理护理以及其他措施，确保所有结核病患者能够接受及时的结核诊断和全程治疗。

[专家点评]

上述研究 WHO 利用模型对新冠肺炎疫情导致的新增全球结核病死亡的影响进行预测。在进行预测时综合考虑了多项因素，包括患者发现的波动程度和持续时间、患者治疗情况、病死率、HIV 感染情况等。预测结果显示结核病患者发现水平会对结核病死亡造成很大影响，患者发现降低 25% 或 50%，结核病死亡水平将退回到 2015 年或 2012 年的水平，提示研究者们在实现全球终止结核病流行的目标进程中所做的工作将化为泡影。参照同样的方法，对中国因应对新冠肺炎疫情而造成的新增结核病死亡数进行预测，预计全国、湖北省和武汉市新增结核病死亡患者数分别占年度结核病死亡人数的 29.7%、43.1% 和 63.8%。2020 年全国因结核病死亡人数可能回到 2011 年的水平。

国际和国内研究均表明新冠肺炎疫情对结核病防治工作造成巨大影响，从而引起结核病死亡率增加。WHO 提出的终结结核病流行策略设立了一系列目标，新冠肺炎疫情的发生必然会阻碍各国实现终结结核病流行目标的进程。为此，研究者们应该在防控疫情的同时，最大程度地恢复结核病防控工作，继续保持结核病防控工作的稳步发展和进步，为结核病患者提供高质量的诊疗服务和不间断的药品供应。

点评专家：胡冬梅，徐彩红。

第三章　大数据应用研究与结核病模型

第一节　大数据应用研究

人类对于数据的应用贯穿了文明史。从文明之初语言的形成、"结绳记事"对于信息的记录，到文字的发明，到近代科学的大发展，无一不体现了人类对于信息和数据的利用。近年来，随着信息化的浪潮和互联网的兴起，越来越多的信息已经无法使用常规方法和工具进行收集、整理和分析处理。在这种背景下诞生了大数据（big data）应用研究。在全球范围内，研究发展大数据技术、运用大数据推动经济发展、完善社会治理、提升政府服务和监管能力已经成为趋势。在疫情防控方面，大数据技术也已经有了很多成功的应用，如利用网络信息和舆情预警疾病暴发、利用监控网络追踪患者、确定传播路径以及通过大数据分析助力分级诊疗等等。

一、耐多药结核治疗中的药物相关不良事件：单病例数据荟萃分析

利福平耐药和耐多药结核病（RR/MDR-TB）的治疗需要长期使用多种二线药物联合治疗，其不良反应较常普遍，严重者可导致住院甚至死亡，并可导致抗结核治疗中断或治疗失败。近年来的几篇系统综述和荟萃（meta）分析评估了 MDR-TB 治疗中的不良事件或某些特定药物的不良事件，但尚未对所有可用的 MDR-TB 药物的相关不良事件进行分析，因此很难比较不同药物的相对毒性。2020 年 3 月，加拿大的 Zhiyi Lan 团队在 *Lancet Respiratory Medicine* 上发表了利用单病例数据开展的 MDR-TB 治疗中药物相关不良事件的 meta 研究。

（1）目的：单个病例数据的 meta 分析援引数据基于相关研究中的个体病例数据，可以通过设定患者纳排标准、统一暴露与结局标准等措施，更好地控制研究混杂因素。该研究基于 2016 年采用的 "MDR-TB 治疗药物与结局相关性研究" 个体病例数据库来评估 MDR-TB 治疗中不同药物因不良事件导致永久性停药的发生率，为临床决策提供参考。

（2）方法：原则上纳入分析的队列至少包含 25 例经痰培养确认的患者信息（该标准不适用于使用贝达喹啉、利奈唑胺和碳青霉烯类药物的研究队列）。纳入分析的研究中需要具备

导致不良事件的药物、导致永久性停药的不良事件报告，或采用 1~5 级不良事件分级，且需要永久停用导致 3~4 级不良事件的药物。

所有纳入分析的原始文献作者需提供如下信息：①患者年龄、性别、吸烟史、酗酒史、抗结核治疗史、痰涂片结果、胸片特征、药敏试验结果及是否合并 HIV 感染、糖尿病等信息；② MDR-TB 治疗期间的用药［至少使用 1 个月的药物（如果一种药物在使用 1 个月内因不良事件而永久停用，则视为使用）］；③治疗结局；④不良事件类型、严重程度、相关药物及是否因不良事件导致永久停药等信息。

主要结局指标是探求导致每种抗结核药物永久停药的不良事件的绝对频率和相对频率。次要终点是探求患者特征与导致永久停药的至少一种不良事件的发生之间的相关性，及某种抗结核药物的最常见不良事件类型。研究者采用 3 种方法分析不良事件的发生率，一是通过常规 meta 分析广义线性混合模型汇总不良事件导致的永久停药发生率；二是基于研究组的网状 meta 分析，估计导致每种药物永久停药的不良事件的绝对风险；三是通过计算不同队列中因导致永久停药的不良事件发生的"秩次"来评估每种药物导致永久停药不良事件的发生风险。

（3）结果：来自 35 项研究中的 58 个队列共计 9 178 例患者数据纳入分析。其中 25 项报告了所有药物的不良事件，患者中位年龄 37 岁（IQR：28~47），男性占比 58%（5665/8622），HIV 阳性比例为 10.5%（821/7835）。10 项研究仅报告某些特定药物的不良事件，HIV 阳性比例较低（3.3%，44/1316），来自高收入国家患者占比为 87.7%（1 223/1394）。

23.5%（2027/8622）的患者由于不良事件至少发生一次永久性停药，每名患者平均发生 1.4 次。不同研究中患者发生永久性停药的中位概率为 29.1%，分析表明性别（女性概率为 1.3 倍）、年龄（每 10 年概率增加 1.1 倍）和收入（高收入国家为 4.0 倍）与至少发生一次导致永久停药的不良事件显著相关。

该研究共纳入 23 种抗结核药物（不包括常规剂量异烟肼和利福平）。常规 meta 分析结果表明因不良事件导致永久性停药概率较低的药物包括左氧氟沙星（1.3%）、莫西沙星（2.9%）、氯法齐明（1.6%）、贝达喹啉（1.7%）；概率较高的药物为二线注射剂如阿米卡星（10.2%）、卡那霉素（7.5%）、卷曲霉素（8.2%）、对氨基水杨酸（11.6%）、利奈唑胺（14.1%）。基于研究组的网状 meta 分析中，因不良事件导致永久性停药的绝对风险稍高于常规分析结果。结果表明贝达喹啉、莫西沙星和氯法齐明风险较低，阿米卡星、卡那霉素、对氨基水杨酸和利奈唑胺风险较高。使用非参数无加权排序方法评估 20 种药物的相对安全性，因不良事件导致永久停药风险最低的药物为氟喹诺酮类，其次是贝达喹啉、氯法齐明和乙胺丁醇。因不良事件导致永久停药风险较高的药物包括环丝氨酸和特立齐酮、乙硫异烟胺和丙硫异烟胺、二线注射剂、对氨基水杨酸和利奈唑胺。

合并 3 种分析结果表明，因不良事件导致永久性停药风险最低的药物为氟喹诺酮类、贝达喹啉和氯法齐明，风险最高的药物为二线注射剂、对氨基水杨酸和利奈唑胺。

对 31 个研究的 1 145 起导致永久停药的不良事件分析表明，导致利奈唑胺永久停药的不良事件包括周围神经病变（64%，87/137）、骨髓抑制（22%，30/137）、视神经炎（5%，7/137）。在注射剂中，导致阿米卡星和卡那霉素停药的最相关的不良事件为耳毒性（87%、75%），导致卷曲霉素停药的不良事件为肾脏毒性(51%,36/71),导致对氨基水杨酸、乙硫异烟胺和丙硫异烟胺停药的最相关的不良事件为胃肠道疾病[79%(95/120)、48%(52/108)],导致环丝氨酸和特立齐酮停药的最相关不良事件为精神疾病(66%,92/140),1 712例使用氯法齐明的患者中仅12例因不良事件而停药。

(4)结论：氟喹诺酮类药物、贝达喹啉和氯法齐明导致永久停药的不良事件发生率最低，耐受性好。二线注射剂、对氨基水杨酸和利奈唑胺导致永久停药的不良事件发生率最高。其他常用的二线药物如环丝氨酸或乙硫异烟胺和丙硫异烟胺的疗效和毒性均为中等。

二、航空旅行相关结核病发病随访 - 效率和转归：系统综述

航空旅行已成为一种普遍和日益流行的交通形式,2017年全世界约有41亿乘客。往返结核病高发国家的长途航班数量也在增加。这增加了飞机上乘客接触传染性肺结核患者的可能性。作为一项重要的控制措施,WHO建议在可能的结核病接触后对乘客进行随访。WHO指南中声明了启动接触者追踪调查应符合的4项标准:飞行时间为8小时或更长,指示病例为培养阳性,发病与登记之间的间隔不超过3个月,只调查指示病例座位两排内的乘客。2020年11月,英国的Laura Maynard-Smith团队在 *European Respiratory Journal* 上发表了利用既往研究结果分析和评估航空旅行相关的结核病接触后续感染和发病情况的系统综述。

(1)目的：该综述的主要目的是评估在飞机上接触过活动性结核病患者的乘客中,在既往没有结核病潜伏感染危险因素的情况下,结核病筛查阳性的结果,包括结核菌素皮肤试验(TST)和干扰素γ释放试验(IGRA)。次要目的是评估同一人群结核病筛查阳性的总体情况,并计算完成筛查的乘客比例。并通过亚组分析确定持续8小时以上或8小时以下的航班之间的传播是否存在差异。

(2)方法：在2019年3月7日对 Medline、EMBASE、BIOSIS、Cochrane Library and Database of Systematic Reviews 进行了系统性检索,以确定与飞行暴露后结核病接触追踪调查有关的期刊文章。对研究设计、指示病例特征、航班持续时间或发表日期没有限制。

由两位独立作者提取数据,包括指示病例和航班细节、筛查方法和联系成功率,以及后续结果。对这些数据进行汇总后形成每个变量的研究总值。计算接触者中登记、完成筛查、结果可用、结果阳性且无潜伏感染(LTBI)风险因素的比例,以提供"筛查"情况。风险因素纳入考量以评估航班中传播的特定循证依据。

仅有一次筛查结果和同时有基线和重复检测能获得TST阳转情况的结果数据均被提取收集。飞机上暴露立即进行TST基线检测结果阴性在一段窗口期后阳转相对于仅有一次筛查阳性结果更能说明传播由于飞机暴露所导致。WHO引用了近似接触活动性肺结核的TST阳转情况以进行说明。然而,鉴于许多研究使用单一的筛查方法来报告飞机暴露后的风险,研究者们收集汇总了所有阳性结果以给出最高可能的总体风险估计。在此基础上,研究者们还提取了阳性结果的数量和比例及其相关危险因素的数据,为该估计值提供额外信息。在潜伏感染风险因素未知的病例中,通过假设是否有危险因素暴露来估计区间范围。

航班分为 8 小时以下或 8 小时及以上的航班,包含了多段航班的研究中,如果可以区分每段航班的筛查结果则纳入研究,否则剔除。根据一次筛查或多次筛查将研究分为两组,并在反正弦转换后使用 Stata 中的 "metareg" 命令计算完成筛查的接触者比例。

(3)结果:22 篇论文共计 15 889 人纳入本次分析。总体而言,如果不考虑潜伏感染的风险,则 5.1%(加权比例 647/15 889,随机效应模型中 95% CI:2.6%~8.1%)的接触者在筛查后(包括一次检测和阳转)为阳性。

各项研究的风险因素包括出生国、居住在结核病地方流行的国家、已知既往暴露于活动性 TB 患者和既往接种过卡介苗。这些都被认为对 TST 结果作为飞行中传播证据的衡量指标的有效性有潜在影响。共计有 14 389 名接触者可以获得这些危险因素数据,其中 553 名筛查试验阳性,包括 30 名既往无危险因素(0.21%)。假设其余接触者均具有相关危险因素或均没有的情况下,所有研究中可归因于航班传播的阳性结果接触者范围为 0.000%(95% CI:0.000~0.003%)至 0.13%(95% CI:0.00~0.61%)(包括所有未校正的合并比例)。研究者们还计算了已知 LTBI 风险因素可能导致阳性结果的不同比例。这表明总体最大可能传播风险为 0.2%~4.1%(未调整)。

对于持续 8 小时或更长时间的航班,TST 结果阳性的接触者范围(既往均有或均无潜伏感染危险因素)为 0.04%(95% CI:0.00~0.68%;0.79%,95% CI:0.36%~1.50% 未校正汇总比例)至 0.16%(95% CI:0.00~1.03%;1.05%,95% CI:0.05%~1.83% 未校正汇总比例)。对于持续时间小于 8 小时的航班,范围为 0.00%(95% CI:0.00~0.37%;0.44%,95% CI:0.05%~1.58%,未校正汇总比例)和 0.00%(95% CI:0.00~0.66%;0.88%,95% CI:0.24%~2.24%,未校正汇总比例)。

与单次检测相比,重复检测(TST/IGRA 或胸片或组合)的随访完成率较低(48% vs 34%;meta 分析中 P=0.514)。

在所有研究中确定的接触者中只有 26.4% 在暴露后完成了筛查,表明进行这些研究存在相当大的困难。在本综述中,11.5% 的指示病例涂片阴性,1.7% 为培养阴性。WHO 指南建议考虑对涂片阴性、培养阳性乘客进行接触追踪,尤其是在考虑 MDR-TB 或 XDR-TB 的背景下。已发表的分子流行病学研究表明,涂片阴性指示病例可导致 10%~20% 的传播事件。欧洲疾控中心(ECDC)的最新指南建议,只有在有证据表明指示病例传播给家庭密切接触者的情况下,才应追踪航空公司的接触者。Broeder 等人回顾性地评估了根据 ECDC 指南改变荷兰接触者追踪筛查政策的影响,发现新的接触者筛查策略下后续登记数大大减少,但阳性结果的比例却没有增加。不幸的是,由于缺乏相关分类数据,在该综述中无法基于涂片或培养阳性进行亚组分析。

WHO 建议仅对持续超过 8 小时的飞行暴露进行随访,然而,WHO 最近关于减少结核病传播的共识文件中指出现有证据并无法支持 8 小时的分界值(cut-off)时间。

(4)结论:如果不认为那些既往有潜伏感染危险因素且检测结果为阳性的接触者感染来源于航班暴露,可归因于飞行中传播的比例非常低。在这篇综述中,研究者们没有发现任何从航班传播导致的活动性结核病病例,超过或小于 8 小时的航班之间的阳性筛查结果无明显差异。

三、基于机器学习的结核病治疗失败预测框架:6 个国家的案例研究

结核病(TB)被列为全球第二大致命疾病,2017 年导致 130 万人死亡。治疗失败是导致死亡的主要原因之一。治疗失败的原因仍不清楚,TB 导致的死亡率正在增加。机器学习和数据分析方法已被证明在医疗保健领域有助于发现可能影响任何疾病结局的不同属性之间的相关性。及时识别原因可挽救患者生命。2020 年 7 月,巴基斯坦的 Muhammad Asad 团队在 *Tuberculosis* 上发表了通过机器学习方法利用印度等 6 个国家真实患者数据建立结核病治疗失败预测框架的研究。

(1)目的:该研究旨在利用特征选择技术寻找与治疗失败密切相关的特征。使用不同的分类算法对特征进行验证。利用从阿塞拜疆、白俄罗斯、格鲁吉亚、印度、摩尔多瓦和罗马尼亚等不同国家收集的经核实的真实患者数据集来解决这一问题。

(2)方法:研究的患者数据源自印度、阿塞拜疆、摩尔多瓦、格鲁吉亚、白俄罗斯和罗马尼亚。在该研究中共纳入来自 TB 门户网站的 1 553 个样本数据(https://depot.tbportals.niaid.nih.gov)。预测中使用的 22 个属性分别是:国家、教育水平、性别、就业状况、耐药类型、每日接触次数、身高、体质指数(BMI)、肺部病变位置、X 线检查次数、CT 扫描次数、播散、胸腔积液、气胸、胸膜炎、进展、肺功能下降、肺海绵体化、培养结果、显微镜检查结果、社会危险因素(包括吸烟、酗酒、前囚犯、耐多药患者等)和治疗方案。

获得结果的总体架构包括 5 个步骤。

第一步:提取特征。通过与领域内专家的头脑风暴和文献的帮助,从数据集中提取特征。

第二步:数据集预处理。删除重复记录。然后,使用预测均值匹配(PMM)插补缺失值。

第三步:特征选择。利用特征选择技术识别与结果最相关的属性。使用该方法选择合适和有影响的属性。包括单变量特征选择(UFS)、互信息(MI)和递归特征消除(RFE)。3 种特征技术分别选取排名靠前的 11 个重要特征,并用投票法选出综合了 3 种方法的排名前 11 位的特征(Top-11)。

第四步:分类。本研究使用监督分类机制。该机制可以识别未知观测值,并为其分配预定义的分类。分类基于类别已知的先前观测值开展,并根据这些观测值对新的观测值进行分类。训练数据是指已分配类别标签的观测值,被用于预测无类别标签的新观察值。这些观测值用于训练分类算法,其中正确识别的观测值可用,并从这些观测值中学习。这些分类问题使用分类器实现。每个分类器均包含执行分类的自身分类算法。该研究使用了 5 种不同的分类算法[人工神经网络(ANN)、支持向量机(SVM)、k- 最近邻(k-NN)、随机森林(RF)、J48]。

第五步:评价指标。分类算法的结果用 4 种评价指标来评价,即准确性、精确性(阳性预测值)、召回率(敏感性)和 F- 值(包含精确性和敏感性)。

(3)结果:数据集被随机分成训练部分和测试部分。70% 的患者数据用于训练,30% 用于测试。预测模型基于训练集构建,此后在测试集上进行模型测试。交叉验证用于预测模型在训练集上的优化,此优化后的模型在测试集上执行。在数据集上共执行两组实验。首

先,对整个数据集进行了实验,以探讨治疗失败的总体趋势,然后对每个国家分别进行了下一组实验,以获得各国的信息和影响因素。

特征选择结果:数据集包含 22 个属性。根据每个特征选择技术给出的结果,基于投票法选择了 11 个靠前的属性(Top-11)。所有属性都是分类数据。

分类结果:采用 J48、ANN、k-NN 和线性/多项式核函数的 SVM 4 种分类技术。通过特征选择技术获得了 Top-11 属性的结果,但为了获得更多的信息并将结果与其他属性进行比较,还生成了所有 22 个属性的结果并进行了比较。结果表明,使用 Top-11 属性比使用所有属性具有更高的精度。

通过对 Top-11 属性的分类算法获得的平均精度高于所有 22 个属性的结果。在不同参数设置的 Top-11 特征上测试不同算法的分类结果,得到最优的平均精度。对于 k-NN 法,最高的平均精度 73%。RF 方法使用六棵树获得了 71% 的最高平均精度,之后准确度慢慢开始下降。研究者们还使用 J48 方法生成了决策树。该分类器的平均准确率为 70%。SVM 使用了线性、径向基函数(RBF)和多项式核函数。多项式内核的性能优于其他内核,平均精度为 75%,获得单个分类器的结果之后,基于准确度进行比较,以了解该研究的最佳性能分类器。ANN 的准确率为 78%,优于所有其他算法。

6 个国家的分类结果:该研究还重点关注基于人口统计学的特征选择和分类。使用特征选择技术提取与每个国家相关的信息,并对所有 22 个和 Top-11 属性的性能进行了准确性测试。

(4)结论:该研究选用了 5 种分类技术用于预测结核病治疗失败,其中 ANN 预测准确率达 78%,优于其他分类器。研究纳入的 6 个国家影响结核病治疗失败的属性不同,取决于包括文化、气候、自然和生活环境在内的多种因素。

四、使用糖尿病相关谷歌趋势数据预测结核病

HIV 合并感染和糖尿病与结核病感染有协同作用,从而造成流行的增强。研究者们急需非传统的结核病监测方法来探讨这种协同机制。一种可能的方法是利用糖尿病相关的网络活动数据来预测结核病的发病率。2020 年 5 月,德国的 Leonie Frauenfeld 团队在 *Pathogens and Global Health* 上发表了利用糖尿病相关网络数据提高德国结核病发病预测准确度的研究。

(1)目的:在低收入和中等收入国家,传统的流行病学监测和数据收集往往具有挑战性。使用替代性的在线数据估计疾病负担将会是传染病监测和预测的一个有吸引力的选择。然而,仅仅使用此类数据可能会导致过拟合。因此,研究者们研究了将传统数据(既往结核病发病率)中每周结核病病例数和谷歌趋势(Google Trends)搜索量相结合的预测模型。具体的方法是使用随机时间序列建模(自回归移动平均模型)和神经网络建模,这两种方法目前都常用于结核病预测。

(2)方法:收集 2014 年 6 月 8 日至 2019 年 5 月 5 日,德国每周结核病例数。互联网搜索数据于 2019 年 6 月 2 日从谷歌趋势获得,搜索德国的“糖尿病”(diabetes),时间跨度类别为“过去 5 年”(last five years),结果值处理为每周相对搜索量,其中 100 代表最高的搜

索数。

研究者们基于加法模型,使用时间序列分解法对每周结核病病例数进行了处理。使用Kendall tau 相关性评估谷歌趋势数据(GTD)和每周结核病例数之间的相关性。

首先,研究者们使用季节性差分自回归移动平均(SARIMA)模型对时间序列数据进行建模。根据修正的 AIC 值自动选择最优组分。以 GTD 作为一个外部回归变量重复这个过程。利用 AIC 值对仅使用结核病例数的模型和使用 GTD 扩展的模型进行了描述和比较。预测性能用均方根误差(RMSE)和平均绝对百分比误差(MAPE)来描述。以 12 周为滚动窗口,1 周为预测期,对两个模型进行了内部验证(滚动预测)。

机器学习方法被认为是时间序列预测中传统方法的一种替代方法。因此,为了评估研究者们的结果,在第二步中,研究者们建立了一个具有 4 个隐藏节点和滞后输入的单隐层自回归前馈神经网络(NNAR)模型。以 GTD 数据作为外部回归,重复该程序。研究者们使用5 折交叉验证来比较预测的准确性。

为了测试 GTD 是否能在数据量较少的情况下提高预测性能,研究者们通过减少前 52周时间间隔和相应病例数来训练 SARIMA 和 NNAR 模型。此外,研究者们随机删除了 52个观测中的 10 个,以模拟数据不足的监测情境。使用 Kalman 平滑法填补缺失值。对之后的 52 周进行了预测,并将准确度与双侧 Diebold-Mariano 检验的结果进行了比较。

(3)结果

1)SARIMA 模型:通过 AIC 值判定 GTD 扩展模型效果更好。准确度(RMSE 和MAPE)也表明 GTD 扩展模型比传统模型具有更好的性能。内部验证的结果与这些结果一致;传统模型的 RMSE 值高于 GTD 扩展模型的 RMSE 值。尤其是在 2016 年,传统模型显示出较高的正误差,而 GTD 扩展模型中更准确。

2)自回归神经网络:基于传统数据的神经网络 RMSE 为 11.58,MAPE 为 8.43。GTD 扩展模型的这些数字略低(RMSE 10.94,MAPE 8.02),表明性能更好。

3)5 折交叉验证显示了相似的结果;传统数据的平均 RMSE 为 19.49,GTD 扩展时为18.99。

4)模拟数据不足的监测情境:当研究者们模拟次优监测数据时,GTD 扩展 SARIMA(1,1,1)的 AIC 值和拟合参数均优于传统 SARIMA(校正 AIC 412.53 vs 419.1;RMSE 21.03 vs 23.09)。GTD 扩展模型在后续 52 周的预测准确度方面也显著优于传统模型(DM 值:3.38,$P<0.009$)。NNAR 模型显示了非常相似的结果;GTD 扩展模型的表现显著优于传统模型(DM 值:5.9,$P<0.001$)。

传统的 SARIMA 模型在发病率变化幅度较大的特定时间段会产生更多的误差,GTD 的加入减少了这些误差。

由于四分之三的糖尿病患者生活在低收入或中等收入国家,在这些情况下,替代性的网络数据尤其有助于补充传统监测方法。有趣的是,最近的数据还表明,结合不同关键词相关的谷歌检索可能会改善 2 型糖尿病的监测。

该研究最重要的局限性是数据点相对较少,且缺乏外部验证。NNAR 模型的交叉验证准确性的标准差相对较高,与神经网络模型的性能相似。然而,当研究者们模拟数据不足的监测情境时,这种差异更明显地有利于 GTD 扩展模型。

(4)结论:使用糖尿病相关的网络数据提高了用传统数据预测结核病病例数的预测准确度。在未来的研究中研究者们需要继续开展外部验证、空间分析、使用其他关键字或关键字组合、添加回归器和使用其他建模策略来完善预测方法。

五、利用深度学习从牛奶中红外光谱数据预测奶牛的牛结核病状况

牛结核病是牛的一种人兽共患传染病,可传染给人,分布于全球,被认为在英格兰和威尔士的大部分地区呈地方性流行。牛奶的中红外光谱(mid-infrared spectral,MIR)分析常用于预测牛奶的乳脂和蛋白质含量,也是其他几个重要经济学性状(包括单个脂肪酸和身体能量)的稳健预测因子。

2020 年 10 月,英国的 S J Denholm 团队在 *Journal of Dairy Science* 上发表了使用牛奶中红外光谱数据训练深度卷积神经网络,预测奶牛的牛结核病状况的研究。

(1)目的:该课题组曾将深度卷积神经网络(deep convolutional neural network,CNN)应用于 MIR 匹配的妊娠数据,预测奶牛的妊娠状态。研究者们观察到乳汁 MIR 光谱包含与奶牛妊娠状态和潜在代谢变化相关的特征,并且可以使用深度学习方法识别这些特征。深度学习是机器学习的一个分支,用于训练人工神经网络。在研究者们的研究中,研究者们将妊娠状态定义为二元性状(即妊娠、未妊娠),发现 CNN 显著提高了预测准确度。研究者们扩展了该技术,使用牛奶 MIR 光谱数据训练深度人工神经网络,预测奶牛的牛结核病状况。

(2)方法

中红外光谱数据(MIR):在 2012 年 1 月至 2019 年 8 月期间,每隔 30 天对每头奶牛进行一次牛奶取样,对每个牛乳样品进行 MIR 分析。

创建用于深度学习的训练和测试数据集

1)bTB 表型的定义:使用与单次皮内对比宫颈结核菌素(single intradermal compara-tive cervical tuberculin,SICCT)皮肤测试结果、培养结果、是否屠宰奶牛以及是否观察到任何病变等数据,基于个体层面为每头奶牛创建 bTB 表型。0 表示无应答者(即健康奶牛),1 表示应答者(即受 bTB 影响的奶牛)。

2)光谱数据与 bTB 档案的匹配:对于数据集中的每头奶牛,将 bTB 表型数据与其样本日期的并行乳汁 MIR 光谱数据匹配。如果在 SICCT 皮肤试验的同一天未收集乳汁光谱数据,则使用最接近皮肤试验日期的乳汁光谱样本,最大公差为 ±15 天。

3)数据准备:为了研究 bTB 表型的准确性程度以及牛群位置的影响,创建了 3 个不同的数据集。在所有 3 个数据集中,应答者从确诊 bTB 分类牛群中选择,无应答者的选择如下:①从无确诊应答者的牛群中选择;②从与应答者相同的分类牛群中选择;③最终检测为 bTB 阳性的无应答者,但阴性和阳性结果之间的时间大于 183 天(即足够长的时间足以进行观察多次检测)。将数据集随机分为训练集和验证集,通过深度学习用于模型开发。对数据集进行分区,使约 80% 的数据出现在训练集中,其余 20% 出现在验证集中。平衡训练和验证数据,使每组包含大约相等数量的反应器和非反应器。

4)预测工具的开发:①数据合成和迁移学习:深度学习任务需要大量的数据来成功训

练网络。此外,对于监督学习问题,要求包含大量且均匀分布的带标签数据。当 bTb 的发生率较低时(研究者们的数据中约为 4%),一个标签主导了数据。对这样一个数据集的训练将导致一个非常不准确的模型,单一路径抽样不足也将大大减少可用于训练的数据量。为了克服这些挑战,研究者们采用了 2 种不同的方法,一种是增加研究者们的训练数据集的大小(数据合成),另一种是减少数据量的影响(迁移学习)。为了合成数据,研究者们研究了两种流行和广泛使用的技术,SMOTE 和 ADASYN;②精确度测量:为了确定模型的性能,研究者们使用机器和深度学习中常用的几个度量来评价最终模型。其中最重要的指标之一是损失,损失函数用于通过比较预测值 ŷ 与实际值 y 来衡量模型的错误程度(误差)。还有准确度(ACC)、阳性预测值(PPV)、阴性预测值(NPV)、灵敏度(真阳性率 TPR)、特异性(真阴性率 TNR)、Matthews 相关系数(MCC)等。

(3)结果:一般而言,当使用训练数据集 3(09.71 ACC;0.79 TPR;0.65 TNR)显示时,模型性能最大。数据集 1 的特异性最高(0.80),但其灵敏度(0.51)低于使用数据集 3 开发的模型。使用数据集 2 进行训练的表现最差(0.59 ACC;0.48 TPR;0.68 TNR)。数据集 3 用于训练的时段也是最少,收敛速度约为 2.7 倍。比较使用 3 个数据集开发的模型的 MCC(数据集 1、2 和 3 分别为 0.32、0.16 和 0.44),研究者们观察到数据集 3 再次胜出。然而,所有 3 个模型的 MCC 值均小于 0.5,MCC 表明预测标签和真实标签仅呈现较弱或中度相关。中等程度的 PPV 值(数据集 1、2 和 3 分别为 0.63、0.53 和 0.66)和 NPV 值(数据集 1、2 和 3 分别为 0.71、0.64 和 0.78)进一步证明了这一点。

研究者们的研究发现,与应用 ADASYN 相比,将 SMOTE 应用于合成真实数据可获得改善的结果(ACC 较高);因此,选择 SMOTE 作为合成其他数据用于训练研究者们的 CNN。在所有情况下,在训练数据集中添加合成数据(仅使用真实数据用于验证)以提高模型性能,观察到较低的验证损失(数据集 1、2 和 3 分别为 0.46、0.60 和 0.26)。数据集 3 的结果表示该模型能够成功区分 bTB 阳性和 bTB 阴性母牛的光谱,标记为 bTB 感染和非感染的母牛符合现实情况的概率较高。

(4)结论:以卷积神经网络为基础的深度学习,为校准牛奶 MIR 光谱数据预测个体奶牛的 bTB 状态提供了一种有前景的方法。开发的模型能够成功提醒哪些奶牛预期不能通过 SICCT 皮试,准确度为 95%,相应的灵敏度和特异性分别为 0.96 和 0.94。

[专家点评]

meta 分析可以说是一项相对传统并为研究者们熟知的大数据研究方法。研究者收集大量的既往研究资料(常常是通过常规研究方法不易获得大样本量的研究)进行分析和概括,以提供量化的平均结果来回答问题。Zhiyi Lan 等通过基于个案的 meta 分析整理了 35 项既往研究中 9 178 例利福平耐药和耐多药结核病(MDR-TB)患者的治疗信息和药物不良事件结果,明确了多种常用二线药物的不同药物不良事件的发生情况,并与其治疗效果进行关联,对二线药物的临床使用提出了有价值的建议。类似的方法还被应用于 Gregory P Bisson 等的研究中,综合了 25 个国家的 12 030 例患者数据后,研究者认为抗病毒治疗(ART)和高质量的抗结核药物可减少 HIV 感染成人患者因 MDR-TB 导致的死亡。Laura Maynard-Smith 等则通过对 22 项研究中的 15 889 例与飞行器相关的结核病暴露后结核分枝杆菌潜伏感染检出情况进行分析,认为同一航班邻近座位(两排)暴露导致结核感染的可能性较低,同时暴露风险与航班时间关联不大。这一结果对 WHO 的现有筛查追踪策略提出了挑战。

大数据技术的"大"不仅仅体现在数据量大上,同时也体现在数据的深度和广度之上。Muhammad Asad 等通过基于机器学习的分类算法对印度、阿塞拜疆、摩尔多瓦、格鲁吉亚、白俄罗斯和罗马尼亚等 6 国的真实结核病患者数据进行了深度分析,确定了各个国家与结核病患者治疗失败相关的最重要的 11 项属性,为预测识别可能产生不良转归的患者提供了参考依据。完整可靠的结核病数据在资源有限的情境下(如没有覆盖率高的监测系统)往往较难获得,这为研究者们评估结核病疫情负担和趋势带来了难度,Leonie Frauenfeld 等利用糖尿病相关的网络活动数据对结核病监测数据进行了尝试性补充,结果显示糖尿病相关的网络数据可以提高用传统数据预测结核病病例数的准确度。在另一项研究中,S.J.Denholm 等使用深度学习方法训练牛奶中红外光谱数据从而预测奶牛牛结核病发病情况,这一研究为拓展分析畜禽感染的结核病流行开创了新的思路。

2020 年初新型冠状病毒肺炎疫情发生以来,大数据技术在全球范围内的疫情溯源、接触者追踪乃至趋势分析和资源调配等领域都展示出了巨大作用。但研究者们同样要注意大数据研究可能带来的问题,数据深度挖掘和共享对于数据安全和隐私保护等方面都提出了更高的要求。此外,公共卫生数据从单元化向多元化发展,不能是简单的数据汇集和拼凑,利用大数据对疾病发病、诊疗乃至防控的研究仍然需要以生物和社会医学的相关性作为基础。

点评专家:李涛,杜昕,赵雁林。

第二节　结核病模型与疾病负担

自 20 世纪初以来,结合了疾病传播机制、数理统计方法和计算机技术的传染病模型发展较快。从经典的动力学模型到现代神经网络模型,从确定效应的仓室模型到随机化的马尔科夫、混沌模型,从经典概率到贝叶斯到机器学习,不管模型的构建方法和数理基础如何发展进化,其基本目的是不变的,都是为了研究者们更好地了解传染病(结核病)的疾病特征、传播风险、发展趋势。基于现有大数据分析和对结核病疾病负担模型和预测,不仅可以衡量和评估结核病防治策略、对策的实施效果,也可以为制定结核病防治中长期规划提供参考依据。

一、结核病主动病例发现中成本和准确性之间的权衡:动态建模分析

主动病例发现(ACF)可能对结核病(TB)控制很有价值,但关于其在不同环境中的最佳实施仍存在问题。例如,涂片镜检漏检了高达一半的结核病例,但价格低廉,检出了传染性最强的结核病例。那么,在高负担环境下,在 ACF 中使用更敏感和更特异但成本更高的检测(如 Xpert MTB/RIF)的增量价值是什么? 基于涂片的 ACF 是否比基于 Xpert 的 ACF 更具成本效益? 2020 年 12 月,英国的 Lucia Cilloni 团队在 *PLoS Medecine* 上发表了使用动力

学模型和印度贫民窟结核病传播数据综合估算不同情境下主动病例发现成本效益和准确性的研究。

（1）目的：根据印度的国家战略计划，研究者们使用传播模型结合简单的成本计算方法，对典型城市贫民窟条件下的病例发现工作进行建模。在之前 ACF 建模分析的基础上，工作重点关注 ACF 诊断策略的特异性和敏感性。

（2）方法：研究者们开发了 TB 的动态传播模型，该模型捕获了 TB 自然史的关键特征，包括无症状但感染性疾病、涂片状态、TB 死亡率和自然治愈。在 TB 患者中研究者们假设涂片阴性肺结核病例的传染性平均为涂片阳性病例的 20%。研究者们模拟了非 TB 有症状者（NTS）的动力学，即存在 TB 样症状、符合 TB 诊断标准但最终确认不是 TB 病例的个体。上述模型根据代表印度城市贫民窟的结核分枝杆菌感染年风险和患病率估计值进行校准。

研究者们应用该模型比较了初始症状筛查后 2 种假设情境的潜在成本和影响：①使用显微镜样检测（即成本较低，但准确性也较低）进行细菌学确认的"中度准确性"检测；②使用 Xpert 样检测（成本较高，但准确性也较高，同时还检测利福平耐药性）进行的"高准确性"检测。

研究者们模拟了 2020—2035 年不同覆盖水平的干预措施，在前 4 年（2020—2023 年）线性扩大，最终筛选出每年给定比例的人口。为了简单起见，研究者们假设每年从贫民窟人口中随机选择该比例。ACF 的影响测量为 2020—2035 年间累积发病的降低百分比。最后，研究者们计算了干预相对于现状基线（即没有 ACF，目前的结核病防控措施持续）的增量成本。

研究者们关注从规划的角度进行经济学评价，即只考虑结核病防治规划所承担的费用，而忽略了更广泛的社会成本。该模型展示了"被动"的 TB 防治模式，即独立于 ACF 的常规服务（诊断和治疗，一线和二线），并取决于接受服务的患者。由于 ACF 的推广可以降低这些服务成本，这将影响总体增量成本。由于关注规划费用，研究者们只计算了公共部门的诊断和治疗费用，而不计算私营部门的诊断和治疗费用。此外，2017 年引入的新二线治疗方案为 DR-TB 治疗带来了一系列潜在费用。然而，由于该研究的重点是 ACF，为简单起见，研究者们假设其成本和转归与当前使用的方案一致，同时对该假设进行敏感性分析。为简单起见，所有成本估计的可信区间均设为 ±20%。对于 ACF 的成本，研究者们假设通过 ACF 确认的所有患者均在公共部门接受治疗。为了简单起见，研究者们重点关注确诊检测数量和由于干预产生的一线／二线治疗患者月数相关的服务成本。

为了检验模型对替代筛查策略的敏感性，研究者们首先模拟了使用长期咳嗽进行症状筛查对发病和增量成本的影响，其特异性高于、敏感性低于主分析中使用的其他症状筛查策略。对于额外的敏感性分析，作为一个关键的模型输出，研究者们计算了 2020—2035 年期间在 2 000 万美元假定预算下避免的累积病例，计算了高精度和中等精度情景之间减少的病例比。研究者们通过对该模型输出和每个模型输入进行偏秩相关分析，检查了模型个体参数的敏感性。研究者们还评估了不同情景下的关键模型输出：①假设涂片镜检可分别检测 25% 和 75% 的涂片阴性和阳性病例（主分析中为 0% 和 100%）；②使用替代情景估算

DR-TB(可消耗不成比例的成本)负担和管理。

(3)结果:结果表明,模拟 ACF 干预措施后,每年筛查贫民窟人口的比例越高,传染性结核病的患病减少越多。高精度的检测方法不仅在给定的覆盖水平上效果更好,在某些情况下,它也可能更具有成本效益。检测的特异性是一个关键驱动因素:只要高准确性检测的特异性比中等准确性检测高至少 3%,则高准确性检测方法的效果有显著性提高。促进高准确性检测影响的其他因素是①其检测利福平耐药性的能力可导致二线治疗的长期成本节约;②其较高的准确度有助于减少 ACF 中假阳性开始治疗的病例。

假阳性 TB 治疗的作用显示了两种算法下整个诊断算法(包括症状筛查)的阳性预测值随时间的变化。对于这两种情况,由于社区结核病患病率的降低,该值随时间显著降低,但涂片镜检的值显著低于 Xpert。随着时间的推移,高精度检测策略将导致 DR-TB 发病大幅降低。

(4)结论:结果表明更便宜的诊断并不一定转化为成本更低的 ACF,因为包括假阳性 TB 治疗、灵敏度降低和在二线治疗中节省费用在内的因素可以大大超过检测成本的任何节省。因此,在资源有限的情况下,在为 ACF 设计具有成本效益的策略时,必须考虑所有这些因素。

二、尿液脂阿拉伯甘露聚糖诊断对结核病发病和死亡的潜在影响:建模分析

研究者们迫切需要新的方法来诊断结核病(TB)以加速当前缓慢下降的结核病发病率和死亡率。传统的 TB 诊断工具(如涂片镜检)或最近的快速分子检测均存在局限性。因此,人们对新型非痰基的诊断工具的兴趣越来越大。特别是,基于尿液的脂阿拉伯甘露聚糖(lipoarabinomannan,LAM)抗原检测,具有侵入性低、对医务工作者的感染风险较低且可以检测肺外 TB 的优点。2020 年 12 月,英国的 Saskia Ricks 团队在 *PLoS Medecine* 上发表了使用动力学模型模拟在不同情景下应用尿液 LAM 诊断对南非和肯尼亚结核病发病和死亡潜在影响的研究。

(1)目的:目前基于尿液的 LAM 检测仅在病情最重的患者中表现良好,尤其是同时感染 TB 和 HIV 的患者。因此,现行 WHO 指南仅推荐在特定患者人群中使用这些检测。近年来,出现了性能改善的新型 LAM 检测,有必要了解这些 LAM 测试在不同的实施方案中对结核病流行的可能影响。研究者们模拟了南非在接受 HIV 治疗的患者中使用当前已注册的 LAM 检测(与 LF-LAM 一致)可能导致的潜在 TB 发病率和死亡率下降,以及未来在 HIV 阴性患者常规治疗中使用可能的 LAM 检测的假设情景。

(2)方法:研究者们开发了南非成人(>15 岁)TB 传播的确定仓室模型,并考虑了 HIV 感染 TB 传播动力学中的作用。但研究者们没有分别模拟 HIV 的动态,因为研究者们的目的是模拟 LAM 试验对 TB 流行而不是对 HIV 流行的影响;因此,出于本分析的目的,研究者们将 HIV 发病率、有和无 TB 的 HIV 感染者(PLHIV)的比例、CD4 细胞计数(分层模拟了 3 种不同的 CD4 细胞计数)和抗逆转录病毒治疗(ART)随时间的覆盖率作为模型的输入。这样做使研究者们能够预测未来 ART 覆盖率和 HIV 流行趋势在南非 TB 流行趋势中的作用。研究者们还在肯尼亚,一个 HIV 负担较低的国家,开发了类似的结核病传播模型。

使用自适应马尔可夫链蒙特卡罗方法(MCMC),特别是 Haario 等人首次提出的自适应算法。研究者们将不确定性纳入模型输入,将这种不确定性输入移植到模型预测中的不确定性中。研究者们通过后验分布提取了 5 000 个样本。对于基于这些样本的任何模型预测,研究者们使用 2.5% 和 97.5% 来估计不确定性区间,并将此估计称为贝叶斯可信区间(CI)。

研究者们设定了"当前"和假设的"未来"LAM 检测应用情景。对于前者的表现,研究者们借鉴了一项针对 LF-LAM 的系统综述研究结果。对于后者,研究者们以 SILVAMP-LAM 为例,借鉴了最近的一项估计了该检测方法在 HIV 阴性患者中性能的研究结果。这一研究强调了未来的 LAM 检测与 SILVAMP-LAM 相比有可能具有的性能改善:因此,研究者们用于未来 LAM 检测的参数可以表示为该研究中改善后的性能下限。

场景一:"仅 PLHIV 住院患者",对有 TB 体征和症状的 PLHIV 住院患者以及 CD4<200 个细胞 /μl 的所有 PLHIV 住院患者(不管有无症状)进行 LAM 检测。

场景二:"PLHIV 住院患者和门诊患者",在开始 ART 治疗之前,在有结核病的体征和症状的 PLHIV 住院患者和门诊患者、所有 CD4<200 细胞 /μl 的 PLHIV 住院患者和所有 CD4<100 细胞 /μl 的 PLHIV 门诊患者(不管有无症状)中均进行 LAM 检测。

场景三:仅针对未来的 LAM 检测,研究者们模拟了一个假设场景:"所有结核病疑似患者均开展",不考虑 HIV 感染状况,作为常规结核病诊断的一部分,在所有表现出结核病症状的患者均开展 LAM 检测。

(3)结果:研究者们的模型预测,如果维持现状,2020—2035 年间累积结核病发病和死亡将分别达到 2 700 000(95% *CI*:2 000 000~3 600 000)和 420 000(95% *CI*:350 000~520 000)。

LAM 检测可能对挽救住院患者的生命产生有意义的影响(场景一),当前和未来的 LAM 检测可以在 2020—2035 年间分别避免住院患者中 54 例(95% *CI*:33~86)和 90 例(95% *CI*:55~145)TB 死亡,即住院 TB 死亡率降低 5%(95% *CI*:4%~6%)和 9%(95% *CI*:7%~11%)。

如果扩大检测范围以纳入门诊患者(情景二),避免绝对死亡的影响将增加一倍,但仍小于 1% 的全国 TB 死亡数。对于发病的影响结果类似。

然而,为所有出现 TB 症状的患者部署未来的 LAM 检测将避免 47 万(95% *CI*:22 万~87 万)新发 TB 病例(减少 18%,95% *CI*:9%~29%)和 12 万(95% *CI*:6 万~21 万)死亡(2020—2035 年间降低 30%,95% *CI*:18%~44%)。

在推广 Xpert 应用情境下,在有 TB 症状的患者中常规开展 LAM 检测(情景三),未来的 LAM 检测避免的发病降至 120 000 例(95% *CI*:69 000~170 000)。在相同的情况下,未来的 LAM 检测将避免 50 000 例(95% *CI*:34 000~73 000)结核病死亡,减少幅度为 16.4%(95% *CI*:10.4%~22.2%)。这反映了 LAM 检测在诊断肺外结核和晚期结核病中的价值,这些患者对死亡的影响比传播更高。

敏感性分析显示,在像肯尼亚这样的环境中结果类似。肯尼亚也有广泛的 HIV 流行,但艾滋病病毒 / 结核分枝杆菌合并感染的负担较低。研究者们的分析没有涉及 HIV 不是驱动因素的高 TB 负担国家(如印度)。在这种情况下,应进一步研究 LF-LAM 的潜在用途。

第三章　大数据应用研究与结核病模型

（4）结论：在大多数 TB 病例为 HIV 合并感染的南非等环境中，LAM 检测将产生实质性的流行病学影响。如果在未来要实现全人群水平降低结核病负担，需要在比仅 HIV 相关病例中更广泛地开展检测。未来的 LAM 检测也需要有足够的特异性，从而不会产生过多的非必要结核治疗。

三、结核病疫苗在中国、南非和印度的潜在影响

研究者们迫切需要疫苗等工具来加速实现 WHO 消除结核病的目标。然而，关于不同疫苗的属性（包括在不同流行病学环境下）对人群水平的潜在影响仍存在关键问题。如与预防发病的疫苗相比，缺乏能有效预防感染的疫苗相对影响的研究；此外，人群水平影响如何因年龄和环境而变化；HIV 诱导的免疫功能低下可能导致的禁忌证或疫苗有效性降低等，这些问题均尚未在建模文献中进行探索。2020 年 10 月，英国的 Rebecca C Harris 团队在 *Science Translational Medicine* 上发表了利用动力学模型探索在中国、南非和印度应用具有不同关键属性的结核病疫苗后可能对人群产生的潜在影响的研究。

（1）目的：研究者们迫切需要了解疫苗和人群差异可能的影响，为开发基于证据的目标产品和临床试验设计提供信息。为了满足这一研究需求，研究者们利用数学模型全面探索了在中国、南非和印度改变 5 种关键结核病疫苗属性后潜在人群水平影响。

（2）方法：在该研究中，研究者们开发了年龄和疫苗接种状态分层的结核分枝杆菌（*M.tb*）传播仓室模型，以评估这些疫苗基于人群水平的影响。该模型根据来自中国、南非和印度的年龄分层人口和流行病学数据进行校准。利用联合国人口数据和参数预测，再现了每个国家人口的时间演变。研究者们还纳入了每个国家特定的流行病学重要因素，包括南非的 HIV 合并感染和护理、印度的私营部门结核病护理，以及所有 3 个国家结核病检测和治疗的历史时间趋势以及年龄上的异质社会混合模式。采用多级模型校准自然历史参数的不确定性。利用随机抽样启动，然后采用马尔可夫链蒙特卡罗方法近似贝叶斯计算，必要时采用自适应接受准则，为每个国家生成 1 000 个参数集。对所有 3 个国家进行了校准。结果为从 1 000 个参数集中估计的中位数和范围。

研究者们模拟了不同的 5 种关键结核病疫苗特征对人群水平的影响：疫苗预防感染的有效性（范围：0~100%）、疫苗预防发病的有效性（0~100%）、按宿主感染状态（"感染前""感染后"或"感染前和感染后"）列示的疫苗有效性、疫苗在 HIV 阳性人群中的安全性和有效性（安全与禁忌，与 HIV 阴性人群相比，有效性同等或减少 20%）以及保护持续时间（2 年至终身）。在 2025—2050 年期间，中国、南非和印度的疫苗实施模式分为向青少年常规提供和在成人中开展 10 年 1 次的大规模接种。假定疫苗有效性为"等级/渗漏"，保护持续时间为"确切"。在主要分析中，为了与全球结核病消除目标一致，影响定义为将 2050 年疫苗实施后的效果与无新疫苗基线相比，每种疫苗接种情境中的发病率降低百分比（IRR），以及在 2025—2050 年间累积减少的病例。

（3）结果：研究者们的模型结果表明，近期传播是所有 3 种情境下结核病发病的最大影响因素。研究者们预测结核病内燃和复发相结合在 2000—2050 年提供越来越多的贡献，这是由于所有国家结核病控制活动的扩大，加上南非 HIV 流行和中国人口快速老龄化的影

响。研究者们的研究结果表明,到2025年,中国的结核流行趋势将转为既往患者的复燃/复发驱动型,印度仍以传播驱动为主,南非的结果介于印度和中国之间。

研究者们的设定主要实施策略包括从2025年开始对9岁儿童进行常规疫苗接种或10年一次的大规模接种活动。结果表明,在所有情况下,到2050年,能在结核分枝杆菌感染人群中预防发病的疫苗将产生最大影响(10年,70%的有效预防发病疫苗在中国、南非和印度的产生影响的IRR分别为51%、52%和54%)。预防再感染的疫苗产生的潜在影响较低(IRR为1%、12%和17%)。仅在未感染人群中有效的疫苗具有中等影响(预防感染-IRR为21%、37%和50%,发病-IRR为19%、36%和51%),同时预计在传播为主导的环境中影响更大。

疫苗对HIV阳性人群的安全性和有效性影响不同。此外,根据不同的保护持续时间,预测了分感染前和感染后(P&PI)、预防感染和发病(POI&D)的不同疫苗,在中国、南非和印度通过每10年1次的大规模接种到2050年的IRR。

研究者们的结果表明,到2050年,预防发病的疫苗将在所有3个国家产生比预防感染的疫苗更大的影响。预防感染与发病的效果因环境而异,差异最大的是中国,最小的是印度,这是由传播对流行的相对贡献造成的。因此,尽管III期研究应优先预防发病,但预防感染在传播因素为主导的情境(如印度和南非)中也可能有价值。

在这项建模研究中,在所有3种情况下,能够在感染后有效预防感染和发病的疫苗的IRR相似,但仅在未感染人群中有效的疫苗的影响因环境而异,在印度影响最大,在中国影响最低。必须结合感染前或感染后使用和预防感染与发病的效果来综合考虑疫苗的有效性。如果仅对发病有效,预测在感染后使用的疫苗在所有3种情况下仍可提供最大影响。然而,如果仅对感染有效,感染后使用的疫苗将在除传播为主导的情境以外提供较低的人群水平影响,但是优于在感染前使用的疫苗。每个环境中疾病持续传播的程度是这些相对影响的关键驱动因素,因此,推广到其他环境将需要考虑传播的程度和趋势。

HIV合并感染可能影响疫苗安全性或有效性,但此类特征的人群水平影响之前尚未探索。研究者们的结果表明,在南非,如果在HIV阳性人群中使用的有效率降低20%对整体效果影响极小,但是如果HIV阳性是禁忌证则会显著降低影响。在HIV高流行环境中,探索在HIV阳性人群中的安全性和疗效的试验对于预测影响至关重要。

(4)结论:结核病疫苗有可能产生显著的人群水平影响,对于青少年/成人目标结核病疫苗接种策略,预防发病提供的影响大于预防感染。由于疫苗的影响取决于疾病流行情况,所以可能需要不同的疫苗开发策略。

四、在等待微生物学结果的同时识别活动性结核病的临床评分:撒哈拉以南非洲多变量预测模型的开发和验证

在资源高度有限的环境中,许多诊所缺乏一天内完成对活动性结核病(TB)进行微生物学检测的能力。高达40%的确诊TB患者在最初诊断和开始治疗之间失访。2020年11月,美国的Yeonsoo Baik团队在 *PLoS Medicine* 上发表了基于TRIPOD指南建立临床风险评估系统以在等待微生物学结果的同时快速识别活动性TB并及早纳入治疗的研究。

（1）目的：启动经验性治疗的简单临床预测规则可能非常有帮助，但现有 TB 预测规则多被设计用于特定背景（例如，HIV 诊所和接触者调查），需要数据和 / 或基础设备（如 X 线），这些数据和 / 或基础设施不太可能在资源高度有限的环境中可用，或难以在临床医生几乎没有时间或访问计算机的情况下实施。在这些情况下，简单、易于使用的临床风险评分可能更有用。为了确保这一评分可广泛适用于撒哈拉以南非洲，研究者们在 1 个特定的流行病学背景下（南非农村）制定了该评分机制，并在另一个非常不同的背景中（乌干达城市）进行了验证。

（2）方法：研究者们纳入了 2016 年 7 月至 2018 年 1 月在 28 家初级卫生机构随机接受基于机构（即被动）筛查的 15 岁以上出现 TB 症状的受试者。根据南非的标准流程，对所有门诊访问者进行 TB 症状筛查，并将有症状的个体转诊进行 Xpert 检测。

该研究根据个体预后或诊断多变量预测模型（TRIPOD）指南开发。研究者们将符合以下标准的变量纳入模型：①与 TB 疾病相关的现有证据（即排除因 TB 风险以外的原因测量的变量）；②缺失数较少（<10%）；③在资源高度有限的环境中可能提供给临床医生。

根据先验选择的接近观察范围中点的临界值（例如 2 周症状持续时间）或作为有序变量（例如当前 TB 症状的数量）处理对连续预测因子进行分类。将简化后的风险评分模型的预测准确性与使用真实相关系数的完整 logistic 回归模型进行比较。

研究者们通过评估该模型在坎帕拉（乌干达首都）地区人口稠密教区门诊检测活动性 TB 的个体人群中的表现来验证该模型。

研究者们使用 Cox 线性 logistic 回归在验证人群中评估了基于模型的风险预测与观察到的 TB 状态（校准）之间的一致性。采用受试者工作特征（ROC）曲线分析和计算 C 值（ROC 曲线下面积）进行评价。

研究者们开展了决策曲线分析，以帮助权衡治疗真正的活动性 TB 患者的相对益处与治疗 Xpert 阴性结果患者的危害使用不同的临床评分阈值。

（3）结果：共有 1 387 名患有活动性 TB 症状的成人被纳入南非衍生队列：701 名 Xpert 阳性 TB 的个体和 686 名 Xpert 阴性。乌干达外部验证人群包括 106 名 Xpert 阳性和 281 名 Xpert 阴性成年人。6 个预测因素——男性，年龄在 25~44 岁之间，HIV 阳性、WHO　TB 症状的数量（从门诊访视当天开始的过去几天内咳嗽、发热和盗汗以及体重减轻超 5kg 或足以使衣服松动）、任何 TB 症状持续时间超过 2 周和自我报告的糖尿病史——具有足够强的相关性，可纳入简单临床评分中，其范围为 1~10。在检测前概率为 10% 的环境中，风险评分为 3 的患者预测 TB 风险为 4%，而风险评分为 7 的患者预测风险为 43%。临床使用的最佳临界值为 4 分（灵敏度 =0.85，特异性 =0.63）或 5 分（灵敏度 =0.69，特异性 =0.80），共 10 分。

在模型推导和外部验证人群中，TB 患者的中位风险评分为 5［四分位数范围（IQR）：4~6］，而在没有结核病的人群中，分别为 3（IQR：2~4）和 4（IQR：3~5）。简化风险评分在推导和外部验证人群中表现出中等辨识度，C- 统计量分别为 0.82（95% *CI*：0.81~0.82）和 0.75（95% *CI*：0.69~0.80）。这与使用回归系数的完整模型结果近似。估算的结核病患病率和推断缺失数据的方法不影响模型判别。

决策曲线分析表明，当真阳性诊断的效益与假阳性诊断的成本之比在 4∶1~50∶1 之间时,使用临床评分来执行经验性治疗的策略提供了一个积极的正效益(与治疗所有或都不治疗策略相比)。

然而,在推荐广泛使用之前,该工具必须首先在其他人群中进行验证,并且必须在现场环境中评估使用该评分告知经验性治疗决策的策略的实施和对患者结局的影响(例如,治疗前失访、治疗成功和死亡率)。

必须根据其预期用途解释活动性 TB 临床评分的值。该评分仅用于指导等待微生物(例如,Xpert)结果时的管理,不用作基于社区的分诊检测。然而,在资源高度受限的环境中,Xpert 结果可能不会返回,该临床评分可能有助于指导管理。

该简单临床评分的预测准确性与之前发表的纳入标准的预测模型一致,甚至优于之前发表的预测模型。

该研究存在局限性。首先,南非队列仅纳入了研究期间出现 TB 症状的 60% 的个体。其次,开发和验证队列包括了未患 TB 人群的随机样本,而不是完整队列。第三,研究者们纳入的是到初级医疗机构就诊的疑似肺结核患者。第四,研究者们去除了已知与 TB 风险增加相关的一些因素(例如,自我报告的体重、临床医生对低体重状态的主观评估或最近与已知 TB 病例的接触)。第五,Xpert 的灵敏度不是完美的。第六,该风险评分可能不适用于人口老龄化、非本地出生人群中 TB 高患病率或 HIV 流行率较低的环境。最后,尽管预测模型很简单,但概率的计算需要有先验概率的基础(即给定机构使用 Xpert 检测为阳性的患者比例),而这些数字可能无法被临床医生广泛了解。

(4)结论:这项对撒哈拉以南非洲 2 个不同临床人群的研究成功开发和验证了一个临床风险评分系统,该评分可用于无法当天获得微生物检测结果的初级卫生诊所。该临床工具可通过促进具有高 TB 临床概率的患者立即开始治疗减少失访(以及相应的传播和死亡)。

五、2017 年感染原因导致的非传染性疾病负担:一项建模研究

非传染性疾病(NCDs)在全球范围内造成了巨大的疾病负担。一些感染性疾病导致发生特定非传染性疾病的风险增加。低收入和中等收入国家的传染病负担很重,而且越来越多的生物和流行病学证据表明特定传染病病原体与随后的 NCD 发展之间的联系,传染病也被讨论为中低收入国家(LMIC)中特别重要的风险因素。2020 年 10 月,美国的 Matthew M Coates 团队在 *Lancet Global Health* 上发表了利用全球疾病负担研究数据估计的按国家和区域分列的可归因于传染性原因的 NCDs 负担。

(1)目的:尽管许多传染病与 NCD 有关,但 WHO 的非传染性疾病全球监测框架中只涉及两种传染性病原体,即乙型肝炎病毒(HBV)和人类乳头瘤病毒(HPV)。据研究者们所知,以前没有一项研究对所有可归因于感染的 NCD 的全球负担进行量化,这可以直接为全球和各地区 NCD 预防和治疗战略提供信息和加强。在这项研究中,研究者们估计了按国家和区域分列的可归因于传染性原因的 NCD 的全球负担,这是目前为更好地量化世界最贫穷人口中 NCD 的原因所作的大量努力的一部分。

(2)方法:在该建模研究中,研究者们确定了具有确定感染风险因素的非传染性疾病和

具有长期非传染性后遗症的感染性疾病,并在 2018 年 4 月 11 日至 2020 年 6 月 10 日期间进行了描述性综述研究,以从量化感染原因对 NCDs 贡献的研究中获得相对风险(RR)或人群归因分数(PAF)。

为了确定 2017 年的感染归因负担,研究者们将 PAFs 的估计应用于 2017 年全球疾病负担研究(GBD)对传染病和 NCD 的疾病负担估计,或直接使用 GBD 2017 的归因负担估计。使用 GBD 定义的地理区域的年龄标准化的伤残调整生命年(DALY)总结了这些疾病的发病率和死亡率负担。

将归因于感染原因的 NCD 负担估计值与 GBD 2017 中 PAF 最高的风险因素组的 NCD 归因负担进行比较。

(3)结果:在全球范围内,研究者们定量了归因于感染的 NCD 的 DALY 值为 1.3 亿,占所有 NCD DALY 的 8.4%。负担最大的感染 -NCD 匹配对依次为幽门螺杆菌所致胃癌(1 460 万 DALY)、乙型肝炎病毒(1 200 万)和丙型肝炎病毒(1 040 万)所致肝硬化和其他慢性肝病、乙型肝炎病毒所致肝癌(940 万)、链球菌感染所致风湿性心脏病(940 万)和 HPV 所致宫颈癌(800 万)。

癫痫是许多不同感染性病原体的长期后果,总计 5 700 万 DALY。来自幽门螺杆菌的胃炎和十二指肠炎(480 万 DALY)以及来自结核分枝杆菌的慢性阻塞性肺疾病(500 万 DALY)造成了高负担,但在研究者们的指数中,这些疾病的估计值被评定为低质量。

各国年龄标化后归因于感染原因的 NCD DALY 的范围为 635DALY/10 万 ~ 4120DALY/10 万(中位数 1562DALY/10 万)。撒哈拉以南非洲、大洋洲、拉丁美洲部分地区以及中亚、南亚和东南亚的年龄标准化归因 DALY 最高。南亚和中亚以及东欧的一些国家的年龄标准化归因负担率高于中位数。比利时、加拿大、马耳他和瑞士等高收入国家(HICs)归因于感染的年龄标准化 DALY 率最低(每 10 万人口低于 700DALY),而中非共和国、莱索托、蒙古和巴布亚新几内亚最高(每 10 万人口超过 3700DALY)

大洋洲(3564DALY/10 万)和撒哈拉以南中部非洲(2988DALY/10 万)的年龄标准化感染归因性 NCD 负担率最高,其次是撒哈拉以南非洲其他地区,澳大利亚和新西兰(803DALY/10 万)最低,其次是其他高收入地区。

在撒哈拉以南非洲,归因于感染原因的 NCD 粗负担比例为 11.7%,高于几个常见风险因素(烟草、饮酒、高收缩压、饮食风险、高空腹血糖、空气污染和高 LDL 胆固醇)。在其他地区,在比较的 9 种风险中,感染原因在 NCD 的粗归因比例方面排名第五至第八。在撒哈拉以南非洲,感染风险的年龄标准化归因比例仍然高于其他地区,但在该地区内低于饮食风险、高收缩压和高空腹血糖。

(4)结论:感染会导致大量的 NCD 负担,具有明显的地区差异。为了全面避免 NCD 的负担,特别是在低收入和中等收入国家,需要加强对关键传染病的成本效益高的干预措施的可获得性、覆盖面和质量。

[专家点评]

WHO 强调,要实现 2035 年全球 "END TB" 的目标,现有的防控策略和手段是远远不够的,更有效的干预措施、新疫苗、新诊断工具和新药物必不可少。而在这些新的手段投入应用之前,模型预测和评价是提供循证依据的重要手段。Lucia Cilloni 等构建传统的动力学模型,利用印度某城市贫民窟中结核病感染和患病数据,预测了保持现有防控策略和基于准确性不同的检测方法(中度准确 - 镜检;高准确性 -Xpert)开展主动病例发现(ACF)对于该地区 2020—2035 年结核病发病和患病的影响,并在此基础上估算评价了 ACF 的成本效益。研究者认为,在 ACF 中使用廉价的筛查诊断方法并不一定意味着更低的总体成本,在资源有限的情况下,应综合考虑多种影响因素。另一项在南非开展的模型研究中,Saskia Ricks 等通过动力学仓室模型,评价了开展尿液 LAM 诊断对南非结核病发病和死亡的潜在影响。模型结果显示,对所有出现结核病症状的患者开展尿液 LAM 筛查,将有效降低南非和肯尼亚等国在 2020—2035 年间的结核病发病和死亡。Rebecca C.Harris 等研究者同样使用了动力学仓室模型,在假设不同作用(预防感染、预防发病)、应用人群(感染前、感染后)、保护效率(0~100%)的情境下,新的结核病疫苗在中国、印度、南非等结核病高负担国家应用可能产生的效果。研究显示疫苗的效果取决于当地疾病流行特征。整体来说,到 2050 年预防发病的疫苗将在 3 个国家产生比预防感染的疫苗更大的影响。

数学模型的另一个重要临床应用是建立疾病的诊断和预后预测体系,也即构建疾病风险评分工具。在传染病的防控中,这一方法常被用于在资源有限的情况下,通过快速评分的方式实施有效率的筛查、转诊、入院等干预措施。Yeonsoo Baik 等基于国际 TRIPOD 指南构建了一个临床风险评分体系,利用 6 个相对容易收集的变量(男性,25~44 岁,HIV+,TB 相关症状数量,症状持续 2 周以上,糖尿病史)用在基层医疗卫生机构无法当天获得实验室结果时快速识别活动性结核病患者并纳入治疗管理。

全球疾病负担研究(GBD Study)创立了用于评价和测量疾病负担的重要指标:伤残调整寿命年(disability adjusted life year,DALY)。自 1993 年首次发布以来,GBD 研究结果被广泛应用于全球健康状态的系统评价。Matthew M Coates 等利用 GBD 2017 的数据,首次量化性评价了感染因素(infection)对非传染性疾病(non-communicable diseases,NCDs)负担的归因贡献。研究发现结核分枝杆菌可能是造成慢性阻塞性肺疾病负担的重要风险因素。但是鉴于数据质量的不确定性,这一结论还需要未来通过更多研究来进一步验证。

点评专家:李涛,杜昕,赵雁林。

参考文献

［1］ LEE Y, RAVIGLIONE M C, FLAHAULT A. Use of digital technology to enhance tuberculosis control: scoping review [J]. J Med Internet Res, 2020, 22 (2): e15727.

［2］ MADHANI F, MANIAR R A, BURFAT A, et al. Automated chest radiography and mass systematic screening for tuberculosis [J]. Int J Tuberc Lung Dis, 2020, 24 (7): 665-673.

［3］ COCOZZA A M, LINH N N, NATHAVITHARANA R R, et al. An assessment of current tuberculosis patient care and support policies in high-burden countries [J]. Int J Tuberc Lung Dis, 2020, 24 (1): 36-42.

［4］ BAHRAINWALA L, KNOBLAUCH A M, ANDRIAMIADANARIVO A, et al. Drones and digital adherence monitoring for community-based tuberculosis control in remote Madagascar: a cost-effectiveness analysis [J]. PLoS One, 2020, 15 (7): e0235572.

［5］ ARINAMINPATHY N, CHIN D P, SACHDEVA K S, et al. Modelling the potential impact of adherence technologies on tuberculosis in India [J]. Int J Tuberc Lung Dis, 2020, 24 (5): 526-533.

［6］ KAKALOU C, COSMARO L, DIMITRIADIS V K, et al. ICT Toolkit for Integrated Prevention, Testing and Linkage to Care Across HIV, Hepatitis, STIs and Tuberculosis in Europe [J]. Stud Health Technol Inform, 2020, 270: 848-852.

［7］ GADICHERLA S, KRISHNAPPA L, MADHURI B, et al. Envisioning a learning surveillance system for tuberculosis [J]. PLoS One, 2020, 15 (12): e0243610.

［8］ GLAZIOU P. Predicted impact of the COVID-19 pandemic on global tuberculosis deaths in 2020 [J]. medRxiv, 2020, DOI: 10. 1101/2020. 04. 28. 20079582.

［9］ XU C H, LI T, HU D M, et al. Predicted impact of the COVID-19 Responses on deaths of tuberculosis [J]. CCDC Weekly, 2020, 2 (3): 21-24.

［10］ FEI H, YINYIN X, HUI C, et al. The impact of the COVID-19 epidemic on tuberculosis control in China [J]. Lancet Reg Health West Pac, 2020, 3: 100032.

［11］ KEFYALEW A A, KINLEY W, ARCHIE C A. Impact of the COVID-19 pandemic on tuberculosis control: an overview [J]. Trop Med Infect Dis. 2020, 24, 5 (3): 123.

［12］ LUCIA C, HAN F, JUAN F V, et al. The potential impact of the COVID-19 pandemic on the tuberculosis epidemic a modelling analysis [J]. Clinical Medicine, 2020, 24 (28): 100603.

［13］ LAN Z, AHMAD N, BAGHAEI P, et al. Drug-associated adverse events in the treatment of multidrug-resistant tuberculosis: an individual patient data meta-analysis [J]. Lancet Respir Med, 2020, 8: 383-394.

［14］ BISSON G P, BASTOS M, CAMPBELL J R, et al. Mortality in adults with multidrug-resistant tuberculosis and HIV by antiretroviral therapy and tuberculosis drug use: an individual patient data mcta-analysis [J]. Lancet, 2020, 396: 402-411.

[15] MAYNARD-SMITH L, BROWN C S, HARRIS R J, et al. Air-travel related TB incident follow up-effectiveness and outcomes: a systematic review [J]. Eur Respir J. 2020, 57 (5): 2000013.

[16] ASAD M, MAHMOOD A, USMAN M. A machine learning-based framework for Predicting Treatment Failure in tuberculosis: a case study of six countries [J]. Tuberculosis: Edinb, 2020, 123: 101944. DOI: 10. 1016/j. tube. 2020. 101944.

[17] FRAUENFELD L, NANN D, SULYOK Z, et al. Forecasting tuberculosis using diabetes-related google trends data [J]. Pathog Glob Health, 2020, 114: 236-241.

[18] DENHOLM S J, BRAND W, MITCHELL A P, et al. Predicting bovine tuberculosis status of dairy cows from mid-infrared spectral data of milk using deep learning [J]. J Dairy Sci, 2020, 103: 9355-9367.

[19] CILLONI L, KRANZER K, STAGG H R, et al. Trade-offs between cost and accuracy in active case finding for tuberculosis: a dynamic modelling analysis [J]. PLoS Med, 2020, 17: 1-20.

[20] RICKS S, DENKINGER C M, SCHUMACHER S G, et al. The potential impact of urine-LAM diagnostics on tuberculosis incidence and mortality: a modelling analysis [J]. PLoS Med, 2020, 17: 1-20.

[21] HARRIS R C, SUMNER T, KNIGHT G M, et al. Potential impact of tuberculosis vaccines in China, South Africa, and India [J]. Sci Transl Med, 2020, 12 (564): 4602.

[22] BAIK Y, RICKMAN H M, HANRAHAN C F, et al. A clinical score for identifying active tuberculosis while awaiting microbiological results: development and validation of a multivariable prediction model in sub-Saharan Africa [J]. PLoS Med, 2020, 17: 1-23.

[23] Grace M, Soyeon K, Adriana W, et al. Using a composite maternal-infant outcome measure in tuberculosis prevention studies among pregnant women [J]. Clin Infect Dis, 2020.

[24] COATES M M, KINTU A, GUPTA N, et al. Burden of non-communicable diseases from infectious causes in 2017: a modelling study [J]. Lancet Glob Heal, 2020, 8: e1489-e1498.

[25] LEE KK, BING R, KIANG J, et al. Adverse health effects associated with household air pollution: a systematic review, meta-analysis, and burden estimation study [J]. Lancet Glob Heal, 2020, 8: e1427-e1434.